ANATOMIA APLICADA AO ESPORTE

ANATOMIA APLICADA AO ESPORTE

18ª edição

Jürgen Weineck

Título original em alemão: *Sportanatomie, 18. Auflage*
Copyright © 2008 by Spitta Verlag GmbH & Co. KG
Publicado mediante acordo com a Spitta Verlag GmbH & Co. KG, Balingen, Alemanha.

Este livro contempla as regras do Novo Acordo Ortográfico da Língua Portuguesa.

Editor gestor: Walter Luiz Coutinho
Editora de traduções: Denise Yumi Chinem
Produção editorial: Depto. editorial da Editora Manole

Tradução: Renate Müller
    Graduada em Medicina pela Faculdade de Ciências Médicas da Universidade Católica do Paraná

Revisão científica: Valdir J. Barbanti
    Professor Titular do Departamento de Esporte da Escola de Educação Física da USP e
    Diretor da Escola de Educação Física e Esportes de Ribeirão Preto
    Especialização em Treinamento Esportivo na Alemanha
    Doutorado em Educação Física na Universidade de Iowa (EUA)
    Foi atleta de nível internacional, tendo conquistado diversos títulos no atletismo

Revisão de tradução e revisão de prova: Depto. editorial da Editora Manole
Diagramação: Tkd Editoração Ltda.
Capa: Ricardo Yoshiaki Nitta Rodrigues e Deborah Takaishi

Dados Internacionais de Catalogação na Publicação (CIP)
(Câmara Brasileira do Livro, SP, Brasil)

Weineck, Jürgen
    Anatomia aplicada ao esporte / Jürgen Weineck ;
[tradução Renate Müller]. - - 18. ed. - - Barueri,
SP : Manole, 2013

    Título original: Sportanatomie
    Bibliografia.
    ISBN 978-85-204-3204-4

    1. Cinesiologia aplicada 2. Esportes – Aspectos
fisiológicos 3. Exercícios físicos – Aspectos
fisiológicos 4. Exercícios terapêuticos
5. Mecânica humana I. Título.

13-06320   CDD-615.82

Índices para catálogo sistemático:
1. Anatomia aplicada ao esporte : Técnicas
    corporais : Análise : Ciências médicas
    615.82

Todos os direitos reservados.
Nenhuma parte deste livro poderá ser reproduzida, por qualquer processo,
sem a permissão expressa dos editores.
É proibida a reprodução por xerox.
A Editora Manole é filiada à ABDR – Associação Brasileira de Direitos Reprográficos.

Edição brasileira – 2013

Direitos em língua portuguesa adquiridos pela:
Editora Manole Ltda.
Av. Ceci, 672 – Tamboré
06460-120 – Barueri – SP – Brasil
Fone: (11) 4196-6000 / Fax: (11) 4196-6021
www.manole.com.br
info@manole.com.br

Impresso no Brasil
Printed in Brazil

Sumário

Sobre o autor ix
Prefácio xi

1 Estudo geral das células e dos tecidos

Estudo geral das células (citologia) 2
Estrutura da célula 2

Estudo rápido dos tecidos (histologia) 4
Tecidos epiteliais 4
Tecido conjuntivo e de sustentação 9
Classificação do tecido conjuntivo 9
Tecido de sustentação 14
Traumatismos e lesões tendíneas típicos
   decorrentes de sobrecarga 19
Traumatismos ósseos típicos e lesões
   decorrentes de excesso ou falta de carga .. 36
Tecido muscular 43
Tecido nervoso 54

2 Aparelhos locomotores passivo e ativo

Nomenclatura anatômica 62
Denominações de direção 63
Movimentos 63
Planos e eixos 63

Visão geral do aparelho locomotor 64

Aparelho locomotor passivo 65
Visão geral de ossos e articulações 65
Os ossos como formadores das articulações –
   classificação das articulações 65
Visão geral da estrutura do esqueleto
   humano 68

Aparelho locomotor ativo 70
Visão geral dos músculos 70

3 Principais sistemas articulares

Tronco 80

Aparelho locomotor passivo do tronco 81
Estrutura óssea da coluna vertebral 81
Estrutura óssea do cíngulo do membro
   inferior 100
Caixa torácica (tórax) 100

Aparelho locomotor ativo do tronco 106
Musculatura abdominal 106
Musculatura dorsal 111
Ligações articuladas entre a coluna
   vertebral e o crânio 115
Traumatismos e lesões da coluna vertebral.. 117

Membro superior 120
Cíngulo do membro superior 120
Articulação do ombro 126
Traumatismos típicos e lesões por
   sobrecarga na região do ombro 134
Articulação do cotovelo 142
Articulações de rotação do antebraço 148
Traumatismos típicos e lesões decorrentes
   de sobrecarga na região da articulação
   do cotovelo e no antebraço 151
Articulações do punho 162
Mão 164
Traumatismos típicos e lesões decorrentes
   de sobrecarga da mão e dos dedos 167

Membro inferior 177
Articulação do quadril 177
Traumatismos típicos e lesões por
    sobrecarga na região da articulação
    do quadril ou da coxa 189
Articulação do joelho 195
Traumatismos típicos e lesões de
    sobrecarga na articulação do joelho 208
O pé e suas articulações 227
Musculatura do pé 239
Traumatismos típicos e lesões por
    sobrecarga na região da articulação
    do tornozelo ou do pé 251

4   Análise de movimentos simples do tronco e dos membros

Considerações iniciais 266

Análise de movimentos simples 267
Movimentos simples do tronco 267
Movimentos simples dos membros
    superiores 270
Movimentos simples dos membros
    inferiores 276

5   Análise de movimentos complexos nos esportes

Considerações iniciais 284

Atletismo 285
Marcha 285
Jogging 287
Corrida 287
Salto em distância 288
Salto triplo 288
Salto em altura 290
Salto com vara 290
Lançamento de dardo 292
Lançamento de disco 293

Arremesso de peso 294
Lançamento de martelo 295

Natação 296
Nado peito 296
Nado *crawl* 297
Nado borboleta 298
Nado costas 298
Saltos ornamentais 299
Polo aquático 300

Ginástica artística 301
Barra fixa 301
Argolas 301
Barras paralelas 303
Cavalo com alças 304
Solo 304
Salto sobre o cavalo 304
Barras assimétricas 305
Trave de equilíbrio 305

Levantamento de peso 306

Modalidades de luta 307
Boxe 307
Luta greco-romana 308
Judô 308
Esgrima 308

Tiro esportivo 311
Tiro com carabina (em pé) 311
Tiro com arco 312

Esportes aquáticos 314
Remo 314
Caiaque 315
Vela 315

Ciclismo 317

Hipismo 317

Jogos de campo e de salão 318

Futebol	318
Hóquei	320
Handebol	320
Basquete	321
Vôlei	321
Tênis	322
Golfe	322
Boliche	322
Tênis de mesa	322

Esportes de inverno 324
Esqui alpino 324
Snowboard 325
Esqui *cross-country* 326
Patinação de velocidade no gelo 326
Patinação artística no gelo 326
Salto de esqui 326
Bobsled 327
Trenó 327

Dança esportiva 328

6 Treinamento de força anatômico – funcional

Considerações iniciais 330

Exercícios para sequências de movimentos simples 331
Movimentos simples do tronco 331
Movimentos simples do membro superior 331
Movimentos simples do membro inferior 333

Referências bibliográficas 335

Índice remissivo 343

Sobre o autor

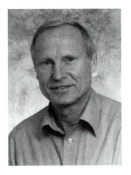

Jürgen Weineck atuou durante 38 anos no Institut für Sportwissenschaft und Sport da Universidade Erlangen-Nürnberg na área de formação de prática esportiva, ensino e pesquisa.

Suas principais áreas de pesquisa científica englobam a anatomia, biologia e medicina aplicadas ao esporte, a ciência do treinamento e dos movimentos, o esporte e a saúde, o esporte de alto desempenho, assim como o esporte para crianças, adolescentes e idosos.

Weineck é autor de diversos livros da área de esporte, dentre os quais as seguintes obras mundialmente conhecidas e traduzidas para mais de 40 idiomas: *Anatomia aplicada ao esporte*, *Biologia do esporte*, *Treinamento ideal* e *Atividade física e esporte para quê?* (todos publicados no Brasil pela Editora Manole).

Prefácio

Durante anos, a anatomia funcional foi investigada e considerada necessária para a formação de treinadores e professores de esporte. Mesmo no âmbito escolar, quando o esporte muitas vezes é uma das disciplinas fundamentais a serem cumpridas, a anatomia funcional faz parte da teoria esportiva (como biologia do esporte e estudo do treinamento), sendo indispensável para a compreensão dos processos do movimento para a prática esportiva. Contudo, faltam publicações nesta área que supram as necessidades de uma *Anatomia aplicada ao esporte*, se não levarmos em consideração livros especializados com orientação puramente médica, que geralmente apresentam uma linguagem complexa e são totalmente inadequados para o setor esportivo. Este livro – que avalia praticamente todas as *modalidades de esportes olímpicos* em relação a suas bases funcionais anatômicas – visa fornecer um acesso à *Anatomia aplicada ao esporte* mesmo àqueles que têm dificuldades com a terminologia técnica.

O Capítulo 1 deste livro fornece, de modo bem resumido, informações básicas para uma melhor compreensão do conteúdo que será apresentado: como basicamente qualquer estímulo de carga atua sobre a célula e funções superiores se baseiam na menor unidade funcional (a célula), a citologia e a histologia são discutidas no início do livro. As estruturas superiores são abordadas sucessivamente.

No Capítulo 2, apresenta-se um apanhado geral do sistema orgânico do aparelho locomotor passivo e ativo, assim como um resumo dos conceitos anatômicos mais usados.

O Capítulo 3 apresenta separadamente os músculos mais importantes do aparelho locomotor ativo, enquanto o aparelho osteoligamentar é detalhado com vistas a facilitar a compreensão da função muscular. Inúmeras ilustrações ajudam a esclarecer o modo de funcionamento dos músculos isolados da forma mais objetiva possível.

O Capítulo 4 procura representar cada músculo discutido separadamente em sua relação complexa com os movimentos simples do tronco e dos membros. Assim, cria-se concomitantemente uma ponte entre a teoria "nebulosa" e a prática esportiva.

O Capítulo 5 apresenta ao não especialista uma orientação breve sobre treinamento e exercícios, que é oferecida para cada grupo muscular discutido durante a análise de processos de movimentos simples, por meio de sugestões dinâmicas e estáticas para o treinamento de força. Todas as modalidades esportivas que não são discutidas neste livro podem, assim, ser abordadas individualmente.

Esta obra apresenta o conhecimento teórico de anatomia relacionado com a prática, de modo que possa ser utilizado em aulas e situações de exercícios ou treinamento.

Esta 18ª edição, além das informações anatômicas funcionais, fornece indicações sobre a origem e a sintomatologia de traumatismos esportivos típicos e de lesões decorrentes de sobrecarga do aparelho locomotor passivo e ativo nas diversas modalidades esportivas. Isso possibilita que o atleta que tenha sofrido uma lesão ou sobrecarga, assim como o treinador, o supervisor de treinamento ou o professor, possam tomar medidas preventivas primárias ou secundárias para uma profilaxia consistente e duradoura.

J. Weineck

Capítulo 1

Estudo geral das células e dos tecidos

Estudo geral das células (citologia)

Como, basicamente, qualquer estímulo de carga atua sobre a célula e como as funções superiores se baseiam na menor unidade funcional (célula), deve-se apresentar a estrutura geral de uma célula corporal já no início desta obra, visando a uma melhor compreensão das estruturas subordinadas. Em ordem crescente, serão discutidas as seguintes estruturas sequenciais.

Célula → conjuntos celulares = tecido → organização e integração funcional formando um órgão ou sistemas orgânicos da maneira como se apresentam como aparelho de movimento passivo e ativo.

O citoplasma (o sarcoplasma da célula muscular) – um líquido que contém eletrólitos e proteína – é o local da produção anaeróbica de energia (glicólise), da síntese de glicogênio (glicogênio constitui a forma intracelular depositária da glicose [= dextrose]), da degradação do glicogênio, assim como da síntese de ácidos graxos. No citoplasma também se encontram diversos depósitos energéticos, por exemplo, grânulos de glicogênio e gotículas de gordura.

O retículo endoplasmático (retículo sarcoplasmático da célula muscular) se estende, a partir da membrana celular, através de todo

Estrutura da célula

Simplificando, a célula consiste em um corpo celular (protoplasma), núcleo celular e diversas estruturas subcelulares, importantes para a função e a conservação da célula. Serão abordadas somente as estruturas mais importantes.

Como mostra a Figura 1.1, a célula é envolvida por uma membrana celular (o sarcolema da célula muscular). Sua permeabilidade seletiva para substâncias orgânicas e eletrólitos e sua capacidade de associação com outras células identificam a membrana celular como uma estrutura biológica complexa e muito peculiar. Os processos acoplados ao transporte ativo (p. ex., a bomba de sódio e potássio) estão localizados nas membranas celulares.

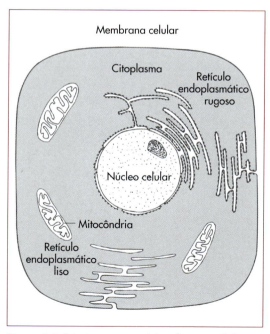

Figura 1.1 Estrutura esquemática de uma célula.

o citoplasma e representa um sistema de transporte intracelular que, em parte, está ocupado por partículas de forma esférica, os ribossomos. O retículo endoplasmático e os ribossomos formam, entre outras coisas, o local da síntese proteica. Na célula muscular, o retículo sarcoplasmático desempenha um papel importante na transmissão do estímulo da superfície até o aparelho fibrilar contrátil. O núcleo celular contém o material genético e possui a capacidade de duplicação idêntica (ele determina, p. ex., o padrão para a síntese proteica). Assim como os ribossomos anteriormente citados, o núcleo é importante para a síntese proteica. Ambos possibilitam, por exemplo, o aumento de tamanho (hipertrofia) da célula muscular durante o crescimento ou com treinamento físico, por meio da multiplicação das estruturas proteicas. Finalmente, as mitocôndrias representam as "usinas de força" da célula, uma vez que nelas ocorre a queima oxidativa dos substratos ricos em energia. Dentro delas encontram-se as enzimas do ciclo do citrato e da cadeia respiratória e ocorre a fosforilação oxidativa e a produção de energia.

Estudo rápido dos tecidos (histologia)

> Um conjunto de células com estruturas semelhantes e com a mesma tarefa e diferenciação funcional é chamado de tecido. O tecido, como um todo, representa uma parte estrutural no organismo, sendo portador de uma subfunção.

Há quatro tipos básicos de tecido:
- tecido epitelial;
- tecido conjuntivo e de sustentação;
- tecido muscular;
- tecido nervoso.

Todos os órgãos do ser humano são compostos por vários tipos de tecidos. As células responsáveis por uma função orgânica especial são denominadas células parenquimatosas; as células do estroma (intersticiais), por sua vez, desempenham a função de nutrição, assim como a conservação da forma orgânica.

> Os tecidos podem reagir a aumentos de necessidades tissulares específicas com hipertrofia (aumento do tamanho celular) e/ou hiperplasia (aumento do número de células).

Todos os tecidos e órgãos são derivados dos três folhetos germinativos do embrião:
- Tecido epitelial – formado por ectoderme, endoderme e mesoderme.
- Tecido conjuntivo e de sustentação – formado por mesoderme.
- Tecido muscular – formado em sua maior parte por mesoderme, e em parte por ectoderme.
- Tecido nervoso – formado por ectoderme.

Tecidos epiteliais

Os tecidos epiteliais cobrem superfícies internas e externas, formando a parte funcional mais importante de todas as glândulas (epitélio glandular). Além disso, estão capacitados para tarefas sensoriais especiais (epitélio sensorial).

Tecidos epiteliais:
1. epitélio superficial;
2. epitélio glandular;
3. epitélio sensorial.

Epitélio superficial (tecido de cobertura)

Características:
- união superficial de células;
- situado em superfícies corporais internas e ou externas;
- ausência de vasos;
- nutrição por meio de difusão;
- delimitação de outros tecidos por meio de uma membrana basal.

Funções:
- função protetora (p. ex., pele);
- função de troca de substâncias (p. ex., epitélio renal).

Tipos:
Há epitélios planos, cúbicos (isoprismáticos) e cilíndricos (altamente prismáticos), assim como um epitélio superficial simples ou monoestratificado, estratificado, bisseriado ou seriado, não queratinizado ou queratinizado (Fig. 1.2).

Capítulo 1   Estudo geral das células e dos tecidos   5

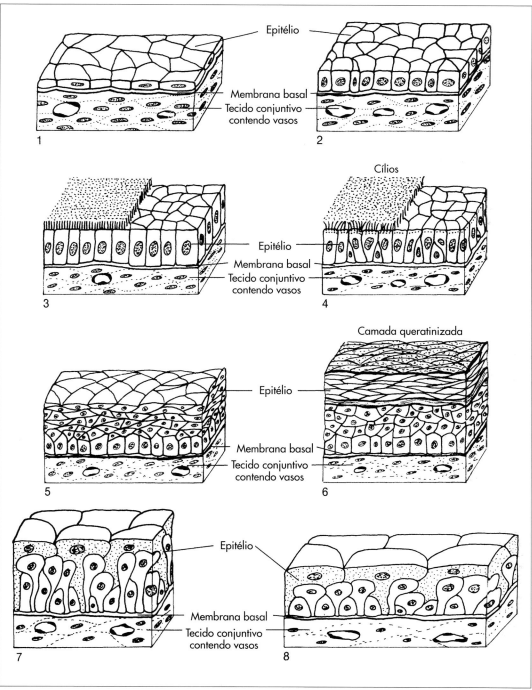

Figura 1.2 Os diversos tipos de epitélios superficiais. 1 = epitélio escamoso simples; 2 = epitélio isoprimástico simples; 3 = epitélio altamente prismático simples; 4 = epitélio ciliado pseudoestratificado; 5 = epitélio escamoso estratificado não queratinizado; 6 = epitélio escamoso estratificado queratinizado; 7 = epitélio de transição não distensível; 8 = epitélio de transição distensível.

Um dos epitélios superficiais mais importantes é a pele. Ela é o maior órgão do ser humano e cobre, dependendo do tamanho corporal, uma superfície de cerca de 1,5 a 2 m². Sua participação no peso corporal total é de aproximadamente 15%.

A pele é composta de diversas camadas. Ela consiste em camada superficial (epiderme), camada intermediária (derme = camada de tecido conjuntivo) e subcutânea (hipoderme) (Fig. 1.3).

A epiderme, por sua vez, é estratificada. Na sua camada mais profunda, a camada germinativa, são formadas as novas células cutâneas, que migram para a superfície no período de um mês, onde morrem e formam a camada mais superficial (camada córnea). As células queratinizadas são finalmente eliminadas na superfície, na forma de pequenas escamas. Como a migração das células da base até a superfície dura aproximadamente 27 dias, o ser humano forma uma epiderme nova todos os meses. A camada intermediária, em razão de sua riqueza em fibras de tecido conjuntivo (especialmente fibras de colágeno), é a parte mecanicamente ativa mais importante da pele. Além do mais, na camada intermediária situam-se as raízes capilares, glândulas, vasos sanguíneos, células de tecido conjuntivo e células livres do sistema imunológico, assim como estruturas nervosas (Leonhardt, 1975, p. 318).

Cada cm² de pele contém, em média, 1 metro de vasos sanguíneos, 4 metros de redes nervosas, 10 pelos, 100 glândulas sudoríparas, 3 mil células táteis, 25 corpúsculos táteis, 13 pontos de frio, 2 pontos de calor e 200 receptores de dor e células pigmentares.

Como a totalidade da superfície cutânea apresenta cerca de 300 mil pontos de frio (receptores de frio), mas somente 30 mil pontos de calor, o frio é consequentemente percebido com maior intensidade e de modo mais

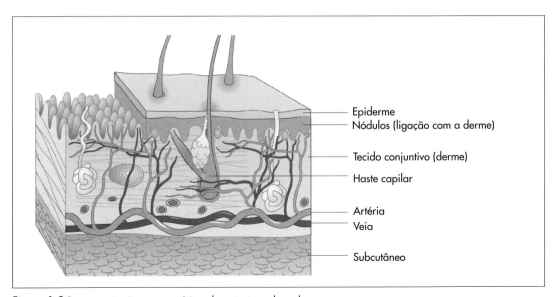

Figura 1.3 Representação esquemática da estrutura da pele.

desagradável. Na teoria, considera-se que a hipoderme não faz parte da pele, mas do ponto de vista funcional isso não se confirma. Essa camada une a epiderme às estruturas subjacentes (fáscias, periósteo), contém uma proporção de gordura mais ou menos acentuada, determinada pelo sexo, chamada de tecido adiposo subcutâneo e nela trafegam os maiores vasos e nervos da pele. A hipoderme serve como reserva nutricional e proteção contra o frio.

Funções da pele (Leonhardt, 1975, p. 316):
- Proteção contra lesões mecânicas, químicas e térmicas e contra muitos patógenos por meio de seu epitélio e secreções glandulares.
- Participação em processos de defesa por meio de sua proporção de células imunológicas.
- Regulação térmica por meio da regulação da irrigação sanguínea (vasoconstrição ou vasodilatação) e eliminação de líquidos através das glândulas.
- Auxílio à regulação do equilíbrio hídrico por meio da proteção contra a desidratação, ou seja, por meio da eliminação de líquidos ricos em eletrólitos.
- Órgão receptor para pressão, temperatura e dor por meio de estruturas nervosas correspondentes.
- Órgão de comunicação (órgão para informações do sistema nervoso vegetativo) por meio de rubor e palidez facial, "ereção dos pelos" etc.
- Capacidade de cicatrizar feridas.

Cicatrização de feridas

A capacidade que as células corporais têm de formar duas células-filhas por meio de divisão não serve somente para o crescimento, mas também para a regeneração. Pelo fenômeno da regeneração, o organismo é capaz de substituir células gastas, lesionadas ou perdidas por uniões celulares ou partes orgânicas novas.

A capacidade de regeneração das células epiteliais e das células do tecido conjuntivo, ao contrário da regeneração das células musculares e nervosas, é muito boa: uma ferida cutânea ou uma fratura óssea geralmente se cura sem deixar vestígios (por completo), sendo que um infarto cardíaco ou uma doença cerebral sempre deixa um dano permanente. A Figura 1.4 fornece uma visão geral passo a passo dos processos envolvidos na cicatrização de feridas.

Epitélio glandular

Características:
- serve para a formação e a liberação de substâncias (secreção, substância de secreção interna);
- é formado por células epiteliais específicas.

Dependendo da maneira como os produtos glandulares chegam ao organismo ou dele saem, elas são diferenciadas em glândulas exócrinas ou endócrinas.

Glândulas exócrinas

Conduzem seus produtos (secreções) por um duto excretor ou diretamente para uma superfície interna ou externa.

Exemplos: glândulas sudoríparas, salivares, lacrimais e digestivas.

- De acordo com a posição das glândulas em relação às superfícies, as glândulas exócrinas são divididas em glândulas endoepiteliais (a célula glandular situa-se no epitélio) e glândulas exoepiteliais (a célula

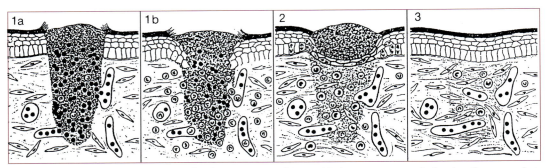

Figura 1.4 Fases da cicatrização de feridas. Fase inicial (1a, 1b) da cicatrização de feridas (fase exsudativa): o sangue que extravasa para dentro da ferida em decorrência de lesões capilares, vênulas e pequenos vasos arteriais coagula. Para dentro dos coágulos sanguíneos migram leucócitos (fagócitos), eliminando os restos tissulares e bactérias invasoras. Segunda fase (2) da cicatrização de feridas (fase proliferativa): capilares brotam em direção ao interior do coágulo. A partir de células da parede vascular, partem diversos tipos de células de tecido conjuntivo que permeiam o coágulo sanguíneo. Também do epitélio, em local afastado da ferida, começam a ocorrer divisões celulares. A fenda da ferida é fechada por uma película de células epiteliais. Terceira fase (3) da cicatrização de feridas (formação de cicatriz): a partir do quinto dia, as células de tecido conjuntivo formam fibrilas reticulares, e, a partir do vigésimo dia, fibras resistentes à tração. A estrutura original da camada de queratina é recomposta. O epitélio também volta a sua espessura anterior. O período total da cicatrização de feridas depende do tamanho delas (Lippert, 1979, p. 24).

glandular encontra-se deslocada em camadas tissulares mais profundas).
- De acordo com seu modo de excreção, elas são divididas em:
  - glândulas apócrinas: após sua formação, a secreção é acumulada na ponta da célula e, então, eliminada com um pouco de citoplasma. Exemplo: glândula mamária.
  - glândulas holócrinas: a célula glandular como um todo, juntamente com seu conteúdo, é eliminada. Exemplo: glândulas sebáceas da pele.
  - glândulas merócrinas: a excreção do material segregado se dá na forma de gotículas junto à superfície celular. Exemplo: glândula sudorípara.
- De acordo com o tipo de secreção, elas são divididas em:
  - glândulas serosas (secreção líquida fina e rica em proteínas. Exemplo: glândula lacrimal).
  - glândulas mucosas (secreção viscosa e mucosa. Exemplo: saliva produzida pelas glândulas da raiz da língua).
  - glândulas mistas (p. ex., glândulas salivares do assoalho da boca).
- De acordo com a estrutura das glândulas, elas são subdivididas em:
  - glândulas tubulares simples (p. ex., glândulas do intestino delgado);
  - glândulas tubuloglomerulares (p. ex., glândulas sudoríparas);
  - glândulas tubulares ramificadas (p. ex., glândulas da mucosa gástrica);
  - glândulas acinosas simples e alveolares simples (p. ex., glândula parótida e pulmão);
  - glândulas compostas (exemplo: glândulas salivares) (Fig. 1.5).

Atividade das glândulas sudoríparas

O suor, com no máximo 1% de substâncias diluídas em sua composição, é a secreção glandular mais diluída. Esse nível de diluição é atingido, porque após a formação de uma secreção isotônica nas porções proximais dos dutos excretores, o sódio é reabsorvido de forma ativa, sendo assim preservado. A adaptação ao calor ou o efeito do treinamento esportivo consiste, principalmente, no fato de que a glândula sudorípara "aprende" a excretar uma secreção acentuadamente diluída em maiores quantidades, trabalhando assim de maneira mais econômica.

Glândulas endócrinas

Elas não possuem dutos excretores, segregam seus produtos (secreções internas [hormônios]) diretamente na corrente sanguínea.

Exemplos: glândula hipófise, glândula tireoide, glândulas suprarrenais.

Epitélio sensorial

O epitélio sensorial consiste em grupos epiteliais que possuem a capacidade de perceber e conduzir estímulos específicos. Há receptores especiais para a sensibilidade gustativa, o olfato, a audição e a visão.

Tecido conjuntivo e de sustentação

O tecido conjuntivo e de sustentação é amplamente distribuído em todo o organismo e possui diversas funções. Por meio dos ossos, das cartilagens e dos tendões, forma o tecido de sustentação do corpo; envolve o tecido conjuntivo dos órgãos, reunindo-os como grupos funcionais; forma a estrutura básica (estroma) dos órgãos, sobre a qual estão assentadas as verdadeiras células orgânicas (parênquima). Derivados especiais do tecido conjuntivo têm grande importância na defesa imunológica. Por fim, o tecido conjuntivo ainda desempenha um papel importante no armazenamento (água, gordura), no transporte de substâncias (entre vasos sanguíneos e células) e na cicatrização de feridas (formação de cicatrizes).

Classificação do tecido conjuntivo

O tecido conjuntivo pode ser classificado em:
- mesênquima;
- tecido conjuntivo gelatinoso;

} tecidos conjuntivos embrionários

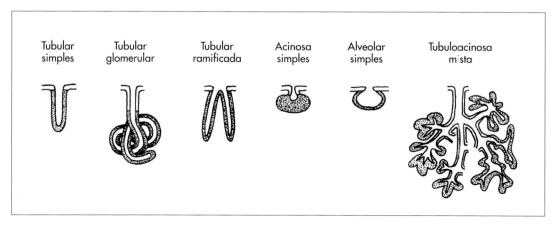

Figura 1.5 Diversas formas de glândulas (a porção glandular terminal produtora de secreção está hachurada).

- tecido conjuntivo reticular;
- tecido adiposo;
- tecido conjuntivo propriamente dito.

Mesênquima

O mesênquima aparece somente durante o desenvolvimento embrionário. Ele é um tecido fundamental, a partir do qual podem se desenvolver diversos tecidos.

Tecido conjuntivo gelatinoso

O tecido conjuntivo gelatinoso existe somente no cordão umbilical do feto e na polpa dentária de crianças.

Tecido conjuntivo reticular

O tecido conjuntivo reticular – seu nome deve-se à formação de uma trama tridimensional (retículo = rede) – dá origem à estrutura básica dos órgãos linforreticulares (baço, nódulos linfáticos, medula óssea). Além de sua função puramente de sustentação, as células reticulares também têm a função da fagocitose (fagócitos = células devoradoras, que captam e digerem restos tissulares, corpos estranhos etc.) e a formação de células livres (ver a seguir).

Tecido adiposo

O tecido adiposo representa uma forma especial de tecido conjuntivo reticular. As células adiposas têm a capacidade de armazenar gordura. Nesse caso, a gordura não é armazenada entre as células, e sim, dentro delas. Com uma alimentação hipercalórica, o aumento de peso não se deve inicialmente a um aumento do número de células adiposas, e sim, a um aumento de volume: as células adiposas incham, transformando-se em esferas de grande tamanho, podendo atingir o diâmetro de 0,1 a 0,2 mm. Em pessoas normais não treinadas, o tecido adiposo perfaz em média 18% (homens) a 28% (mulheres) do peso corporal. Em pessoas altamente treinadas (p. ex., em esportistas que praticam esporte de resistência), esta taxa percentual é cerca de 10% mais baixa. Como mostra a Figura 1.6, o tecido adiposo apresenta a proporção mais baixa de água entre todos os tecidos.

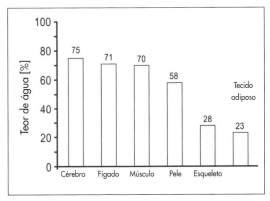

Figura 1.6 A quantidade de água em diversos tecidos corporais.

Tecido adiposo estrutural e tecido adiposo de armazenamento

Tecido adiposo estrutural: as células adiposas estão envolvidas por fibras reticulares e fibras de colágeno. À pressão, as células adiposas se deformam, as fibras são distendidas e absorvem a pressão. Tais coxins de amortecimento são encontrados, por exemplo, na região da sola dos pés ou nas nádegas. Em outras partes do corpo, o tecido adiposo serve para o preenchimento de espaços vazios, ou seja, para assegurar a posição de órgãos. **Tecido adiposo de armazenamento**: como a gordura apresenta o maior valor calórico de todas as substâncias nutritivas, o organismo é capaz de acumular grandes reservas de energia na forma de depósitos de gordura. Seu armazenamento ocorre principalmente no tecido subcutâneo e na cavidade abdominal (no chamado "avental de gordura", junto ao intestino grosso = omento maior). A gordura de armazenamento não é um tecido "morto", mas um tecido suficientemente suprido por vasos sanguíneos e em constante transformação. Portanto, depósitos de gordura muito grandes significam uma sobrecarga para o organismo como um todo – principalmente para o sistema cardiovascular – e reduzem a expectativa de vida.

Resumindo, as funções do tecido adiposo podem ser classificadas nas seguintes tarefas:
- proteção mecânica (p. ex., como coxins de amortecimento na sola do pé);
- oclusão de lacunas orgânicas;
- modelagem da forma corporal;
- isolamento do calor;
- depósito de energia e água.

Tecido conjuntivo propriamente dito

> O tecido conjuntivo é composto por uma substância básica amorfa e homogênea e uma trama de fibras de estrutura e características diversas. A substância básica, assim como as fibras, são produzidas pelas células de tecido conjuntivo, dependendo da necessidade funcional, e em quantidade e distribuição diferenciadas.

Células do tecido conjuntivo

As células do tecido conjuntivo podem ser divididas em células fixas (próprias do local) e livres.

As células de tecido conjuntivo fixas – também denominadas fibrócitos – produzem os componentes fundamentais das fibras de tecido conjuntivo e a substância intercelular amorfa. As células de tecido conjuntivo livres (p. ex., leucócitos, histiócitos, células do plasma etc.) não participam da formação da substância intercelular e fazem parte do sistema imunológico de defesa (SRE = sistema reticuloendoplasmático). Trata-se, de certa forma, de "células associadas", encontradas nas fendas tissulares e nas tramas do tecido conjuntivo em número variável, e que são capazes de realizar a fagocitose (eliminação de partículas de corpos estranhos ou bactérias).

Substâncias intercelulares

As substâncias intercelulares são compostas por componentes não moldados e moldados. Os componentes não moldados são formados pela substância básica amorfa; os moldados são formados por fibras.

Substância fundamental

Componentes essenciais da substância básica são os polissacarídios (glicanos) e as proteínas. A resistência da substância básica é determinada pelo grau de polimerização desses complexos glucano-proteicos. A substância básica produz, entre outras coisas, o meio onde se assentam as fibras descritas a seguir e, em decorrência de sua viscosidade, impede a disseminação de partículas estranhas dentro do tecido.

Nos idosos, ocorre uma redução da substância básica. Isso leva a desidratação (perda de água) do espaço extracelular e, com isso, a redução da turgidez (tensão) do tecido, promovendo, entre outras coisas, o aumento da formação de rugas.

Fibras

> A qualidade do tecido conjuntivo no organismo é fortemente determinada pelo tipo e pela estrutura de suas fibras. A estrutura fibrosa é formada de modo a corresponder à carga mecânica e às linhas de força a ela relacionadas. Uma mudança do trajeto das linhas de força leva à reestruturação e à nova adaptação dessa estrutura de fibras do tecido conjuntivo.

Há três tipos de fibras de tecido conjuntivo: fibras de colágeno, fibras elásticas e fibras de reticulina.

Fibras de colágeno

As fibras de colágeno existem em praticamente todo o corpo e formam a maior parte de todas as fibras de tecido conjuntivo. Elas representam os elementos estruturais mais solicitados por forças de tração de todo o organismo; por isso, sua capacidade de resistência contra o estiramento é muito grande: sua resistência à tração é de aproximadamente 6 kg/mm². A ultraestrutura das fibras se apresenta na ordem decrescente a seguir: fibra-fibrila-microfibrila (Fig. 1.7).

Observação: o diâmetro das fibras ou fibrilas é diferente a cada tecido e depende também da carga e da idade.

> Com a carga, o corte transversal das fibrilas aumenta; com a idade e a falta de treinamento, ele diminui.

Dica clínica: com a imobilização prolongada de articulações (p. ex., após uma fratura óssea), ocorre o encurtamento das fibras de colágeno do aparelho ligamentar afetado, levando a enrijecimento temporário, que pode ser eliminado por meio da realização de exercícios.

Fibras elásticas

As fibras elásticas se diferenciam das fibras de colágeno basicamente por sua estrutura e características. Elas são consideravelmente mais finas, ramificadas e formam redes tridimensionais. Sua principal característica é a grande capacidade de alongamento (até cerca de 150% de seu comprimento inicial). As fibras elásticas alongadas voltam ao seu comprimento inicial após o término da tração. Assim, por meio da contração de um órgão permeado de fibras elásticas (ligamento, fáscia), poupa-se trabalho muscular por um princípio geral de economia.

Como as fibras elásticas são um pouco onduladas em sua posição de repouso, logo no início de uma tração de instalação súbita (como um tranco), essas fibras atuam de maneira equilibrada: durante o estiramento da ondulação ocorre aumento do comprimento de até

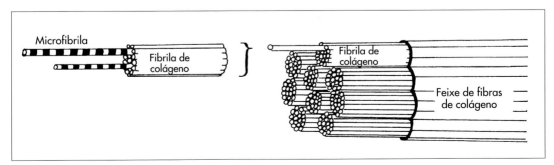

Figura 1.7 Estrutura de uma fibra de colágeno.

4%, antes mesmo do estiramento elástico propriamente dito.

As fibras elásticas são encontradas em maior número em órgãos submetidos a alongamentos (p. ex., pulmões), no subcutâneo, assim como em ligamentos especialmente elásticos (p. ex., ligamentos amarelos da coluna vertebral).

> A elasticidade das fibras diminui com o envelhecimento e a falta de exercícios físicos.

Fibras de reticulina

As fibras de reticulina (fibras reticulares) são as fibras mais finas do organismo humano. Elas são elásticas à tração, e sua distensão é reversível. Sua estrutura reticulada é influenciada por forças de tração e pressão. As fibras de reticulina servem como envoltório para numerosos órgãos (p. ex., células hepáticas, glandulares, adiposas ou musculares) ou como estrutura (p. ex., medula óssea).

Tipos do tecido conjuntivo

Tecido conjuntivo frouxo

O tecido conjuntivo frouxo é o mais comumente encontrado no organismo humano, pois se estende entre os órgãos, vasos e nervos e, como tecido de preenchimento, é o responsável pela coesão geral do organismo. Como ele preenche os espaços entre os tecidos (interstícios), também é conhecido como tecido conjuntivo intersticial. Os espaços intercelulares, que apresentam muita substância básica amorfa e muitas células de tecido conjuntivo livres, são característicos.

O tecido conjuntivo frouxo é formado por uma rede tridimensional de fibras de reticulina e, principalmente, por fibras de colágeno. Essa estrutura e composição peculiares tanto permitem uma grande capacidade de deslocamento de órgãos e elementos tissulares vizinhos quanto garantem estabilidade suficiente para assegurar o retorno à posição inicial.

As células de tecido conjuntivo, os fibrócitos, encontram-se isoladamente entre essas fibras. Observação: quando parte do corpo é lesionada, os fibrócitos podem migrar das ligações tissulares e cobrir a superfície da ferida, para então formar cicatrizes, ou seja, o substituto conjuntivo de uma porção tissular. O tecido conjuntivo frouxo possui uma grande capacidade de regeneração e, com isso, é especialmente apropriado para a cicatrização de feridas.

Tecido conjuntivo denso

O tecido conjuntivo denso possui pouca substância básica e poucas células livres de tecido conjuntivo; é rico em fibras e relativamente pobre em células. Por ser composto predominantemente de feixes de fibras de colágeno, o tecido conjuntivo denso é muito resistente a cargas mecânicas. Por isso é encontrado principalmente em locais nos quais ocorrem grandes forças de tração, pressão e tensão. Exemplos: aparelho capsuloligamentar, fáscias, bainhas musculares e tendíneas.

A cápsula articular e os ligamentos articulares degeneram-se com a idade; por um lado, essa degeneração é condicionada pelo envelhecimento – que pressupõe um metabolismo celular reduzido – e, por outro, pela redução geral do nível de atividade que geralmente ocorre com o envelhecimento e a piora do estado de treinamento de todos os sistemas orgânicos. Disso resulta, por fim, uma redução da capacidade de carga mecânica. Por meio de testes foi possível demonstrar, por exemplo, que a força tênsil do ligamento cruzado anterior de um indivíduo de 50 anos de idade em comparação com a de um adulto jovem é de somente ⅓ (Menke, 1997, p. 89).

Em comparação ao metabolismo da musculatura, o metabolismo próprio do tecido conjuntivo é lento e pouco influenciável. Portanto, a adaptação funcional a uma carga maior ou a regeneração após lesões é bem mais lenta. Tanto no suprimento como na eliminação de produtos metabólicos intermediários ou produtos metabólicos finais, a troca de substâncias e gases somente é possível por meio de difusão passiva retardada. Microtraumatismos (lesões mínimas) com sangramento capilar, processos inflamatórios e degenerativos ou distúrbios neurocirculatórios da irrigação sanguínea ainda comprometem a já lenta adaptação por causa de um prolongamento da via de difusão. O retardo do processo de cicatrização pode levar a lesões crônicas do tecido conjuntivo, com estruturas funcional e morfologicamente alteradas que podem acarretar, entre outras coisas, a rupturas, quando submetidas a novas cargas.

Tecido de sustentação

A diferenciação entre tecido conjuntivo e de sustentação é voluntária e ocorre por motivos sistemáticos. Ambos os tecidos apresentam as capacidades específicas de células de tecidos conjuntivos. Sob a denominação de tecido de sustentação compreendem-se tecidos que conferem ao corpo uma forma determinada, por causa da sua estabilidade excepcional. Diferenciam-se entre tecido tendíneo, cartilaginoso e ósseo.

Tecido tendíneo

Tendões servem para a transmissão de forças musculares aos órgãos-alvo: ossos e articulações. A capacidade de tração necessária para isso é assegurada pelas fibras de colágeno (fibras tendíneas) e por sua disposição peculiar.

Estrutura do tendão

O tendão é composto de poucos fibrócitos ou fibroblastos e de uma matriz extracelular muito dominante, formada principalmente por fibrilas de colágeno, fibras elásticas adicionais e proteoglicanos.

Com o avançar da idade, a distensibilidade e a resistência ao alongamento diminuem (em cerca de 20%). Essa redução da capacidade de carga do tendão condicionada pelo envelhecimento se deve à redução do número de células tendíneas, à redução de sua capacidade proliferativa, à redução da síntese de proteoglicanos e à redução da elasticidade da estrutura fibrosa, que, em conjunto, reduzem a capacidade de carga na transição musculotendínea e, principalmente, na transição entre o tendão e o osso.

De acordo com sua resposta à carga, diferenciam-se entre tendões de deslizamento e tendões de tração. Tendões de deslizamento típicos são o tendão de inserção do músculo supraespinal e o tendão longo do bíceps. Enquanto os tendões de tração não estão em contato direto com partes ósseas ou articulares, a porção de um tendão de deslizamento, que desliza sobre um ponto de apoio, apresenta nesse local uma camada de cartilagem fibrosa que, em sua composição, está entremeada por uma rede de diversos tipos de colágeno (Menke, 1997, p. 118).

Tendões dispostos de forma larga e plana são denominados aponeuroses (placas tendíneas). Nos tendões, as fibras de colágeno apresentam uma disposição paralela; o seu trajeto em repouso é levemente ondulado. Entre as fibras de colágeno situam-se células tendíneas (fibrócitos) dispostos em série; essas células tendíneas assumiram uma forma peculiar por motivos de espaço e, por isso, também são denominadas "células aladas" (Fig. 1.8).

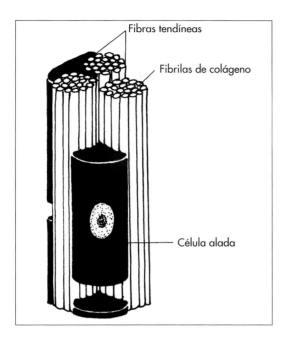

O tendão é organizado em ordem crescente, do seguinte modo:
- fibra muscular feixe primário – feixe secundário – tendão (ver Fig. 1.9);
- feixe primário, feixe secundário e tendão são revestidos por envoltórios de tecido conjuntivo (peritendíneo interno e externo) (Fig. 1.10).

Figura 1.8 Representação parcial de um tendão.

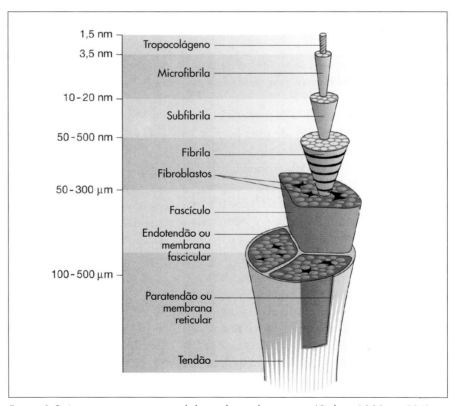

Figura 1.9 A organização estrutural de tendões e ligamentos (Oakes, 1998, p. 586).

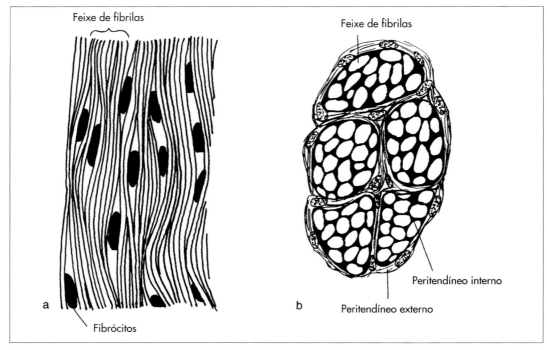

Figura 1.10 Representação de um tendão em corte longitudinal (a) e transversal (b).

Nesses revestimentos de tecido conjuntivo trafegam os nervos e vasos responsáveis por sua nutrição.

O principal componente de tendões e ligamentos é o colágeno, além de uma pequena proporção de elastina e proteoglicanos, entre outros componentes. Existe uma relação linear entre o diâmetro de fibrila de colágeno – ele aumenta ou diminui com exercícios físicos ou inatividade e imobilização – e a força de tração de cada tendão.

Observação: na imobilização condicionada por traumatismos, ocorre uma perda considerável da capacidade de resistência do tendão, por causa da sua perda de colágeno. Após uma imobilização de 8 a 12 semanas, o tendão necessita de cerca de 1 ano para recuperar sua capacidade de carga original (Oakes, 1998, p. 588).

A fixação do tendão ao músculo e ao osso

Fixação do tendão ao músculo

O músculo é fixado ao osso por meio de tendões. A ligação da fibra muscular e da fibra tendínea – também conhecida como transição musculotendínea – é feita por invaginações profundas que fixam as fibras tendíneas às fibras musculares ou a suas membranas (Fig. 1.11).

Inserção no osso

Entende-se como inserção no osso a transição do tendão em direção ao órgão efetor – também denominada inserção tendínea. A função do tendão consiste, portanto, na transmissão da tração tendínea obtida durante a contração muscular ao osso. O quadro funcional da tensão tendínea entre o elo ativo e passivo do sistema motor torna-se evidente na es-

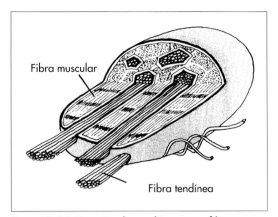

Figura 1.11 Fixação do tendão a uma fibra muscular esquelética.

trutura específica das zonas de inserção. Por um lado, deve-se evitar que o tendão resistente à tração seja arrancado do músculo. Isso é garantido pela estreita interligação de fibras de colágeno e fibras musculares (ver Fig. 1.11), assim como pela posição em repouso levemente ondulada das fibrilas tendíneas e pela interposição de fibras elásticas: com isso, quando um tendão é submetido a tensão, é necessário inicialmente vencer essa resistência elástica, o que possibilita evitar um início abrupto da ação da tração. Por outro lado, essa capacidade elástica representa um problema decisivo para a junção óssea-tendínea, uma vez que o módulo de elasticidade – que fornece informações sobre a capacidade de alongamento de um material – apresenta uma diferença considerável (da ordem de grandeza de uma potência de dez). Esse problema é solucionado por meio da interposição de uma zona cartilaginosa na região de inserção do tendão, no sentido de um sistema de amortecimento de forças físicas: um aumento continuado de células cartilaginosas na inserção é responsável pela adaptação gradual das propriedades elásticas do tendão às propriedades elásticas do osso.

Com isso, do ponto de vista mecânico, a função da zona de inserção consiste no equilíbrio entre sistemas de elasticidades diferentes (Fig. 1.12).

Em detalhes, a estrutura da inserção serve às tarefas orgânicas típicas a seguir (Ziegler, 1997, p. 202):

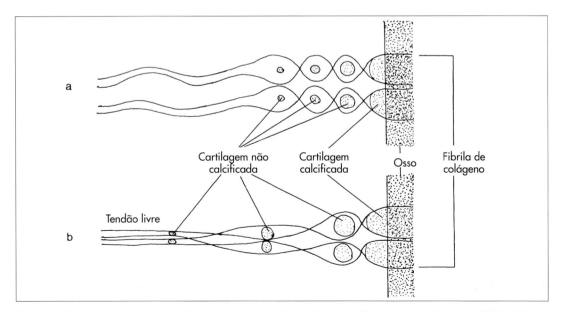

Figura 1.12 Zona de inserção tendínea em repouso (a) e sob tração (b) segundo Becker e Krahl (1978).

- transmissão dirigida da força muscular à área óssea correspondente;
- intensificação ou amortecimento da transmissão da força induzida;
- armazenamento da energia elástica;
- influência do tônus muscular.

A adaptação de tendões e ligamentos à carga

Tendões e ligamentos também são capazes de adaptação à carga. Por meio do treinamento, é possível aumentar o corte transversal, assim como a resistência à tração e ruptura de tendões e ligamentos; por meio da inatividade ocorre uma redução da resistência tendínea (Kubo et al., 2004, p. 324). O aumento da resistência à tração das fibrilas tendíneas, condicionado pela carga e pelo treinamento, é a consequência de adaptações qualitativas e quantitativas. Qualitativamente, ocorre a estabilização da estrutura micelar (estruturas semelhantes a uma grade de cristais das cadeias proteicas dos tendões, responsáveis pela absorção da tração). Quantitativamente, ocorre um aumento das micelas ou hipertrofia, ou seja, um aumento do corte transversal do tendão (aumento do número e diâmetro das fibrilas e fibras de colágeno), com aumento paralelo do número de suas ligações cruzadas entre moléculas de tropocolágeno por meio da aceleração da síntese de colágeno e aumento da matriz proteoglicana, causado por uma maior atividade dos fibroblastos (Tipton *in*: Renström, 1996, p. 166, Oakes, 1998, p. 589).

Imediatamente após uma carga de treinamento, ocorre um aumento da síntese de colágeno; esse aumento torna-se evidente após 3 dias. Na sequência, o tendão se torna mais espesso (após um treinamento de 12 semanas, o corte transversal aumenta em cerca de 10%) (Kjaer, 2003, p. 300).

Africanos apresentam uma rigidez maior (maior proporção de estruturas tendíneas associadas) nos tendões dos membros inferiores que os europeus. Isso os capacita a um armazenamento mais intenso de energia cinética durante a corrida/salto, influenciando consideravelmente sua maior aptidão para provas de curta distância e salto (Fukashiro et al., 2003, p. 183).

> Observação: durante o alongamento de tendões, ocorre maior derramamento de todos os fatores de crescimento nos fibroblastos tendíneos, o que leva a uma estimulação da proliferação celular, diferenciação celular e formação de matriz. Isso tem importância decisiva para a adaptação ideal à carga, assim como para o processo de cura após uma lesão tendínea ou ligamentar (Skutek et al., 2001, p. 48).

Com cargas não fisiológicas, como as que ocorrem frequentemente em esportes de alto nível, uma fibra tendínea (fibrócito), responsável pela produção de colágeno e mucopolissacarídios, é capaz de reagir como uma célula óssea (osteócito): ocorre uma maior deposição de cálcio seguida de ossificação dessas regiões de tecido conjuntivo. Essas ossificações são encontradas, por exemplo, no chamado "osso do cavaleiro" ou em jogadores de handebol, provocadas pelo arremesso com queda.

Observação: a ingestão de anabolizantes visando ao desenvolvimento muscular mais rápido não faz sentido do ponto de vista da fisiologia do tecido conjuntivo, uma vez que a capacidade de carga de tecido conjuntivo não está adaptada a um aumento artificial da força. Nos tecidos tendíneo e ligamentar, não existe a mesma situação anabólica do metabolismo observada no músculo. Como os anabolizantes favorecem o aumento da produção de ácido hialurônico na substância básica, levando a um inchaço maior no tecido conjuntivo, o limite de cargas dessas estruturas pode estar reduzido. A utilização de cortisona não é menos problemática: a cortisona possui um efeito redutor da estabilidade do tecido conjuntivo do osso, assim como das fibras de colágeno dos tendões, dos ligamentos e das fáscias provocado por sua ação catabólica (de degradação). Nas lesões degenerativas de tecidos conjuntivos, esse medicamento, apesar de sua ação anti-inflamatória e da melhora sintomática por ele promovida, deve ser usado com muita cautela e com indicações precisas: nessas circunstâncias, rupturas de tendão não são raras quando se reassume a carga esportiva.

Traumatismos e lesões tendíneas típicos decorrentes de sobrecarga

Traumatismos típicos

Os rompimentos de tendão (parciais ou completos) fazem parte dos traumatismos agudos mais típicos. Acometem principalmente o atleta adulto ou pessoas mais idosas, sendo menos frequentes em crianças e jovens, cujos tendões praticamente não correm risco de ruptura por sua alta elasticidade (esses indivíduos apresentam mais facilmente as chamadas fraturas por avulsão da apófise, com avulsão da zona de crescimento ósseo na região da placa de crescimento).

Lesões por carga excessiva

Tendinopatias

Como consequência da ação de microtraumatismos crônico-recidivantes, tendo como base uma disposição individual e uma adaptação deficitária ao treinamento, podem ocorrer as chamadas "tendinopatias de inserção".

Como fatores desencadeantes típicos, podem-se citar (Ziegler, 1997, p. 203):
- desproporções entre a constituição e a modalidade esportiva escolhida;
- aumento abrupto da intensidade de carga;
- ausência ou insuficiência de regeneração após carga;
- estado de treinamento geral insuficiente;
- condições adversas do solo (pista sintética, asfalto, terreno em declive);
- aparelhagem esportiva individual inadequada (p. ex., raquete de tênis, sapatos de corrida);
- desequilíbrio muscular não corrigido ou corrigido de modo insuficiente, malposicionamentos ortopédicos (p. ex., pé cavo etc.).

Dependendo do tipo de esporte praticado, as tendinopatias de inserção ocorrem em localizações variadas (Tab. 1.1).

Tratamento

Para impedir uma lesão irreversível de células tendíneas situadas próximas ao osso ou processos de regeneração excessivos que ocorrem na presença de uma tendinopatia (p. ex., formação de esporões ósseos etc.), devem ser tomadas medidas preventivas no sentido de impedir os fatores desencadeantes característicos citados. Se uma tendinopatia de inserção estiver instalada, provocando sintomas, o tratamento sintomático é feito com anti-inflamatórios sistêmicos (medicamentos que inibem a inflamação, p. ex., AINH) e enzimas, combinados com medidas locais (gelo, curativos com pomadas, eletroterapia), acompanhados de uma modificação de treinamento adequada ou pausa no treinamento e um programa fisioterapêutico focado na doença. Na persistência

Tabela 1.1 Localizações frequentes de tendinopatias de inserção no esporte (Franke, in: Ziegler, 1997, p. 203)

Cíngulo do membro superior e membro superior

Região afetada	Modalidade esportiva favorável
Processo coracoide – coracoidite (músculo coracobraquial, tendão curto do bíceps)	Arremesso, handebol, vôlei, tênis, treinamento de força
Epicôndilo umeral radial = cotovelo de tenista (extensores da mão e dos dedos)	Tênis, tênis de mesa, ginástica artística, handebol, vôlei, esqui *cross-country*
Epicôndilo umeral ulnar = cotovelo do arremessador (flexores da mão e dos dedos, músculo pronador redondo)	Lançamento de dardo, vôlei, golfe
Processo estiloide da ulna e rádio (ligamentos colaterais)	Tênis de mesa, saltos aquáticos, ginástica artística, esgrima
Metacarpais II/III – base dorsal (músculo extensor radial do carpo)	Boxe
Osso pisiforme (músculo flexor ulnar do carpo)	Saltos aquáticos
Ponta do olécrano (músculo tríceps braquial)	Arremesso, luta greco-romana, judô, ginástica artística

Pelve e membro inferior

Região afetada	Modalidade esportiva favorável
Ramo do ísquio (síndrome do grácil)	Principalmente futebol
Tuberosidade púbica (músculo reto do abdome)	Principalmente futebol (dor inguinal, síndrome dos adutores)
Linha pectínea do púbis (músculo adutor longo)	Principalmente futebol (dor inguinal, síndrome dos adutores)
Túber isquiático (grupo dos flexores)	Corrida, salto, jogos de bola, saltos aquáticos, esgrima, remo, levantamento de peso
Cabeça tibial medial (pata de ganso)	Corrida, salto, jogos de bola, saltos aquáticos, esgrima, remo, levantamento de peso
Cabeça da fíbula (músculo bíceps femoral, ligamento colateral)	Corrida, salto, jogos de bola, saltos aquáticos, esgrima, remo, levantamento de peso
Polo patelar cranial e caudal (músculo quadríceps femoral ou ligamento da patela)	"Joelho do saltador" (corrida, remo, esgrima, salto, jogos de bola, saltos aquáticos, levantamento de peso)
Borda patelar lateral e medial (retináculo da patela)	"Joelho do saltador" (corrida, remo, esgrima, salto, jogos de bola, saltos aquáticos, levantamento de peso)
Tuberosidade da tíbia (ligamento patelar)	"Joelho do saltador" (corrida, remo, esgrima, salto, jogos de bola, saltos aquáticos, levantamento de peso)
Borda tibial lateral (músculo tibial anterior, em diagnóstico diferencial: síndrome compartimental crônica)	Corrida, salto, vôlei, basquete, saltos aquáticos
Borda tibial medial (músculo flexor comum dos dedos)	Corrida em solo duro que causa tibialgia, caminhada, salto, vôlei, basquete
Tuberosidade do calcâneo (inserção do tendão do calcâneo)	Corrida, salto, vôlei, basquete
Tuberosidade do metatarsal V (músculo fibular curto)	Corrida, salto, vôlei, basquete

dos sintomas, recomenda-se a injeção local de depósito de glicocorticoide microcristalino (Ziegler, 1997, p. 204).

Rupturas de tendão

As rupturas de tendão geralmente são provocadas por cargas excessivas crônicas e por alterações degenerativas associadas. Nas rupturas do tendão do calcâneo, o pico situa-se na terceira década de vida. Nesse caso, não está claro se elas ocorrem por uma alteração do peso corporal ou pelo nível de atividade (Moller/Astrom/Westin, 1996, p. 479).

Tecido cartilaginoso

Como cada tecido conjuntivo e de sustentação, a cartilagem também é composta de células, os chamados condrócitos, e a substância intercelular (substância fundamental). Diferenciam-se três tipos de cartilagem: cartilagem fibrosa, cartilagem hialina e cartilagem elástica (Fig. 1.13).

A existência de matrizes territoriais é característica nos três tipos de cartilagem. Trata-se de territórios cartilaginosos formados por uma ou mais células cartilaginosas; são circundados por uma cápsula cartilaginosa e um halo cartilaginoso (com maior ocorrência de substâncias mucosas).

Cartilagem fibrosa

Na cartilagem fibrosa, a substância intercelular consiste principalmente em tecido conjuntivo colagenoso denso, com muitas fibras dispostas em paralelo e pouca substância fundamental amorfa. O número de condrócitos é baixo. Exemplos: anel fibroso dos discos intervertebrais, meniscos.

> A cartilagem fibrosa é muito resistente à tração, pressão e forças de cisalhamento. Cargas correspondentes levam a um aumento das fibras de colágeno.

Cartilagem hialina

Na cartilagem hialina, a substância intercelular é composta por muitas fibras de colágeno, situadas dentro da substância fundamental amorfa, "mascarando-a" (invisível à

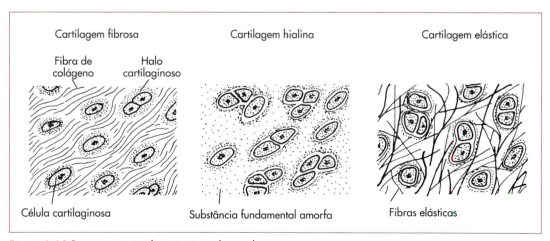

Figura 1.13 Representação dos três tipos de cartilagem.

microscopia), assim como em muitas lacunas multicelulares.

A grande capacidade de resistência da cartilagem articular contra pressão, tração e forças de cisalhamento deve-se, por um lado, à presença de numerosas lacunas e seus componentes e, por outro, à disposição especial das fibrilas de colágeno na cartilagem articular (Fig. 1.14).

Como revestimento de articulações verdadeiras (diartroses), a cartilagem hialina é responsável pela distribuição das forças que atuam sobre elas. Ela reduz de modo específico a ação da carga sobre o tecido conjuntivo. Os picos de carga que atuam sobre o osso subcondral (situado sob a camada cartilaginosa) são decisivamente reduzidos ou inibidos. A cartilagem hialina combina, de modo muito peculiar, a rigidez diante de cargas de pressão com elasticidade e coeficientes baixos de atrito. Até hoje, não existe material industrial comparável à cartilagem hialina (Mow et al., 1984, p. 377; Bruns/Steinhagen, 2000, p. 43).

A cartilagem hialina normalmente é capaz de manter uma alta capacidade funcional por sete ou oito décadas, sem que ocorram distúrbios consideráveis da função articular (Buckwalter et al., 1988, p. 405).

A adaptação da cartilagem hialina à carga

Com cargas de curto e longo prazos, é possível observar fenômenos de adaptação aguda e crônica na cartilagem articular hialina (que são de interesse especial para o atleta).

Com cargas de curta duração, ocorre um aumento em espessura da cartilagem hialina de 12 a 13% causada pela assimilação de líquidos a curto prazo. Por causa do estado temporariamente edemaciado e condicionado pela carga (p. ex., aquecimento), a cartilagem se torna mais resistente contra forças de pressão e cisalhamento.

Com cargas por períodos mais prolongados (p. ex., por meio de treinamento regular de

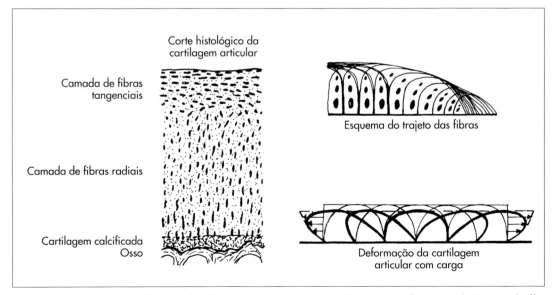

Figura 1.14 Disposição e função das fibras de colágeno na cartilagem articular segundo Benninghoff e Goerttler (1975).

corrida) ocorre a hipertrofia da cartilagem e o aumento das matrizes territoriais, do número de células dentro das matrizes territoriais, assim como da atividade metabólica das células cartilaginosas, mecanismos que capacitam a cartilagem hialina a suportar cargas mecânicas maiores sem que ocorram lesões articulares.

O valor da "espessura crítica" para um influxo de substrato é 3 mm (Franke, 1979). Como a cartilagem da patela pode ter espessura de até 6 mm, isso explica a relativa frequência da condropatia patelar (alterações degenerativas da cartilagem patelar), com base nesse trecho mais longo de trânsito metabólico para os processos de difusão.

As causas que levam à destruição de cartilagem podem ser cargas excessivas endógenas (p. ex., redução da capacidade individual de carga) e exógenas (p. ex., sobrecarga no treinamento esportivo por meio de flexões do joelho com a utilização de pesos). Como mostra a Figura 1.15, os chamados tecidos braditróficos (tecidos com metabolismo lento) – tendões, ligamentos, cartilagens e ossos – necessitam de fases de adaptação com durações variáveis (meses a anos).

Lesões da cartilagem hialina por sobrecarga: artrose provocada pelo esporte

Como a cartilagem hialina articular faz parte dos tecidos "braditróficos" – a cartilagem hialina não possui irrigação sanguínea (vascularização) nem suprimento nervoso ou linfático – sua capacidade regenerativa é muito reduzida. Seu suprimento alimentar se dá por meio do líquido sinovial, que atinge a cartilagem por difusão e "convecção mecânica de substâncias". A peculiaridade da capacidade regenerativa da cartilagem em comparação com outros tecidos consiste no fato de as células cartilaginosas (condrócitos) serem células completamente diferenciadas, mas falta uma população de células-tronco como motor regenerativo. Ao passo que em um traumatismo envolvendo outros tecidos conjuntivos ocorre uma reação inflamatória em cascata, que leva à migração de células com potencial regenerativo, a cartilagem não apresenta essa capacidade por ser avascular. Além do baixo número de células, a delimitação dos condrócitos pela matriz extracelular circundante da zona do defeito é responsabilizada pela deficiência da tendência de regeneração (Bruns/Steinhagen, 2000, p. 44).

Pode ocorrer o desenvolvimento de uma artrose a partir de uma sobrecarga crônica que atua sobre a cartilagem articular durante o esforço esportivo ultrapassando a capacidade de carga individual ou na presença de alterações degenerativas condicionadas pela idade.

A Tabela 1.2 mostra que o aparecimento de lesões tardias após atividade esportiva intensa em esportes de alto nível deve-se a diversos fatores endógenos e exógenos.

Até o momento, não foi possível determinar parâmetros de carga que favorecem o desenvolvimento de artrose para cada atleta isoladamente e, com isso, avaliar o risco individual (Schmitt, 2006, p. 253).

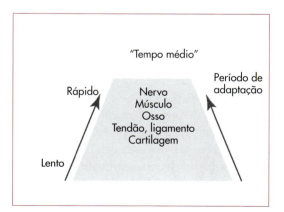

Figura 1.15 Diferentes adaptações do tecido dos aparelhos de sustentação e locomotor à carga esportiva (Lohrer, 1991, p. 13).

Tabela 1.2 Fatores endógenos e exógenos como causa de doenças articulares degenerativas após esporte de alto nível

Fatores endógenos	Predisposição familiar
	Capacidade de carga da cartilagem
	Relações do eixo
	Mobilidade e estabilidade das articulações
	Capacidade de coordenação, habilidade
	Peso corporal
	Tamanho corporal
	Gênero
	Doenças metabólicas
Fatores exógenos	Lesões instáveis e mobilidade das articulações
	Cargas específicas do esporte
	Intensidade da carga

O fato de a capacidade de carga de cada cartilagem apresentar grandes variações é muito importante para o desenvolvimento de uma artrose condicionada por carga na prática esportiva (Clark et al., 2002, p. 53; 2003, p. 553).

O momento em que se inicia uma carreira esportiva de alto nível é decisivo para o aparecimento de uma artrose condicionada por esporte de alto nível. Em modalidades esportivas individuais, como a ginástica rítmica, a patinação artística no gelo e a ginástica artística, as altas performances já são atingidas durante a idade de crescimento. Isso significa que fatores de risco preexistentes já são capazes de atuar precocemente, trazendo consigo um potencial de lesão especialmente alto. Exemplo: na região do quadril, é mais prová-vel o aparecimento de uma osteoartrose do quadril quanto mais acentuada for uma displasia do quadril já existente (p. ex., na forma de uma "coxa valga"). A congruência das superfícies articulares com distribuição de carga uniforme do acetábulo e da cabeça articular é de importância significativa. Nas chamadas "variantes congênitas", como na já citada displasia do quadril, ocorrem picos de pressão, que provocam uma carga excessiva precoce e a degeneração da cartilagem articular (Schmitt, 2006, p. 249).

Os erros de posicionamento dos eixos têm importância semelhante (p. ex., pernas em X ou pernas em O), uma vez que levam a excessos de carga típicos no sentido de uma gonartrose valga (artrose do joelho – perna em X) ou uma gonartrose vara (artrose do joelho – perna em O). Esses erros de posicionamento dos eixos podem ser congênitos, mas também adquiridos no treinamento esportivo específico: existem indicações de que crianças que jogam futebol desenvolvem pernas em O com mais frequência que crianças que praticam outras modalidades esportivas. Com o grande número de mudanças de direção condicionadas pelo jogo por técnicas específicas de tiro e passes (p. ex., chute com a parte medial do pé), são promovidos estímulos que favorecem o desenvolvimento de pernas em O, que atuarão negativamente sobre a atividade das placas de crescimento. Efeitos comparáveis na região do cotovelo ou do punho também podem ser verificados na ginástica artística. Nesse caso, foi possível demonstrar que, por causa das cargas axiais exercidas sobre as placas de crescimento na região distal do antebraço, a epífise distal do rádio (placa de crescimento do rádio) é inibida em sua atividade; a epífise ulnar distal (placa de crescimento da ulna) não é inibida e sim, em certas condições, é até mesmo estimulada, de maneira a se instalar uma variante ulna-plus, o que significa um risco aumentado de artrose (Rettig et al., 1992, p. 37; Rettig, 2003, p. 37; Schmitt, 2006, p. 249).

Membro superior, coluna vertebral e membro inferior não estão uniformemente expostos ao desenvolvimento de alterações artróticas. Como membro não exposto a cargas, após o término da fase esportiva, o membro superior fica reduzido a cargas do cotidiano, de maneira que sinais de desgaste raramente ocorrem: somente cerca de 2 a 5% dos ex-atletas praticantes de esportes de alto nível que submeteram seus membros superiores a cargas consideráveis (modalidades de luta e força, modalidades com alto risco de queda, como patinação sobre rodas, handebol, patins *in-line* e *skateboard*) apresentam artrose na região da articulação do ombro (van Saase et al., 1989, p. 271).

Um estudo feito com 21 lançadores de dardo de nível internacional (Schmitt et al., 2001, p. 275) mostra a influência que a atividade esportiva de alto nível pode ter sobre as articulações do ombro: em ⅔ dos atletas foram evidenciados sinais de desgaste acentuados com formação de osteófitos (formação de esporões ósseos), diminuição da fenda articular (como sinal de uma degeneração cartilaginosa), lesões do lábio (traumatismos do anel cartilaginoso), degenerações e rupturas do tendão do músculo supraespinal, assim como uma posição cada vez mais cranial da cabeça do úmero (a cabeça do úmero assume uma posição cada vez mais alta).

Na coluna vertebral, uma atividade esportiva intensa e de longa duração pode levar a diversas alterações degenerativas (degeneração do disco intervertebral com protrusão e prolapso, sobrecarga das pequenas articulações vertebrais etc.). Dependendo da modalidade esportiva, ocorre sobrecarga crônica de diferentes regiões da coluna vertebral: na ginástica artística, em razão das frequentes cargas de hiperextensão (p. ex., estrelas e flic-flacs), ocorrem alterações principalmente na região lombar ou na transição da coluna toracolombar (Hellström et al., 1990, p. 127; Lundin et al., 2001, p. 103); nos jogadores de futebol, os segmentos mais afetados são L4 a S1; nos arremessadores e nos atletas de salto, assim como nos levantadores de peso, podem ser observadas alterações degenerativas principalmente na região da lombar (Videmann et al., 1995, p. 699; Schmitt et al., 2004, p. 2.554; 2005, p. 457).

Um alto risco de desenvolvimento de artrose nas grandes articulações (principalmente nas regiões do joelho e do quadril) na região dos membros inferiores existe, principalmente nas modalidades esportivas em que ocorrem evoluções de movimentos repetidos com intensidade alta e altíssima e grandes forças de impacto – são as chamadas modalidades esportivas de impacto, por exemplo, as modalidades de jogo (futebol, handebol, rúgbi, futebol americano etc.) – em combinação com alto risco de lesões (Schmitt, 2006, p. 252). A influência de traumatismos ou lesões prévias sobre o desenvolvimento de uma gonartrose (artrose do joelho), por exemplo, foi demonstrada por Sutton et al. (2001, p. 756) e Hootman et al. (2003, p. 636). Osteoartrose do quadril e gonartrose ocorrem mais frequentemente em fisiculturistas, seguidos de jogadores em geral (Kujala et al., 1994, p. 231; 1995, p. 539).

Nas modalidades esportivas com grandes cargas de impacto e fatores de risco correspondentes – por exemplo, microtraumatismos repetidos, excesso de peso, predisposição genética, deformidades pré-artróticas –, pode-se esperar por um maior número de artroses conhecidas como secundárias. Como exemplos de deformidades pré-artróticas, podem ser citadas displasias articulares (defeitos na forma da articulação), condronecrose (perda da cartilagem), traumatismo, artrite, erros de posicionamento, assimetria ou deformidade do eixo.

> Observação: ao passo que deformidades pré-artróticas, assim como erros pós-traumáticos de posicionamento, levam à artrose secundária mesmo na ausência de outros fatores de risco, na presença exclusiva de fatores de risco como carga, peso, idade, sem que outros fatores estejam presentes e na presença de características biológicas articulares intactas, a ocorrência de uma artrose é inicialmente improvável (Menke, 1997, p. 87).

Existe uma relação estreita entre idade e artrose: enquanto nas pessoas com menos de 50 anos de idade as lesões cartilaginosas podem ser observadas somente em 20% dos indivíduos, nas pessoas entre 50 e 60 anos, o índice sobe para 50% e, no grupo de 70 a 90, praticamente todo quadril apresenta tal alteração (Menke, 1997, p. 88).

Tratamento

Como medidas terapêuticas, podem ser considerados procedimentos conservadores e cirúrgicos (Erggelet et al., 2000, p. 49).

Tratamento conservador

Não foi possível comprovar um tratamento causal com sucesso feito com qualquer um dos inúmeros procedimentos, medicamentos, suplementos alimentares e dietas anunciados como panaceias para o tratamento de lesões cartilaginosas – no sentido de cobertura de um defeito com cartilagem hialina. Em muitos casos, é possível ajudar os atletas afetados, do ponto de vista sintomático – predominantemente com anti-inflamatórios –, por meio de alívio das queixas e melhora funcional; do ponto de vista causal, no entanto, não foi possível obter a completa remissão das queixas. Mesmo assim, pode-se afirmar: o tratamento bem-sucedido de inflamações da mucosa articular, por exemplo, com prevenções medicamentosas ou físicas, protege a cartilagem em determinadas condições, impedindo a evolução da degeneração.

Tratamento cirúrgico

Atualmente, como tratamento cirúrgico, existe à disposição a refixação de fragmentos que se soltaram, a higiene articular (lavagem para retirada de fragmentos cartilaginosos, fibras de colágeno e fragmentos de proteoglicanos, que atuam sobre a sinovial como mediadores da inflamação), o alisamento articular (para retirada de camadas cartilaginosas superficiais muito móveis), a osteotomia (intervenção para correção do eixo, que visa aliviar defeitos da cartilagem e desacelerar seu desenvolvimento), o alívio da carga articular (p. ex., por meio da ressecção de superfícies articulares, por tenotomia ou com um fixador externo), as técnicas para estimulação da medula óssea (por perfuração de um defeito da cartilagem), os transplantes osteocondrais (p. ex., com o emprego de áreas cartilaginosas retiradas de locais submetidos a cargas menores ou por meio de transplantes de partes moles [cobertura de defeitos ósseos com periósteo, p. ex.]), o transplante celular (introdução de células cartilaginosas, visando à síntese de novas cartilagens), os transplantes artificiais etc.

O grande número de procedimentos utilizados indica que até o momento ainda não foi encontrado o ideal; porém, em casos individuais, dependendo da extensão e do tipo de defeito, há esperança de que sejam feitas intervenções bem-sucedidas. Com base na baixa capacidade regenerativa do tecido cartilaginoso, deve-se esperar por uma longa fase pós-operatória sem cargas. É preciso aguardar de 9 a 12 meses para a retomada de atividades esportivas de contato.

Cartilagem elástica

A substância intercelular da cartilagem elástica consiste em fibras de colágeno e fibras elásticas em forma de trama dentro da substância básica amorfa. As fibras elásticas condicionam a alta capacidade de flexão ou curvatura desse tipo de cartilagem. Exemplo: a concha da orelha.

Similaridades entre os três tipos de cartilagem:
- o tecido cartilaginoso não possui nervos ou vasos. A nutrição se dá por difusão a partir de capilares situados próximo às bordas ou na cartilagem articular pelo líquido articular;
- no decorrer dos processos de envelhecimento, o teor de água da cartilagem diminui; com isso, ocorre uma redução da elasticidade à pressão;
- o tecido cartilaginoso apresenta metabolismo reduzido (é um tecido bradritrófico) e baixa capacidade de regeneração;
- a atividade da célula cartilaginosa é influenciada de modo endócrino; por exemplo, ela é aumentada pela testosterona e inibida pela cortisona;
- com aumento de carga, a célula cartilaginosa tenta equilibrar esse excesso por meio do aumento do metabolismo elevando a síntese de colágeno ou da substância fundamental.

Tecido ósseo

Os ossos formam o tecido mais estável do organismo humano. Sua resistência à pressão é dez vezes maior que a da cartilagem e se baseia na deposição de componentes orgânicos (85% de fosfato de cálcio, 10% de carbonato de cálcio e 5% de sais de magnésio e sais alcalinos) em uma substância óssea fundamental orgânica. Como é possível verificar na Figura 1.16, no decorrer da vida ocorre uma alteração do teor mineral ósseo, dependendo da atividade física.

Na 4ª década de vida, o esqueleto humano apresenta a maior massa óssea. Em pessoas inativas, ela se reduz a 50% do constituinte ósseo de um indivíduo de 30 anos de idade, em razão da atrofia da idade. A Figura 1.16 mostra a grande importância da atividade física ou esportiva na idade jovem para que se possa atingir a melhor massa óssea possível. Mas também na meia-idade e na idade avançada a massa óssea, ou densidade e estrutura óssea, pode ser mantida em um nível elevado por meio de treinamento. O osso, assim como a musculatura, pode ser treinado durante toda a vida. No entanto, sua capacidade de adaptação é mais alta em pessoas jovens.

> Os "esportes de impacto" são os mais apropriados para o aumento da densidade óssea (p. ex., todos os jogos esportivos), que, com base em estímulos de carga elevados e diversificados, estimulam o osso de forma mais intensiva.

Os componentes orgânicos são constituídos por cerca de 95% de fibras de colágeno e 5% de substância fundamental amorfa. Além disso, as células ósseas possuem osteócitos, responsáveis pelos processos de estrutura, degradação e transformação. Histologicamente, diferenciam-se ossos lamelares e ossos reticulares. Como nos indivíduos adultos os ossos reticulares aparecem somente em alguns locais (p. ex., em uma parte do osso calcâneo), serão citados a seguir somente detalhes do osso lamelar. Um exemplo típico de osso lamelar é o osso tubular, que aparece nos membros.

O recém-nascido possui 350 ossos no esqueleto. No adulto, esse número se reduz para 206 em decorrência da fusão de ossos isolados.

A Tabela 1.3 fornece uma visão geral dos ossos do esqueleto humano.

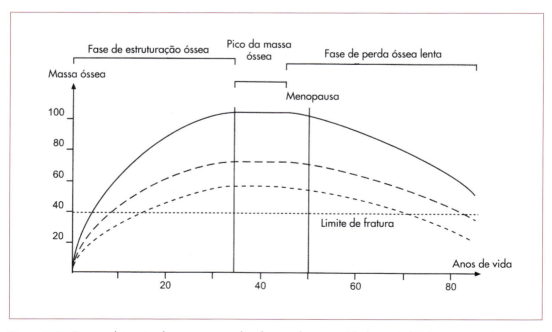

Figura 1.16 Desenvolvimento da massa muscular de acordo com a idade em indivíduos que praticam atividades musculares diversas.

Tabela 1.3 Os ossos do esqueleto humano (Nigg, 1998, p. 165)

Coluna vertebral, osso sacro, cóccix	26
Crânio	8
Face	14
Ossículos auditivos	6
Osso hioide, esterno, costelas	26
Membros superiores	64
Membros inferiores	62
Total	**206**

Funções estruturais dos ossos:
- apoio contra a ação da força da gravidade;
- sistema de alavanca para as forças musculares;
- proteção dos órgãos internos.

Os ossos podem ser divididos em quatro classes: longos, curtos, planos e irregulares.

Os ossos longos – também denominados ossos tubulares – aparecem nos membros e formam um sistema de alavanca para a transmissão de forças musculares. Exemplos: osso do antebraço (úmero), osso da coxa (fêmur) etc.

Os ossos curtos são ossos esponjosos (exceto sua superfície) e servem principalmente para a força de apoio. Exemplos: os ossos da região média da mão (ossos carpais) e os ossos da região média do pé (ossos tarsais).

Os ossos planos consistem em duas camadas externas finas e uma camada intermediária de osso esponjoso. Exemplos: esterno, costelas, ossos do crânio e da pelve e escápula. Sua função principal é a de proteção, servindo como superfície para a inserção de tendões musculares ou ligamentos.

Os ossos irregulares possuem formas diferentes, adaptadas às diversas funções. Exemplos: os ossos do ísquio, o osso púbico, a maxila e as vértebras.

Estrutura de um osso tubular

O osso tubular pode ser dividido em diáfise e epífise. A diáfise forma o tronco do osso tubular – um tubo composto por substância óssea firme (substância compacta) –, que, em seu interior, contém a medula óssea.

As epífises representam as duas terminações articulares do osso tubular e são revestidas com cartilagem articular hialina. Seu interior é composto de uma estrutura esponjosa de trabéculas ósseas (substância esponjosa).

No osso em crescimento, existe uma camada de tecido cartilaginoso hialino entre a diáfise e a epífise denominada fenda epifisária. Até sua ossificação, após o término da idade de crescimento, é ali que ocorre o crescimento longitudinal endocondral do osso.

De fora para dentro, o osso é composto de periósteo, substância óssea e medula óssea.

Periósteo (pele que envolve o osso)

O periósteo envolve o osso completamente, incluindo as superfícies articulares e os locais de fixação de tendões e ligamentos. Ele consiste em uma camada regenerativa interna (estrato osteogênico) e uma camada fibrosa externa (estrato fibroso).

As fibras de colágeno do periósteo adentram o osso como as fibras de Sharpey, fixando o periósteo ao osso. O periósteo apresenta muitos vasos sanguíneos e nervos, o que o capacita a desempenhar as seguintes funções:

- Nutrição do osso por meio dos vasos sanguíneos.
- Proteção do osso, envolvendo-o com uma membrana firme e, ao mesmo tempo, elástica; assim, por meio de sua numerosa inervação, ele alerta contra cargas mecânicas excessivas (sensação dolorosa). Exemplo: "inflamação do periósteo" decorrente de carga excessiva ou não habitual.
- Regeneração: com suas células formadoras de ossos, ele participa da formação de tecido ósseo e, após fraturas ósseas, da formação do novo osso (calo).
- Quando há sobrecarga mecânica, podem ocorrer inflamações do periósteo (periostites).

Periostite

Seis a 16% de todos os traumatismos/lesões por sobrecarga em corredores/saltadores devem-se a uma periostite (Thacker et al., 2002, p. 32).

Diversos fatores endógenos e exógenos são responsáveis por uma periostite (Maibaum et al., 2001, p. 82; Thacker et al., 2002, p. 34).

Os principais fatores endógenos são:
- idade: as faixas etárias mais jovens são as mais afetadas;
- gênero: meninas/mulheres apresentam periostite com maior frequência que meninos/homens;
- erros de posicionamento do eixo: pernas em X e pés planos valgos, pé em pronação excessiva aumentam o risco;
- estado de treinamento deficitário;
- fadiga.

Como principais fatores exógenos, podem-se citar:
- aumento acentuado do volume de corrida semanal;
- treinamento muito intenso;
- aquecimento inadequado;
- treinamento em terreno muito duro;
- correr constantemente em curvas;
- calçado inadequado ou novo;
- traumatismo prévio.

Como medida de prevenção, devem ser eliminados os fatores desencadeantes, na medida do possível. Além disso, recomenda-se (Thacker et al., 2002. p. 36):
- uso de palmilhas para amortecimento;
- preparação suficiente para carga, aptidão adequada.

Do ponto de vista terapêutico, aconselha-se uma pausa livre de carga com um desenvolvimento lentamente progressivo da nova carga (Bull, 1998, p. 216).

Substância óssea

Os ossos são constituídos de substâncias compacta e esponjosa. São estruturados de acordo com o princípio de construção leve e, por isso, seu interior é mais ou menos oco. Somente a camada externa (cortical ou camada do córtex) é de osso compacto. A distribuição de substâncias compacta e esponjosa é específica para cada osso (ver acima) e se orienta nas necessidades individuais.

Os ossos da pelve e os ossos vertebrais são extraordinariamente duros e resistentes a carga, uma vez que, para manter a postura ereta, devem carregar a carga principal do peso corporal.

A substância óssea externa é composta por uma camada mais ou menos firme – variando na dependência da carga funcional –, a substância compacta, e a interna, por uma estrutura esponjosa de finas trabéculas ósseas, a substância esponjosa.

Substância compacta (Córtex ósseo = cortical) (Fig. 1.17)

A substância óssea externa é composta de lamelas gerais (lamelas básicas externas e internas), ósteons com suas lamelas especiais, assim como lamelas intermediárias (lamelas situadas entre os ósteons).

A unidade estrutural do osso lamelar é a lamela óssea (espessura de 3 a 7 μm). Em uma lamela óssea, todas as fibras de colágeno têm trajeto paralelo. A direção do trajeto das fibras se altera de lamela para lamela, em geral em ângulo reto. As células ósseas (osteócitos) – que possuem longos prolongamentos em todos os lados, que passam para finos canalículos ósseos e que estão interligados – situam-se principalmente junto à delimitação lamelar (ver Fig. 1.18).

Lamelas gerais

Lamelas gerais envolvem o osso como um todo em várias camadas junto às superfícies externa e interna. As lamelas gerais externas situam-se sob o periósteo, as internas situam-se em direção à cavidade óssea.

Ósteons

Os ósteons consistem em um canal de localização central (canal de Haver) e de lamelas ósseas dispostas de forma concêntrica. No canal central encontram-se vasos sanguíneos, por meio dos quais o osso é nutrido por difusão. Além dos canalículos de Haver, dispostos longitudinalmente, também existem canais de trajeto transversal, os chamadas canalículos de Volkmann (ver Fig. 1.18).

Lamelas intermediárias

Lamelas intermediárias são fragmentos lamelares que preenchem os espaços entre os ósteons na substância compacta da diáfise de um osso tubular. A estrutura das lamelas intermediárias corresponde à das lamelas especiais.

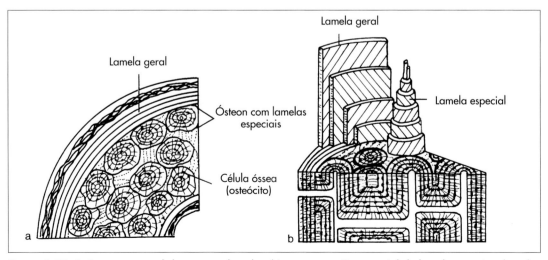

Figura 1.17 a) corte transversal de um osso lamelar; b) representação espacial de lamelas gerais e lamelas especiais.

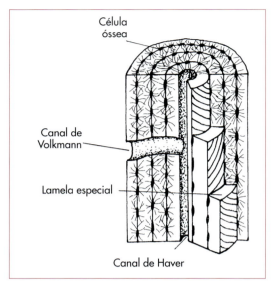

Figura 1.18 Composição de um ósteon.

Substância esponjosa

A substância esponjosa compõe o osso internamente e consiste em uma estrutura esponjosa de finas trabéculas ósseas – formadas por fragmentos lamelares –, disposto de acordo com as linhas principais de carga. Esse conjunto esponjoso abriga a medula óssea vermelha (ver Fig. 1.19).

Medula óssea

Os ossos são construídos segundo o princípio de construção leve, e por isso são todos mais ou menos ocos. O espaço oco com um lúmen parcialmente largo e parcialmente subdividido por trabéculas esponjosas, a cavidade medular, é preenchido com medula óssea. Diferencia-se entre medula óssea amarela e vermelha. A medula óssea amarela – constituída por 96% de gordura e, por isso, também conhecida como medula gordurosa – situa-se na cavidade medular dos ossos tubulares dos membros, servindo para o preenchimento de espaços intersticiais. A medula vermelha está situada nas fendas da substância esponjosa e representa o mais importante órgão produtor de sangue no ser humano.

Desenvolvimento ósseo

A formação óssea (ossificação) tem seu início nas células mesenquimais (ver Fig. 1.20).

Existem a formação óssea desmal direta e a formação óssea condral indireta, na qual é inicialmente formado um esqueleto cartilaginoso que, posteriormente, é substituído por osso.

Ossificação desmal

Para que aconteça, ocorrem os processos a seguir:
- Células mesenquimais isoladas se transformam em osteoblastos, ou seja, células capazes de formar osso.
- Cada osteoblasto excreta substância fundamental (osteoide) ao seu redor.
- Fibras de colágeno formadas de modo extracelular são englobadas no osteoide.
- Pela precipitação de sais de cálcio, ocorre a formação de núcleos de ossificação.
- Com a continuação da formação de osteoide e calcificação, os pontos de ossifica-

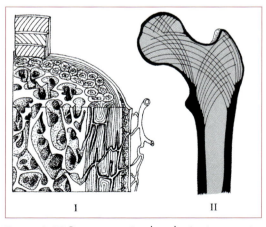

Figura 1.19 Representação da substância esponjosa (I) e da disposição de suas trabéculas ósseas, condicionada à carga (II).

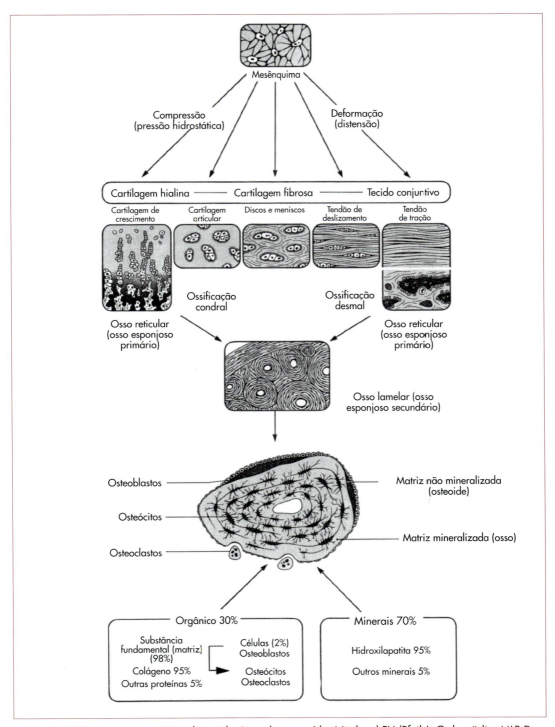

Figura 1.20 Origem e composição do tecido ósseo humano (de: Niethard FU/Pfeil J: Orthopädie. MLP Duale Reihe. 2. ed. Hippokrates Verlag: Stuttgart, 1992).

ção formam, finalmente, as trabéculas ósseas, que posteriormente se unem, formando a substância esponjosa.
- Ao final, são formadas as camadas ósseas externa e interna. Um exemplo de formação óssea desmal: uma parte do osso do crânio.

> Observação: a ossificação desmal ocorre somente no feto. Por isso, para que seja possível acompanhar o crescimento do indivíduo jovem, o osso precisa ser reestruturado várias vezes. Isso se dá por meio dos osteoclastos (células que dissolvem os ossos) e osteoblastos (células que promovem a formação óssea).

Ossificação condral

A maioria dos ossos humanos é formada por meio de ossificação condral.

O precursor da ossificação condral é um modelo cartilaginoso hialino. Sua transformação em substância óssea se dá por ossificação pericondral e endocondral.

Na ossificação pericondral do osso tubular, a ossificação se dá de forma anelar (*peri* = em volta, ao redor) do modelo cartilaginoso. Como resultado final, forma-se um manguito ósseo na região da diáfise, que pode aumentar em espessura por meio de um crescimento ósseo aposicional. A transformação do modelo cartilaginoso em si ocorre pela ossificação endocondral (substituição óssea).

Nesse caso, as células cartilaginosas são decompostas por condroclastos (células que dissolvem cartilagem) e transformadas, inicialmente, em trama óssea e, então, em osso lamelar pelos osteoblastos. Condroclastos, assim como osteoblastos, originam-se de células mesenquimais, que entram na cartilagem através dos vasos sanguíneos do tecido conjuntivo espesso na superfície do manguito ósseo.

Crescimento ósseo

Crescimento em comprimento

O crescimento do osso em comprimento se dá na região das placas de crescimento, os chamados discos epifisários cartilaginosos. O crescimento ocorrerá enquanto essa placa existir. Sua ossificação faz com que o crescimento em comprimento cesse.

Por causa do suporte lateral da porção cartilaginosa pelo manguito ósseo pericondral, é tanto impedido um crescimento lateral como é exercida uma pressão que empurra a cartilagem em direção aos dois lados abertos do envoltório ósseo. Isso leva ao crescimento endocondral em comprimento do osso. A participação de cada placa de crescimento no desenvolvimento em comprimento é variável (ver Fig. 1.21): no fêmur, por exemplo, 70% do crescimento em comprimento ocorrem na região da epífise distal (inferior) e 30% na região da epífise proximal (superior); na perna, a relação situa-se em 55 a 45% (Peterson/Renström, 1987, p. 407).

> Observação: a cartilagem de crescimento exibe sua menor resistência durante a puberdade em razão da mudança hormonal. Da mesma forma, ao final do período de crescimento, sua capacidade de carga encontra-se diminuída, uma vez que ela perde lentamente suas propriedades elásticas. Além disso, verifica-se que nos adolescentes a estabilidade da cartilagem de crescimento é menor que a de tendões e ligamentos. Por isso, uma força externa, que em um adulto leva a uma ruptura ligamentar, geralmente leva a um deslocamento epifisário em um adolescente. Traumatismos das placas de crescimento podem levar a distúrbios do crescimento em comprimento (assimetrias), uma vez que do lado sadio o osso prossegue em seu crescimento, e do lado lesionado ocorre de modo restrito (Peterson/Renström, 1987, p. 408).

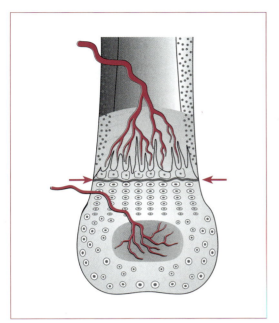

Figura 1.21 Epífise com zona de crescimento. O ponto fraco é a zona de calcificação junto à transição da cartilagem epifisária no osso metafisário (setas) (Debrunner, 1983, p. 323).

res ou menores, no sentido de uma hipertrofia ou atrofia. Os processos contínuos de formação e degradação ocorrem nas menores unidades estruturais, que atuam constantemente, e em fases diferentes no esqueleto humano.

> Observação: a estrutura trabecular (substância esponjosa) dos ossos trabeculares (p. ex., corpo vertebral) é muito mais afetada por esses processos de reestruturação que o córtex ósseo (cortical). Assim, 25% da porção óssea trabecular se renova anualmente, o que ocorre com somente 3% do osso cortical (Matthias, 1999, p. 81).

Crescimento em espessura

O crescimento em espessura se dá exclusivamente por ossificação pericondral. Ela parte do periósteo e é denominada crescimento em espessura aposicional.

A adaptação do osso à carga

O osso reage a estresse mecânico por meio de modificações adequadas de sua arquitetura, o que leva ao aumento da sua força de resistência na direção principal da carga.

Na infância e na adolescência, a forma e a estabilidade ósseas precisam ser constantemente adaptadas ao crescimento das partes moles circundantes (p. ex., da musculatura) e a carga cada vez maior. Na idade adulta, o osso também se adapta constantemente a cargas maio-

Como é conhecido em levantadores (homens) de peso da categoria júnior, a aplicação de carga por vários anos pode aumentar o teor mineral do osso em 40 a 50% (Virvidakis et al., 1990, p. 224). O mesmo vale para atletas idosos, que apresentam valores referentes à massa muscular e à força muscular situados nos limites de pessoas normais 40 anos mais jovens (Weineck, 2007).

No entanto, está certo que: o osso e, com ele, a espessura óssea e a estabilidade óssea podem ser trabalhados em qualquer idade, apresentando um potencial de melhora. Não é a idade, e sim a dimensão da atividade física ou desportiva que decide sobre a qualidade e a quantidade de nossos ossos.

De modo geral, podem ser observados os seguintes fenômenos de adaptação do osso e de suas conexões:

- aumento da espessura do córtex ósseo compacto dos ossos tubulares longos;
- intensificação da estrutura óssea trabecular da substância esponjosa, cuja disposi-

ção varia de acordo com as linhas de força da carga exercida sobre o corpo (Fig. 1.19);
- maior acentuação das protuberâncias ósseas na região das zonas de inserção de músculos, tendões ou cápsulas articulares (Fig. 1.24).

As eminências ósseas (tuberosidades), cristas ósseas e tubérculos ósseos, nos quais se inserem músculos e ligamentos, projetam-se com maior intensidade; na verdade, o osso como um todo passa por uma alteração da forma devida a forças musculares atuantes. Como exemplo disso pode-se citar a tíbia, que ao nascimento tem forma tubular e que, com o aumento da carga mecânica (com o início da marcha em posição ortostática), assume uma forma triangular; isso não ocorre em crianças com paralisias congênitas.

Traumatismos ósseos típicos e lesões decorrentes de excesso ou falta de carga

Traumatismos

Fratura óssea

A ocorrência de fraturas no esporte depende da faixa etária, da modalidade esportiva, do grau de capacidade etc. A idade, como fator de risco, tem um valor diferenciado: nos indivíduos com menos de 10 anos, a participação das fraturas nos traumatismos esportivos é 4 a 5 vezes maior que no grupo de indivíduos de 20 a 50 anos de idade. Nas faixas etárias mais altas, as fraturas aumentam novamente, sendo cerca de três vezes mais frequentes que no grupo da meia-idade (Menke, 1997, p. 44-5).

Do ponto de vista causal, existe, por um lado, uma resistência óssea menor no esqueleto infantil; por outro lado, as modalidades esportivas típicas para a idade são diferentes, sendo, além disso, práticas com intensidades diversas, comportamento de risco modificado e com propriedades motoras diferentes. Crianças praticam principalmente "modalidades esportivas de risco", como patinação *in-line*, *skateboard*, *snakeboard* ou *kickboard*; pessoas mais idosas tendem a praticar modalidades esportivas menos violentas e mais facilmente controláveis.

Duração do período de consolidação após fraturas ósseas

Como exemplifica a Figura 1.22, nem todos os ossos necessitam do mesmo período para se consolidar após uma fratura.

A duração da imobilização depende, basicamente, da idade do indivíduo (menor para crianças, maior na idade avançada) e da localização da fratura (maior em segmentos de membros submetidos a cargas e em locais com irrigação sanguínea crítica, por exemplo, a região do colo do fêmur ou o osso navicular da mão) (Adler, Krause/Gebert, 1992, p. 283).

> Observação: após uma imobilização – necessária para a consolidação da fratura óssea –, é preciso que seja feito um tratamento com movimentação ativa para combater a atrofia muscular adquirida – que pode estar associada com perda de força de até 75% (Scharf et al., 1992, p. 67) –, a atrofia por inatividade, o enrijecimento articular e os distúrbios circulatórios que tenham ocorrido.

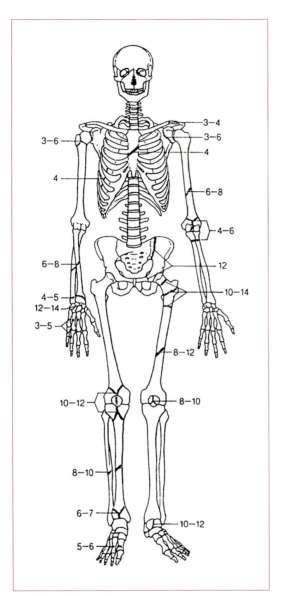

Figura 1.22 Duração média da consolidação de fraturas ósseas (em semanas) (Adler/Krause/Gebert: Knochen & Gelenke. Schattauer Verlagsges, 1992).

Particularidades de fraturas ósseas em crianças (Debrunner, 1983, p. 320; Peterson/Renström, 1987, p. 409):

Ao contrário dos adultos, nas crianças e adolescentes os tendões, ligamentos e músculos são mais resistentes que os ossos. Impactos externos, traumatismos ou sobrecargas em crianças e adolescentes levam preferencialmente a lesões ósseas. Por outro lado, os ossos das crianças em crescimento apresentam uma alta elasticidade e podem ser arqueados de maneira considerável antes de quebrarem.

- As fraturas em crianças se consolidam mais rapidamente e com menos complicações. Quanto mais jovem a criança, mais rápida é a consolidação.
- Erros de posicionamento do eixo ou encurtamentos de fraturas diafisárias são parcial ou totalmente compensados na evolução do crescimento posterior. Também nesse caso vale: quanto mais jovem, melhor.
- Enrijecimentos articulares em crianças após fixação prolongada ocorrem somente em casos excepcionais.
- Osteoporose, atrofia, edemas etc. após fraturas são pouco acentuados e rapidamente reversíveis.
- Complicações gerais causadas por longo período de repouso no leito, por exemplo, trombose, embolia, pneumonia ou úlceras de decúbito (lesões cutâneas provocadas por longo período acamado) não devem ocorrer em crianças.
- Fraturas das placas epifisárias (placas de crescimento) só ocorrem em crianças. Essas lesões relativamente raras, porém perigosas, representam uma característica da idade de crescimento.
- Pelo fato de o osso infantil ainda ser bastante mole e elástico, e como seu periósteo é espesso e resistente, nas crianças ocorrem as chamadas "fraturas em galho ver-

de", que correspondem mais a um arqueamento que a uma fratura completa. Do lado côncavo, o periósteo, assim como o osso, permanece parcialmente intacto, e a cura é rápida e não problemática.

Descolamentos epifisários e fraturas epifisárias

Descolamentos epifisários

Nas fraturas metafisárias e nos descolamentos epifisários traumáticos, a zona de crescimento das epífises permanece intacta e presa à epífise, uma vez que a linha de fratura sempre corre através da zona de ossificação, situada na metáfise (zona de mineralização), como o local mais fraco, e nunca através da cartilagem de crescimento (zona generativa) (ver Figs. 1.21, 1.23a, b).

Fraturas epifisárias

Essas fraturas articulares sempre apresentam um trajeto transversal através da placa de crescimento epifisário (ver Fig. 1.23c, d, e).

As apófises – que representam protuberâncias ósseas, que servem para a inserção de tendões – também são submetidas a deslocamentos mais acentuados provocados por forças de tração mais intensas.

Avulsão da apófise

Na sobrecarga mecânica – em primeiro plano situam-se evoluções de inserções musculares explosivas, rápidas – pode ocorrer avulsão da apófise na idade de crescimento (principalmente entre os 14 e 16 anos de idade). Os últimos anos antes do fechamento das placas de crescimento são tidos como os mais vulneráveis a lesões. Por um lado, nessa fase, já se perdeu a elasticidade da cartilagem infantil e, por outro lado, ainda não se instalou a resistência do osso adulto, aumentando assim o perigo de lesões apofisárias.

> Como a maturação do esqueleto em meninos é mais lenta que em meninas, os meninos estão mais sujeitos a fraturas com ruptura de tendão do que as meninas.

A maioria das lesões ocorre em *sprints* e saltos, em atletas de corrida com obstáculos ou com movimentos semelhantes ao espacato (p. ex., no "carrinho" realizado pelo jogador de futebol) (Wolff, 2000, p. 305).

> Observação: em crianças e adolescentes, as fraturas por avulsão da apófise são características; já na idade adulta, as rupturas de tendões é que são, pois nesse caso o tendão é menos resistente que toda a apófise completamente ossificada.

As localizações mais frequentes da avulsão da apófise encontram-se na região pélvica, assim como na região proximal da coxa (ver Fig. 1.25).

A avulsão da apófise da crista ilíaca ocorre tipicamente com uma mudança súbita de movimento durante a corrida, provocada por uma contração súbita máxima da musculatura transversa abdominal com tensão concomitante do músculo glúteo médio.

A avulsão da apófise da crista ilíaca anterossuperior ocorre por carga de tração do músculo tensor da fáscia lata e do músculo sartório, durante uma súbita hiperextensão da articulação do quadril, quando é necessário corrigir uma queda lateral da pelve em direção à perna em movimento (p. ex., durante a corrida ou salto tipo *slalom*).

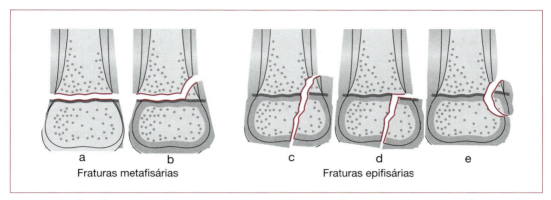

Figura 1.23 Classificação das fraturas próximas à articulação em fraturas metafisárias e epifisárias: a) descolamento epifisário puro; b) fratura metafisária com descolamento epifisário parcial; c) fratura transepifisária; d) fratura epifisária com descolamento parcial da epífise; e) avulsão capsular junto ao epicôndilo. Em c, d, e, podem ocorrer distúrbios de crescimento (Debrunner, 1983, p. 324).

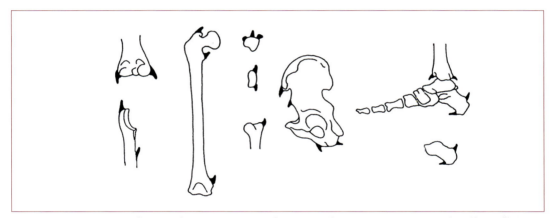

Figura 1.24 Acentuação das protuberâncias ósseas ("formações de esporões") nos ossos da pelve e da perna na região de origem ou de inserção de músculos, tendões e cápsulas articulares (Tittel/Schmidt, 1974, p. 132).

A avulsão da apófise da crista ilíaca anteroinferior ocorre na extensão súbita das articulações do quadril e joelho flexionadas (p. ex., na partida do velocista com a perna de impulso ou durante o chute com o dorso do pé no futebol), por causa da tração do músculo reto femoral.

A avulsão da apófise da tuberosidade isquiática ocorre com a contração forte da musculatura isquiocrural com flexão do quadril e extensão do joelho, assim como com o emprego não coordenado dos extensores e flexores do joelho.

A avulsão da apófise do trocanter menor ocorre, tipicamente, na contração abrupta do músculo iliopsoas (que ocorre, p. ex., com um jogador de futebol, ao ficar com a perna presa ao chão durante a tentativa de chute a gol).

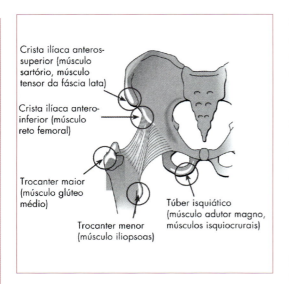

Figura 1.25 Localizações características da avulsão da apófise (Wolff, 2000, p. 305).

Finalmente, deve-se ainda citar a avulsão da apófise da tuberosidade da tíbia, que pode ser observada nas contrações explosivas do músculo quadríceps femoral (p. ex., durante o chute a gol do jogador de futebol ou durante o salto de um praticante de atletismo).

Diagnóstico

Dores súbitas (pontadas) sob carga total, incapacidade de movimento e edemas ou hematoma, assim como dor local à palpação, são considerados sintomas típicos (Menke, 2000, p. 70; Maibaum et al., 2001, p. 15).

Uma medida diagnóstica decisiva é a comprovação radiológica da avulsão óssea.

Tratamento

Em geral, segue-se um tratamento conservador, com alívio da carga e tratamento com medidas físicas. Somente na presença de um deslocamento acentuado do fragmento apofisário arrancado é indicada uma nova fixação cirúrgica e a colocação de parafusos.

Se o sistema ósseo for submetido de maneira crônica a sobrecarga, podem ocorrer fraturas por estresse ou esgotamento provocadas pela desmineralização das estruturas ósseas afetadas, condicionada pela carga excessiva.

Fratura por estresse

Uma forma especial de fratura óssea é a fratura por estresse (também chamada de fratura por fadiga).

Uma fratura por estresse – originalmente chamada de fratura da marcha na medicina militar – é definida como uma fratura parcial ou completa de um osso causada por microtraumatismos recidivantes que, em sua somatória, ultrapassam os limites de carga individual, com fases de regeneração insuficientes, podendo levar à fratura do osso (Steckel et al., 2005, p. 429).

A fratura por estresse – ela perfaz cerca de 2% de todas as fraturas e (dependendo do autor) cerca de 4 a 10% de todos os traumatismos esportivos – ocorre principalmente nas modalidades esportivas com sustentação do peso – nas quais o peso do próprio corpo do atleta precisa ser sustentado ou acelerado. Quando somente a estrutura óssea trabecular (substância esponjosa) é afetada, fala-se de uma reação ao estresse; quando o córtex ósseo (substância compacta) também é afetado, fala-se de uma fratura por estresse (Bull, 1998, p. 246; Maibaum et al., 2001, p. 53; Steckel et al., 2005, p. 429).

As fraturas por estresse são encontradas principalmente em atletas jovens: 80 a 90% dos casos acontecem em pessoas com menos de 30 anos de idade, sendo o sexo feminino mais frequentemente afetado que o masculino (Bull, 1998, p. 246-7).

Por motivos biomecânicos (p. ex., coxa vara e joelho valgo), assim como por motivos hormonais (estado hipoestrogênico), as mulheres apresentam perfil de risco maior em comparação com os homens (Steckel et al., 2005, p. 42).

A fratura por estresse geralmente afeta o membro inferior e ocorre em maior número em corrida de longa distância, triatlo, tênis e futebol.

> O local mais frequente de uma fratura por estresse é a tíbia, seguida da região metatarsal e dos ossos tarsais (Bull, 1998, p. 246; Steckel et al. 2005, p. 42).

Corridas de atletismo – nesse caso, especialmente corridas de média e longa distância, sobretudo maratona – e tipos de salto são as modalidades esportivas mais frequentemente afetadas (Hulkko/Orava, 1987, p. 221; Helal/King/Grange, 1992, p. 7; Bull, 1998, p. 246; Steckel et al., 2005, p. 42).

Dependendo do tipo de esporte e da sua carga específica, existem outros locais de predileção. Os ossos metatarsais são afetados principalmente em militares ("fratura da marcha"), praticantes de corrida, bailarinos, jogadores de futebol, patinadores no gelo; o osso navicular, em jogadores de basquete e vôlei, assim como em praticantes de salto em altura; a tíbia é o local preferido em saltadores, velocistas e corredores de longa distância, o colo do fêmur especialmente em praticantes de caminhada, corredores e bailarinos, o osso púbico em jogadores de futebol e jogadores de boliche, a região lombar da coluna vertebral em ginastas, saltadores de trampolim e arremessadores; e o braço em arremessadores (Bull, 1998, p. 248; Haaker, 1998, p. 188; Maibaum et al., 2001, p. 54).

Ao contrário da "fratura traumática" – trata-se de uma fratura aguda, originada por traumatismo externo –, nas fraturas por estresse, uma solução completa da continuidade é rara.

Causas

> Fraturas por estresse ocorrem quando o osso sadio não tem mais condições de se adaptar às necessidades de maneira biologicamente positiva, seja em decorrência de cargas mecânicas submáximas crônicas ou de aumento súbito da carga de treinamento.

Outros fatores que podem favorecer as fraturas por estresse são (Bull, 1998, p. 246; Puddu et al., 1998, p. 650; Maibaum et al., 2001, p. 54; Steckel et al., 2005, p. 42):

- Genética.
- Raça: fraturas por estresse raramente ocorrem na população negra, provavelmente por causa de sua densidade óssea, em geral mais elevada.
- Tamanho corporal: o risco de uma fratura por estresse é mais elevado em pessoas altas.
- Gênero: mulheres são – exceto pelos motivos já citados – mais propensas a sofrer fraturas por estresse do que homens, provavelmente por sua musculatura menor e sua densidade óssea menor.
- Distúrbios alimentares: a anorexia nervosa, por exemplo, ou a bulimia (vômitos

após a alimentação) favorecem esse tipo de fratura.
- Estado hormonal: redução do nível de hormônios sexuais.
- Idade: o risco de fratura por estresse aumenta com a idade e atinge seu pico entre os 18 e 28 anos de idade, quando os ossos corticais lamelares são progressivamente transformados em ossos osteônicos.
- Preparação física: fraturas por estresse ocorrem principalmente em pessoas fisicamente inativas, como pessoas que estão começando algum esporte, ou em atletas que voltam à atividade esportiva após uma pausa prolongada.
- Erros de treinamento: em virtude de um súbito aumento da carga, aumenta-se o risco de uma fratura por estresse.
- Equipamento: calçados muito apertados, muito duros (sola) ou muito gastos podem aumentar o perigo de uma fratura por estresse.
- Pista ou solo de treinamento: treinamento frequente em solos duros (cimento ou asfalto, pistas de tartan) ou solos irregulares pode levar a uma fratura por estresse.
- Anomalias anatômicas: diferenças no comprimento das pernas, erros posturais do quadril, anteversão excessiva do fêmur, pernas em O, pés planos ou antepé varo podem levar a uma distribuição não fisiológica da carga, induzindo a um risco aumentado de fratura por estresse.

Diagnóstico

Dores no início do esforço, dor local à pressão, edema do periósteo localizado e rubor da área afetada são características (Bull, 1998, p. 247; Maibaum et al., 2001, p. 54).

Tratamento

Em geral, a fratura por estresse é tratada de modo conservador. O atleta deve suspender as atividades esportivas que levaram à fratura por estresse por um tempo determinado; porém, nesse período, outras modalidades esportivas (ciclismo, natação, treinamento da região torácica) devem impedir uma perda muito acentuada do condicionamento. Nas fraturas por estresse dos membros inferiores, todas as atividades com pico de carga devem ser evitadas. Somente são permitidas cargas que possam ser suportadas sem dor. Se houver dor durante o repouso, a fratura deve ser imobilizada com um aparelho gessado, se necessário.

Na fratura por estresse deve ser feito um repouso de 3 a 6 semanas ou uma pausa no treinamento esportivo específico, assim como fisioterapia.

Nas fraturas por estresse – dependendo da localização –, são indicados imobilização com atadura de gesso artificial ou calçado especial por 4 a 6 semanas e repouso por 6 a 12 semanas com tratamento fisiátrico concomitante.

Quando o atleta passar de 2 a 3 semanas livre de dores e a radiografia mostrar consolidação óssea, a atividade esportiva poderá ser reiniciada gradualmente. Critério: ausência de dor quando submetido a carga (Puddu et al., 1998, p. 651).

Falta de movimento como causa de uma osteoporose

Quando o osso não é suficientemente submetido a cargas mecânicas, pode ocorrer uma osteoporose. O déficit de movimento, além de fatores nutricionais e hormonais, é o principal fator desencadeante da osteoporose.

A Figura 1.26 mostra a influência da osteoporose senil sobre a curvatura da coluna vertebral. Fraturas de compressão das vértebras torácicas levam à formação de uma cifose acentuada e, com isso, a uma redução do tamanho corporal.

Pesch (1990, p. 129) demonstrou de modo impressionante que a osteoporose fisiológica senil se deve, principalmente, a um déficit de movimentação: na região dos corpos vertebrais cervicais – submetidos a uma carga dinâmica constante durante toda a vida – não se observa perda óssea; contudo, na região lombar da coluna vertebral pode ser observada uma perda óssea característica, associada à redução da atividade física.

O desenvolvimento de uma osteoporose na meia-idade ou em idade mais avançada pode ser impedido por meio de atividade física regular. Porém, deve-se observar que em idade mais avançada é cada vez mais difícil aumentar a massa muscular. No entanto, o osso, assim como todos os demais órgãos, pode ser treinado durante toda a vida. Uma profilaxia da osteoporose por meio de treinamento físico ou esportivo deve ser feita ao longo da vida.

Tecido muscular

A musculatura é composta de aproximadamente 639 músculos que, na mulher, perfazem 30 a 40% do peso corporal total e, no homem, entre 40 e 50%.

A propriedade característica do músculo é sua capacidade de contração. O músculo é um órgão do movimento, composto de um grande número de células musculares.

Cada músculo é composto por 10 a 500 mil fibras musculares, dependendo de seu tamanho. O número de fibras musculares diminui em 30% com a idade em razão de sua maior inatividade, sendo afetadas principalmente as fibras de contração rápida, pois elas são menos ativadas no cotidiano.

As células musculares se caracterizam por estruturas proteicas contráteis, as miofibrilas. Todo tecido muscular está associado a tecido conjuntivo, possibilitando a ligação das células musculares entre si e transmitindo a contração das células musculares (fibras musculares) às regiões vizinhas.

Sob os aspectos morfológico e funcional, diferenciam-se entre musculatura estriada transversal e musculatura lisa. A musculatura estriada transversal pode ainda ser dividida em esquelética e cardíaca. A diferença morfológica mais evidente entre a musculatura lisa e a estriada transversal consiste no fato de que a segunda – como sugere seu nome – apresenta estrias transversais à microscopia óptica e eletrônica; a musculatura lisa não apresenta es-

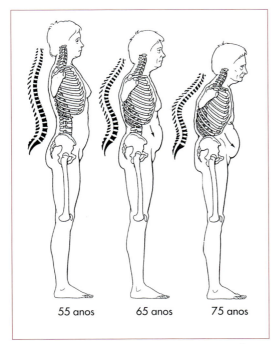

Figura 1.26 A influência da osteoporose senil (perda óssea) sobre a curvatura da coluna vertebral durante o envelhecimento (Niethardt EU/Pfeil J: Orthopädie. MLP Duale Reihe. 2. ed. Hippokrates Verlag: Stuttgart, 1992).

trias. A musculatura esquelética estriada é inervada principalmente pelo sistema nervoso somático; a musculatura lisa, somente pelo sistema nervoso vegetativo. As contrações da musculatura estriada transversal (contração voluntária) são rápidas e em linha reta; as contrações da musculatura lisa (contração involuntária) são lentas e onduladas.

A musculatura cardíaca assume uma posição especial; ela é transversalmente estriada, mas possui inervação vegetativa e atividade autônoma. Cada tecido muscular consiste em células musculares longas com um ou mais núcleos celulares e citoplasma.

As células musculares esqueléticas estriadas estão dispostas de modo paralelo e possuem muitos núcleos situados junto às bordas. As células musculares cardíacas são ramificadas e estão ligadas por discos intercalares: seu núcleo celular situa-se em posição central, assim como o da célula muscular lisa, que, dentre todas as células musculares, apresenta o menor diâmetro: em comparação com os 15 µm da célula muscular cardíaca e dos 50 µm da célula muscular esquelética, seu diâmetro é de somente 5 µm (ver Fig. 1.27).

Musculatura lisa

A musculatura lisa é encontrada em todos os locais nos quais não é tão necessária uma contração rápida, mas sim uma de longa duração. Por esse motivo, as fibras musculares lisas são encontradas no sistema vascular, no canal intestinal e na bexiga urinária.

Musculatura estriada transversal

Musculatura esquelética

A Figura 1.28 fornece uma visão geral das estruturas macro e microscópica do músculo esquelético.

O elemento contrátil da musculatura esquelética é formado pela fibra muscular. Um sistema de revestimento que consiste em fibras de colágeno e fibras elásticas reúne essas fibras musculares em feixes primários e secundários e, finalmente, reúne-os formando os músculos.

As fibras musculares esqueléticas podem ter um comprimento de até 15 cm.

O constituinte elementar de uma fibra muscular é a miofibrila estriada, que consiste em finos filamentos de actina e filamentos de miosina, mais espessos.

Entre as miofibrilas encontram-se o sarcoplasma com poucas mitocôndrias e um retículo sarcoplasmático liso bem desenvolvido (o sistema L), que armazena os íons de cálcio necessários para o desencadeamento da contração: com a chegada de um estímulo nervoso por meio do sistema T (Fig. 1.29), esses íons entram no sarcoplasma e promovem a contração das miofibrilas.

Retículo sarcoplasmático granular (rugoso) e ribossomas – responsáveis pela síntese de proteínas – só existem em pequena quantidade. Esse fato explica a pequena capacidade regenerativa da fibra muscular esquelética madura e o fato de que, em locais nos quais houve morte de fibras musculares (p. ex., após uma ruptura de fibra muscular), geralmente se formam cicatrizes de tecido conjuntivo.

Uma peculiaridade das células musculares ou da fibra muscular é a existência de diversos tipos de fibras com funções diferenciadas. Não se levando em consideração o tipo intermediário, distinguem-se dois tipos principais:

- A fibra branca (clara), espessa e "rápida", também denominada fibra de contração rápida. Ela entra em ação principalmente nas ações musculares rápidas e intensas.
- A fibra vermelha, fina e "lenta", chamada fibra de contração lenta. Esse tipo de fibra entra em ação no trabalho muscular de baixa intensidade.

Exemplos: o músculo gastrocnêmio (músculo gêmeo da perna), usado principalmente em ações de força rápida (p. ex., nos saltos de atletismo) é composto predominantemente de fibras de contração rápida; o músculo sóleo, usado, sobretudo, para cargas duradouras, é composto predominantemente de fibras de contração lenta. Em virtude de sua carga funcional diferente, cada tipo de fibra também apresenta diferenças em seu metabolismo. As fibras de contração rápida chamam a atenção por apresentarem muito fosfato e glicogênio ricos em energia, assim como um suprimento

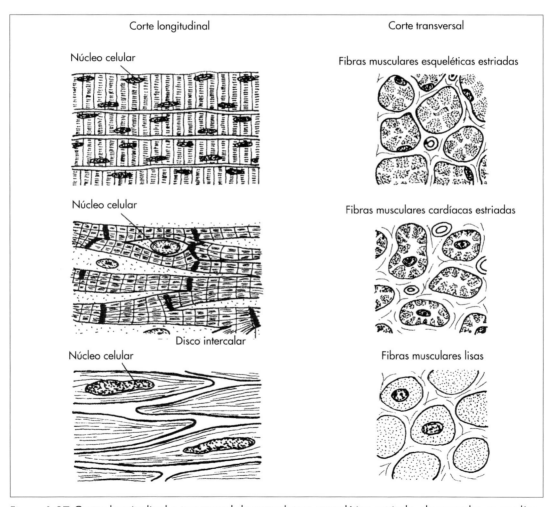

Figura 1.27 Cortes longitudinal e transversal da musculatura esquelética estriada, da musculatura cardíaca estriada e da musculatura lisa.

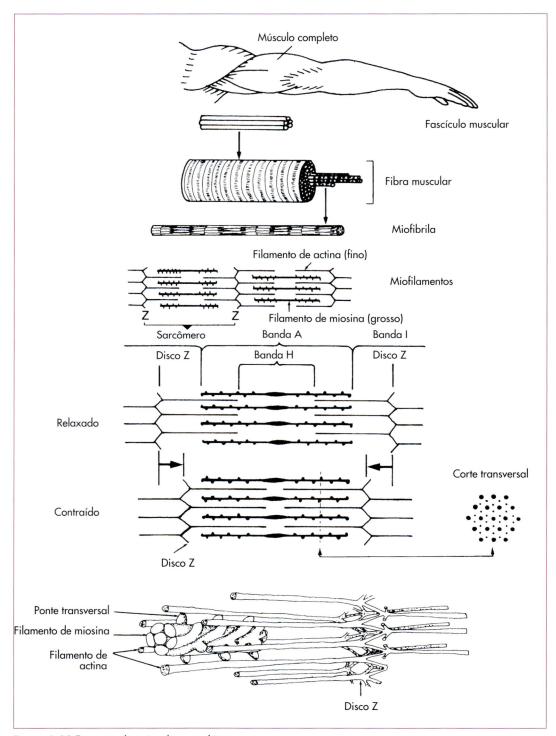

Figura 1.28 Estrutura do músculo esquelético.

enzimático para obtenção de energia anaeróbia; as fibras de contração lenta se caracterizam pelo seu suprimento de glicogênio e, principalmente, pela presença abundante de enzimas do metabolismo aeróbio. A distribuição porcentual das diversas fibras musculares é geneticamente determinada. No velocista "nato", predominam as fibras de contração rápida; no fundista "nato", predominam as fibras de contração lenta.

O processo de contração

A contração da fibra muscular ocorre porque os filamentos de actina são tracionados entre os filamentos de miosina. Esse descolamento telescópico dos filamentos é atingido pelo influxo de íons cálcio no sarcoplasma, que leva a uma ligação entre as cabeças de miosina e os finos filamentos de actina: com a inclinação das cabeças de miosina (semelhante ao movimento de um remo), os finos filamentos de actina são tracionados entre os filamentos de miosina, o que leva a um encurtamento do músculo, que pode ser observado externamente.

> Observação: a musculatura está constantemente em um determinado estado de tensão. Por um lado, esse "tônus" da musculatura permite ao ser humano a manutenção da postura ereta – os extensores das costas, por exemplo, estão sempre fortemente contraídos, de modo a manter a coluna vertebral em extensão – e, por outro, assegura a prontidão básica contínua para eventuais reações musculares.

Além dos filamentos contráteis actina e miosina, existe ainda uma série de outros filamentos, os chamados filamentos "terciários", responsáveis pela capacidade de carga mecânica das fibras musculares. Eles podem ser subdivididos em quatro grupos: os filamentos intermediários, os filamentos de nebulina, os filamentos de titina e as proteínas filamentosas ou globulares (Weineck, 2004, p. 39-41; Figs. 1.30, 1.31 e 1.32).

1. Filamentos intermediários: eles envolvem os sarcômeros longitudinalmente e, na região dos discos Z, de modo anelar (ver Fig. 1.31) e fazem contato (por meio das desminas) com os sarcômeros das fibrilas vizinhas e com o sarcolema (ver Fig. 1.32). São responsáveis, principalmente, pela proteção mecânica em sentido transversal.

2. Filamentos de nebulina: seu trajeto é paralelo aos filamentos de actina (ver Fig. 1.32), e

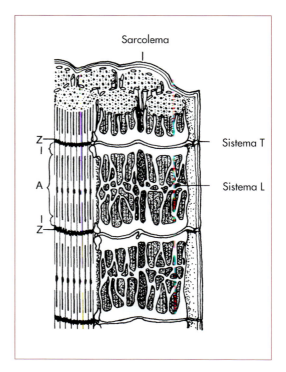

Figura 1.29 Representação parcial de uma fibra muscular composta de várias miofibrilas. Os túbulos do sistema transversal (T) têm contato imediato com o sistema longitudinal (L) do retículo sarcoplasmático. À esquerda, representação de um sarcômero (segmento entre duas faixas Z) após retirada do retículo sarcoplasmático.

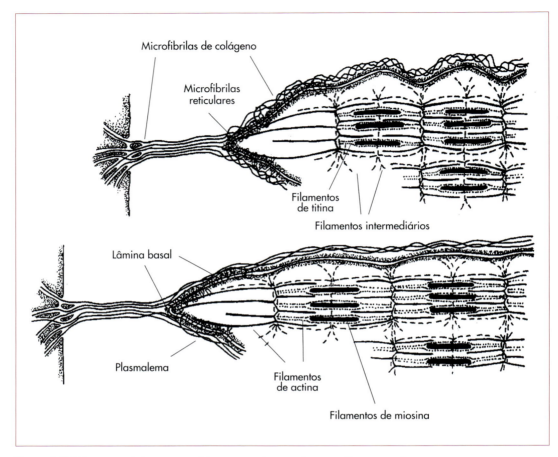

Figura 1.30 Visão geral da estrutura filamentosa do complexo tendíneo-muscular.

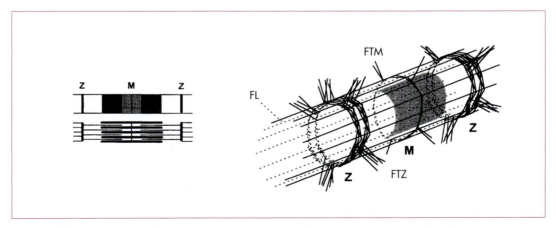

Figura 1.31 Disposição dos filamentos intermediários, envolvendo um sarcômero. FL = filamentos longitudinais; FTM = filamentos transversais entre discos M vizinhos; FTZ = filamentos transversais entre discos Z vizinhos.

estão presos aos discos Z. Juntamente com os filamentos de actina, formam filamentos compostos e servem para sua estabilização.

3. Filamentos de titina: encontram-se estendidos entre os discos Z e M, fixando-se às terminações livres dos filamentos de miosina, sendo que seis filamentos de titina e um filamento de miosina formam uma unidade funcional (Figs. 1.30 e 1.32).

Os filamentos de titina – que possuem a função de molas moleculares altamente elásticas em sentido longitudinal – tracionam os sarcômeros após a distensão de volta a seu comprimento inicial e, com isso, são responsáveis pela tensão de repouso do músculo. Como seis filamentos de titina estão sempre associados a um filamento de miosina, a hipertrofia muscular crescente e o aumento associado dos filamentos de miosina e titina levam ao aumento da tensão de repouso do músculo.

4. Proteínas filamentosas ou globulares: esses filamentos terciários curtos (Fig. 1.32) representam, por um lado, o contato entre a integrina e a actina (distrofina, talina e vinculina); por outro lado, formam uma ligação entre a integrina e os filamentos de colágeno das bainhas da fibra e dos tendões (fibronectina, laminina).

A tarefa dos filamentos "terciários" é assegurar a unidade funcional e a organização dentro da fibra muscular e transmitir tensões externas e internas de modo transversal e longitudinal. Uma carga muscular excessiva leva a lesões ou rupturas parciais dessas estruturas (dor muscular na forma de microtraumatismos das estruturas conjuntivas atuantes; Weineck, 2004, p. 320).

A Figura 1.33 mostra que entre as fibras musculares responsáveis pela contração muscular (fibras musculares extrafusais) se encontram os chamados fusos musculares (fibras musculares intrafusais).

O ser humano possui ao todo cerca de 20 mil fusos musculares. Estes informam o músculo sobre seu estado de alongamento e, com isso, fornecem informações sobre o ângulo postural de uma articulação. Nos músculos com altas exigências de precisão (p. ex., músculos oculares), o número de fusos musculares é maior; nos músculos com baixas exigências de precisão (p. ex., o músculo quadrí-

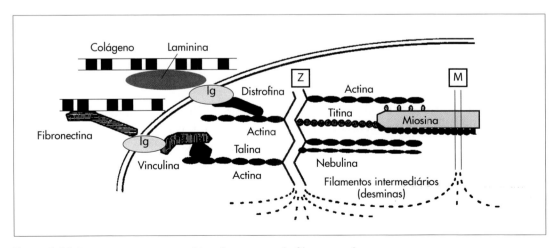

Figura 1.32 **Representação esquemática da estrutura da fibra muscular.**

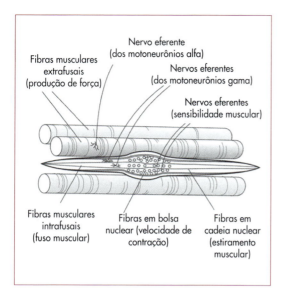

Figura 1.33 Fibra muscular extra e intrafusal.

ceps femoral), o número de fusos musculares é menor. Exemplo: o fato de sermos capazes de tocar nosso nariz com o dedo indicador, estando de olhos fechados, é possível graças à ação dos fusos musculares.

A adaptação da musculatura esquelética à carga

O treinamento de força leva, inicialmente, a uma melhora da coordenação intra e intermuscular e, na sequência, a uma hipertrofia muscular. A hipertrofia muscular se dá por um aumento das fibras musculares em corte transversal provocado pela multiplicação dos elementos contráteis actina e miosina. Paralelamente, aumenta a capacidade do metabolismo anaeróbio. Além da hipertrofia, no aumento muscular em corte transversal pode ocorrer também uma hiperplasia (aumento do número de células) (ver também a visão geral de Antonio/Gonyea, 1993, p. 1333). Essa hiperplasia pode se instalar após traumatismos por treinamento esportivo. Nesse caso, as chamadas "células satélites" desempenham um papel especial: elas são decisivas para os processos de reparação, assim como para a nova formação de fibras musculares (Yamada et al., 1989, p. 179; Russell et al., 1992, p. 191; Hurme/Kalimo, 1992, p. 201).

Como mostra a Figura 1.34, com treinamento de força unilateral (e com o encurtamento muscular associado à falta de realização de alongamentos), mas também com imobilização (p. ex., com o uso de um aparelho gessado após uma fratura) pode ocorrer a redução do número de sarcômeros, levando a limitação da mobilidade (Williams/Goldspink, 1971, p. 751). Essa redução do número de sarcômeros é reversível: por meio de um programa de alongamento é possível aumentar novamente o número de sarcômeros (principalmente na região de inserção e origem).

Um treinamento de resistência intensivo promove a redução em corte transversal das fibras musculares isoladas condicionadas pela função (encurtamento das vias de difusão – otimização da capacidade metabólica aeróbica) e o aumento das estruturas da capacidade aeróbica (aumento da capacidade mitocondrial ou do suprimento enzimático, melhora da capilarização do músculo, entre outras coisas).

Com um treinamento de resistência com duração e intensidade suficientes, ocorrem uma hipertrofia cardíaca (resultado do trabalho de pressão) e uma dilatação cardíaca (resultado de trabalho volumétrico). O coração de um atleta de resistência é sadio e desenvolvido.

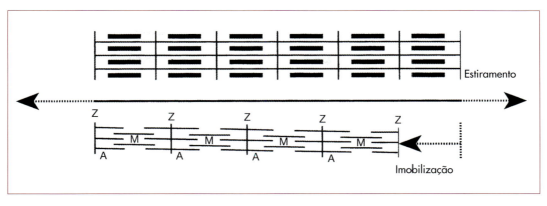

Figura 1.34 Representação esquemática da alteração do número de sarcômeros provocada por imobilização condicionada por traumatismos ou por erro do método de treinamento (treinamento de força unilateral, treinamento cônico com baixa amplitude de movimento) M = miosina, A = actina.

A musculatura cardíaca (ver Fig. 1.27) apresenta as seguintes peculiaridades:
- As fibras musculares cardíacas apresentam estrias transversais como os músculos esqueléticos, mas são ramificadas de forma irregular e têm comprimento de somente 100 μm.
- As fibras musculares cardíacas apresentam ligações terminoterminais entre si, que são formadas por discos intercalares.
- O núcleo da fibra muscular cardíaca está situado em posição central.
- Entre as fibras musculares cardíacas encontra-se um sarcoplasma rico em mitocôndrias: 30% do volume celular cardíaco é constituído por mitocôndrias (na célula do músculo esquelético, são somente 5%), garantindo o suprimento energético aeróbio desse "atleta de resistência".
- A estimulação do músculo cardíaco se dá por meio de um tecido muscular especializado, a musculatura de condução do estímulo, que tem atividade autônoma. Além disso, a musculatura cardíaca é inervada pelo sistema nervoso vegetativo.

Traumatismos musculares típicos

Existem traumatismos musculares diretos e indiretos.

Os traumatismos musculares diretos, por exemplo, as contusões, são causados por uma ação violenta externa direta – por exemplo, uma pancada sobre a coxa.

Os traumatismos musculares indiretos, por exemplo, as distensões musculares, rupturas de fibras musculares ou rupturas musculares, geralmente são causados por uma contração muscular intensa que leva a uma carga excessiva das estruturas musculares em virtude de insuficiência de alongamento da musculatura, aquecimento insuficiente, desequilíbrios musculares, fadiga muscular ou erros da coordenação.

Mais sujeitos a traumatismos são os músculos biarticulares, por exemplo, os músculos isquiocrurais e o músculo reto femoral, por estarem submetidos a picos de força, principalmente excêntricos, em decorrência da ação conjunta das articulações do quadril e do joelho.

Dependendo da extensão e do tipo de traumatismo muscular, diferenciam-se entre distensão muscular, ruptura de fibra muscular/ruptura muscular e contusão muscular.

Distensão muscular

> A distensão muscular é um traumatismo muscular simples causado por distúrbio do tônus regulador muscular ou ruptura de algumas fibras musculares, sem uma lesão tissular comprovável (Maibaum et al., 2001, p. 131).

Sintomática para a distensão muscular é a dor de início lento, que aumenta com carga continuada – não existe uma dor de repouso –, assim como não há hematoma (derrame de sangue) ou uma solução de continuidade.

Ruptura de fibra muscular

> Na ruptura de fibra muscular, há um espessamento com solução de continuidade de fibras musculares isoladas ou de diversas fibras de um músculo (Maibaum et al., 2001, p. 124).

Fatores que favorecem uma ruptura de fibra muscular são cargas excessivas crônicas (p. ex., um treinamento excessivo), infecções (dentes inadequadamente tratados, mononucleose infecciosa etc.), déficits de líquidos (desidratação acentuada) ou distúrbios de inervação.

Diagnóstico

> Distensões musculares e rupturas de fibras musculares diferem em sua sintomatologia dolorosa. Na distensão muscular, a dor geralmente é de início lento; em repouso, o músculo afetado encontra-se livre de dor. Na ruptura de fibra muscular, por sua vez, instala-se dor aguda, parecida com a de uma facada e – assim como na ruptura muscular – existe uma dor de repouso. Uma ruptura muscular completa geralmente impressiona pela existência de uma depressão visível e palpável, assim como pela presença de um hematoma (Menke, 2000, p. 66).

Tratamento

> Como em todos os traumatismos musculares, deve ser considerada a regra conhecida como RGCE: repouso, gelo (resfriamento), compressão e elevação.

Nas distensões musculares, a cura é possível dentro de aproximadamente 8 a 10 dias, já nas rupturas de fibras musculares o restabelecimento da capacidade de carga total pode durar até seis semanas.

Nas rupturas de fibras musculares, que perfazem mais de ¼ do corte transversal do músculo e que estão associadas com uma formação *acentuada* de hematoma, é indicado um procedimento cirúrgico como nas rupturas musculares completas (Menke, 2000, p. 67).

Ruptura muscular

Na ruptura muscular existe geralmente uma ruptura ou ruptura parcial de um tendão com alterações degenerativas que se rompe quando submetido a carga intensa; no entanto, ele também pode se romper quando submetido a cargas do dia a dia (ver Rupturas de tendão na p. 21).

A ruptura muscular, assim como a ruptura de fibra muscular, é caracterizada por uma dor aguda, como uma facada, associada com imediata incapacidade de carga. Dependendo da extensão da ruptura, é possível ocorrer uma solução de continuidade mais ou menos acentuada (depressão no trajeto do músculo) e a formação de um hematoma. Ao contrário da distensão muscular, existe a chamada dor de repouso, cuja intensidade corresponde ao grau e à extensão do hematoma associado.

Contusão muscular

Uma contusão muscular pode ocorrer em decorrência de um impacto externo (pontapé ou pancada) durante modalidades esportivas como jogos ou lutas. Como consequência de sua posição exposta, o músculo vasto medial – essa porção do músculo quadríceps femoral situa-se diretamente sobre o fêmur e, por isso, não apresenta qualquer possibilidade de se desviar no caso de uma pancada externa de grande intensidade – é frequentemente afetado (Menke, 1997, p. 101).

Diagnóstico

Dor muscular acentuada e limitação funcional. Hematomas geralmente acentuados, que podem ser identificados por meio de ultrassonografia.

Tratamento

Utilização da regra RGCE para evitar ou delimitar a formação de hematoma. Na sequência, é indicado um tratamento fisiátrico com eletroterapia e drenagem linfática, assim como a administração de medicamentos para reduzir o edema e inibir a inflamação. Para hematomas extensos, pode ser eventualmente efetuada uma punção.

> Coágulos sanguíneos concomitantes (hematomas) devem ser cuidadosamente observados, uma vez que podem retardar o processo de cura e levar a ossificações musculares.

Para impedir a complicação tardia típica de uma contusão muscular, ou seja, a ocorrência de uma miosite ossificante (ossificação da musculatura) com posterior limitação funcional, deve-se evitar de massagens inadequadas e suporte de peso num período inicial.

> Traumatismos musculares na região da coxa são responsáveis por 60% de todos os traumatismos musculares (Menke, 2000, p. 65).

Como se pode verificar na Tabela 1.4, os traumatismos musculares da coxa afetam principalmente o músculo quadríceps femoral, os músculos isquiocrurais e os adutores.

Tabela 1.4 Distribuição dos traumatismos da musculatura da coxa em diversas modalidades esportivas em atletas (Menke, 2000, p. 65)

Grupo muscular	Atletismo	Futebol	Ginástica artística com aparelhos
Músculo quadríceps femoral	43,9%	53,5%	35,0%
Músculos isquiocrurais	46,2%	26,7%	41,7%
Músculos adutores	7,6%	18,6%	21,7%

Tecido nervoso

As características básicas do organismo vivo são a capacidade de estímulo, a condução do estímulo e a resposta ao estímulo. Nos animais unicelulares, essas etapas ocorrem em uma célula. Nos metazoários (animais que apresentam tecidos) e no ser humano, o estímulo é transmitido por um tecido especial com capacidade de condução, o tecido nervoso.

O tecido nervoso consiste em células nervosas, fibras nervosas e neuróglias.

Célula nervosa (neurônio)

As células nervosas – também conhecidas como neurônios ou células ganglionares – são encontradas na substância cinzenta do cérebro (cerca de 100 bilhões de células) e na medula espinal, assim como nos gânglios espinais e nos gânglios do sistema nervoso autônomo (vegetativo). Existem diversas formas (unipolar, bipolar, pseudounipolar e multipolar – forma mais frequente) e tamanhos (que variam de 4 a 120 μm).

Um agrupamento de muitas células nervosas é denominado gânglio; na região cerebral, esse conjunto celular é denominado núcleo. As células nervosas servem para a condução e a integração do sinal.

Cada célula nervosa é composta de:
- corpo celular (soma ou pericário)
- prolongamentos celulares curtos (dendritos)
- um prolongamento celular longo (axônio)

O pericário – formado pelo núcleo celular e o citoplasma circundante – representa o centro trófico da célula nervosa. Sua superfície é capaz de receber estímulos excitatórios e inibitórios. A substância de Nissl, encontrada no citoplasma, representa o local da síntese proteica (proteínas estruturais e de transporte). O neurito (como sistema *output*) frequentemente percorre longos trajetos (nervo isquiático) até se ramificar em suas terminações sinápticas.

Os dendritos, juntamente com a superfície do corpo celular, estão cobertos por um córtex sináptico (Fig. 1.35) de, no mínimo, um milhão de sinapses (Kugler, *in*: Hotz, Weineck, 1983, p. 28). Eles modulam a atividade da célula nervosa por meio da integração dos diferentes tipos de estímulos e inibições. As membranas do corpo celular e dos dendritos são particularmente especializadas em locais nos quais estabelecem contato sináptico com outras células nervosas.

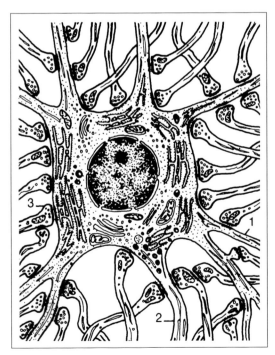

Figura 1.35 Ultraestrutura do corpo celular e suas ligações sinápticas (Knoche 1979, p. 128-9). Os axônios de outras células nervosas se dirigem para a superfície, desenvolvendo vários tipos de ligações sinápticas. 1= dendrito, 2 = neurito, 3= sinapse.

Estrutura das fibras nervosas

Neuritos e dendritos apresentam, basicamente, a mesma estrutura (Fig. 1.36).

No interior, encontra-se o cilindro-eixo (axônio), envolvido por uma bainha externa, a bainha de Schwann – responsável pelo isolamento do axônio. Dependendo da diferenciação da bainha, dividem-se entre fibras nervosas mielinizadas e desmielinizadas (sem mielina). Os complexos lipoproteicos da bainha de mielina também são chamados mielina. As fibras nervosas podem ser subdivididas em diversos grupos, conforme seu tamanho, sua espessura e sua velocidade de condução (ver Tab. 1.5).

Estrutura de um feixe de fibras nervosas

A maioria das fibras nervosas corre em feixes (Fig. 1.37). No sistema nervoso central, esses feixes são denominados fascículos; no sistema nervoso periférico, são chamados de nervos.

Os nervos ligam a periferia corporal ao sistema nervoso central. Diferenciam-se entre nervos aferentes (que conduzem em direção ao sistema nervoso central, p. ex., sensitivos) e eferentes (que conduzem do sistema nervoso central em direção à periferia, p. ex., motores). A maioria dos nervos é mista.

No nervo, as fibras nervosas estão ligadas entre si e com o meio. Essas estruturas são o endoneuro, o perineuro e o epineuro.

O endoneuro, que conduz capilares sanguíneos e linfáticos para alimentação das fibras nervosas, envolve, como o tecido conjuntivo cartilaginoso, todas as fibras nervosas.

O perineuro, como tecido conjuntivo cartilaginoso, envolve feixes de diversas fibras nervosas e protege o nervo contra estiramentos excessivos. O epineuro, que também atua contra o estiramento excessivo, engloba todos os feixes de fibras nervosas, formando um feixe nervoso abrangente. Fibras nervosas sensíveis e motoras funcionam lado a lado. Com a transecção de um nervo (causada por traumatismo ou outras lesões), ocorre a degeneração da porção periférica separada da célula nervosa ou, com o crescimento do coto proximal do axônio e nova união com a porção periférica, a reinervação e consequente regeneração do nervo. Como o neurito – sua taxa diária de crescimento varia de 0,5 a 3 mm – precisa percorrer trechos mais ou menos longos após o local da transecção para atingir o local da nova ligação, o sucesso funcional de uma regeneração desse tipo pode levar mais de um ano.

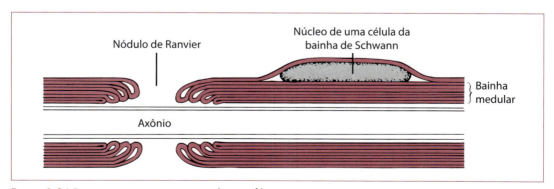

Figura 1.36 Representação esquemática de uma fibra nervosa.

Tabela 1.5 Classificação das fibras nervosas

Grupo	Corte transversal da fibra nervosa [µm]	Velocidade de condução [m/s]	Exemplos
Fibras nervosas mielinizadas			
A	10-20	60-120	Eferências para os músculos estriados
A	7-15	40-90	Aferências a partir da pele (sensibilidade tátil)
A	4-8	30-45	Eferências para os fusos musculares
A	3-5	5-25	Aferências a partir da pele (sensibilidade térmica)
B	1-3	3-15	Fibras nervosas vegetativas pré-ganglionares
Fibras nervosas desmielinizadas			
C	0,3-1	3-15	Fibras nervosas vegetativas pós-ganglionares

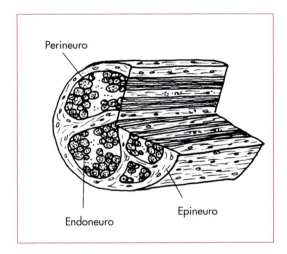

Figura 1.37 Estrutura de um feixe de fibras nervosas.

A menor unidade morfológica do sistema nervoso é denominada neurônio. A menor unidade funcional do sistema nervoso, por sua vez, é o arco reflexo. No caso mais simples, ele consiste em um neurônio condutor (aferente) que transmite estímulos da periferia corporal interna e externa para o sistema nervoso central (SNC), no qual ocorre uma transferência para um neurônio eferente (que conduz para fora) por meio das sinapses, por exemplo, um neurônio motor. Com isso, o estímulo pode ser conduzido até o órgão-alvo, por exemplo, o músculo.

Os neurônios desenvolvem suas capacidades "superiores" somente por meio de ligações recíprocas como sistema nervoso. Eles estão conectados através de sinapses – locais de comutação e contato que, dependendo de uma função inibitória ou excitatória, produzem uma substância transmissora (transmissor) – formando circuitos funcionais entre si.

Neuróglia

A neuróglia ou glia (*glia*, em grego significa cola) representa uma substância conjuntiva de sustentação do sistema nervoso central, na qual se encontram células ganglionares e fibras nervosas. Ela consiste em diversas formas celulares e seus prolongamentos. Assim, as chamadas células estreladas formam a porção principal das substâncias branca e cinzenta do cérebro; as células do manto, por sua vez, representam as células gliais do nervo periférico.

Estrutura macroscópica do sistema nervoso central

As células nervosas (neurônios) formam o sistema nervoso central.

O sistema nervoso central pode ser dividido em telencéfalo, diencéfalo, mesencéfalo, ponte com cerebelo, medula oblonga e medula espinal (Fig. 1.38).

A motricidade do ser humano é comandada pelos processos sensitivo-motores que ocorrem no telencéfalo.

As estruturas anatômicas representadas na Figura 1.38 podem ser classificadas para as funções motoras a seguir.

Medula espinal

> Além da condução de impulsos sensitivos aferentes e motores eferentes, a função principal da medula espinal consiste na execução de padrões de postura e movimento.

O cabo principal de transmissão, "o cordão medular", conduz alguns milhões de fibras nervosas, cujo diâmetro é de somente alguns milésimos de milímetros (Woolridge, 1967, p. 34).

Dentro dessa motricidade espinal, os reflexos proprioceptivos – cujo principal representante é o reflexo de estiramento muscular dos fusos musculares – desempenham uma contribuição decisiva para a manutenção da postura ereta do corpo.

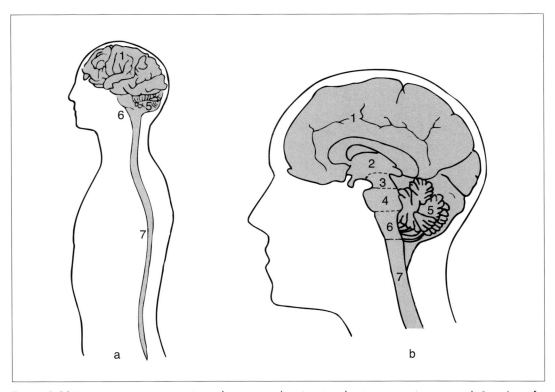

Figura 1.38 Representação esquemática da estrutura hierárquica do sistema nervoso central. 1= telencéfalo; 2 = diencéfalo; 3 = mesencéfalo; 4 = ponte; 5 = cerebelo; 6 = medula oblonga; 7 = medula espinal.

Tronco cerebral

> Por motivos funcionais, a medula oblonga, a ponte e o diencéfalo são agrupados sob a denominação tronco cerebral.

Importantes centros do tronco cerebral: formação reticular – que se estende da medula oblonga até o mesencéfalo e representa uma trama neuronal difusa –, o núcleo rubro do mesencéfalo e o núcleo de Deiter da medula oblonga. Em conjunto, atuam para apoiar a motricidade de apoio adaptada às necessidades da motricidade fina.

Cerebelo e gânglios basais

> O cerebelo e os gânglios basais – que consistem principalmente no estriado (estrutura nuclear situada no diencéfalo) e no globo pálido (estrutura nuclear do diencéfalo) – representam os geradores de funções especiais, que organizam padrões de movimentos motores grosseiros dos centros de associação, de maneira espacial e temporal.

O cerebelo é responsável pela programação de movimentos rápidos e descontinuados; os gânglios basais, por sua vez, são responsáveis por movimentos lentos e continuados (Kornhuber, 1970 e 1971, *in* : Henatsch, 1976, p. 405).

Telencéfalo

> O telencéfalo compreende mais de 80% de todo o cérebro. Sobre as áreas corticais motoras, os centros de associação assim como as áreas de motivação e incentivo, o telencéfalo tem importância especial para a execução de ações motoras (resposta a comandos), para o fornecimento de esboços de programas, assim como para a regulação do impulso de ação.

Na realização de uma ação de movimento, essas estruturas anatômicas estão interligadas em uma corrente funcional (Tab. 1.6).

Tabela 1.6 Representação esquemática da evolução de um movimento com indicação das estruturas anatômicas envolvidas e sua função (Weineck, 2007, p. 160)

Estrutura cerebral atuante	Função
Córtex pré-frontal e sistema límbico	Competência de decisão para o processamento de
Áreas de associação do telencéfalo	esboços de programas armazenados que,
Cerebelo e gânglios basais (consistem principalmente na estrutura telencefálica do estriado ou da estrutura diencefálica do globo pálido)	transformados em programas de movimentos organizados de modo temporoespacial,
Áreas motoras corticais	são conduzidos até o córtex motor para a execução de um programa de movimento. Por vias eferentes, os programas diferenciados de movimentos (esquemas de movimento) chegam,
Tronco cerebral	com uma motricidade de sustentação adaptada,
Medula espinal	às células motoras do corno anterior da medula espinal, onde são comutadas para os neurônios motores alfa que,
Musculatura esquelética	por meio do número de unidades motoras inervadas ou da frequência de impulso existente dos músculos ativados, levam a comprimentos musculares e alterações de forças musculares graduadas, possibilitando a execução de um movimento ou de uma alteração postural.

Capítulo 2

Aparelhos locomotores passivo e ativo

Nomenclatura anatômica

Ângulo	Lombar
Aponeurose	Lordose
Arco	Margem
Articulação	Menisco
Bolsa	Músculo
Calcâneo	Núcleo pulposo
Capítulo do úmero	Oblíquo
Cartilagem	Olécrano
Cervical	Osso
Cifose	Parte
Côndilo	Patela
Costela	Periósteo
Crista	Pescoço
Diartrose	Plexo
Disco	Processo
Epicôndilo	Prolapso
Escápula	Protrusão
Escoliose	Rádio
Espinha	Retináculo
Esterno	Sinartrose
Face	Sincondrose
Falange	Sindesmose
Fáscia	Sulco
Fêmur	Tálus
Fíbula	Tendão
Forame	Torácico
Fossa	Tórax
Incisura	Tornozelo
Interósseo	Trocanter
Intervertebral	Tubérculo
Lábio	Tuberosidade
Ligamento	Ulna
Linha	Úmero

Denominações de direção

Ordem alfabética:
Anterior
Direita
Distal
Dorsal
Em direção à cabeça
Em direção aos pés
Esquerda
Externa
Inferior
Interna
Lateral
Medial
Palmar
Plantar
Posterior
Profunda
Superficial
Superior
Ventral

Classificação sistemática:	
Anterior	Posterior
Caudal	Cranial
Direita	Esquerda
Distal	Proximal
Dorsal	Ventral/palmar/plantar
Externo	Interno
Inferior	Superior
Interno	Externo
Lateral	Medial
Profundo	Superficial

Movimentos

Abdução
Adução
Anteversão
Retroversão
Extensão
Flexão
Pronação
Supinação
Elevação

Planos e eixos (Fig. 2.1)

1. Eixo sagital – plano sagital
2. Eixo frontal – plano frontal
3. Eixo longitudinal – plano transversal

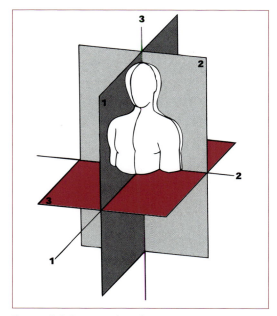

Figura 2.1 Posição dos planos e eixos anatômicos em relação ao corpo humano.

Visão geral do aparelho locomotor

O aparelho locomotor é composto de dois sistemas: o esquelético e o muscular. O sistema esquelético inclui os ossos, as articulações e os ligamentos; o sistema muscular envolve os músculos com seus tendões, bainhas tendíneas, bolsas sinoviais etc.

Em razão da sua capacidade de encurtamento, o músculo é capaz de mover ossos articulados entre si, um contra o outro. Ao contrário do sistema esquelético – o aparelho locomotor passivo –, o sistema muscular representa o sistema locomotor ativo do corpo.

Aparelho locomotor passivo

Visão geral de ossos e articulações

O esqueleto humano é composto de 208 a 212 ossos isolados, cujo peso total perfaz cerca de 17% do peso corporal.

Função dos ossos

Além de sua função protetora (proteção do cérebro, da medula óssea etc.), os ossos formam, por um lado, uma estrutura, por meio da qual as partes moles recebem apoio e sustentação e, por outro lado, atuam como alavanca firme para a inserção muscular.

Formas dos ossos

Correspondendo às diversas funções e modalidades de carga, existem também diversas formas de ossos: alguns longos e tubulares, como os ossos dos membros; outros largos e planos, como a escápula, o osso do quadril e os ossos do crânio; outros curtos e de forma cúbica, como as vértebras, os ossos carpais (mão) e os ossos tarsais (pé).

Adaptação dos ossos à carga esportiva

Desenvolvimento ósseo, crescimento ósseo e carga óssea são influenciados por mecanismos de regulação hormonal (que não serão abordados aqui) e mecânicos.

Cargas mecânicas, por exemplo, as sustentadas por meio de treinamento esportivo, criam uma força de atração que altera a estrutura geral e a composição do osso de maneira específica.

Os ossos como formadores das articulações – classificação das articulações

Os ossos estão ligados entre si de modo rígido ou articulado. Dividem-se em sinartroses e diartroses.

Sinartroses

Os ossos estão unidos entre si de maneira firme ou imóvel por meio de um tecido conjuntivo que não permite praticamente mobilização alguma.

Diferenciam-se entre:
- Sindesmose (ligamentar)
  Exemplo: a ligação firme, de tecido conjuntivo, existente entre fíbula e tíbia.
- Sincondrose (cartilaginosa)
  Exemplo: a ligação cartilaginosa da fenda púbica.
- Sinostose (óssea)
  Exemplo: a ligação óssea no sacro.

Diartroses

São ligações móveis entre os ossos, com uma fenda articular. As terminações ósseas são revestidas por cartilagens e móveis entre si; assim, trata-se de articulações verdadeiras.

Estrutura das diartroses

Superfície articular

As terminações ósseas articulares são revestidas por cartilagem hialina, de modo a formar uma superfície lisa, o que leva a uma redução máxima do atrito. As superfícies articulares são convexas – essa forma de corpo articular é denominada cabeça articular – ou côncavas – nesse caso, fala-se de um acetábulo. O acetábulo pode estar aumentado em tamanho em decorrência de uma protuberância de suas bordas (o lábio glenoidal) – exemplos disso são as articulações do ombro e do quadril. A incongruência de algumas superfícies articulares é compensada por discos (placas intermediárias) ou meniscos (estruturas semianelares).

Cápsula articular

A cápsula articular forma um envoltório de tecido conjuntivo ao redor da articulação, isolando-a hermeticamente. Ela encontra-se presa aos dois ossos articulares, geralmente na borda das superfícies articulares revestidas por cartilagem. A cápsula articular é composta por uma camada interna e outra externa. A camada interna é lisa e segrega o lubrificante articular (sinóvia), que age nas superfícies articulares durante o movimento, tornando-as lisas e deslizantes.

Cavidade articular

A cavidade articular, na verdade, não existe como uma "cavidade", uma vez que entre as duas partes articuladas existe somente uma fenda capilar em virtude da pressão negativa existente ou da tração dos músculos que passam sobre a articulação.

Classificação das diartroses

A configuração das superfícies articulares e a disposição do aparelho ligamentar associado determinam amplamente as possibilidades de movimentação de uma articulação (Fig. 2.2).

Articulações uniaxiais

Articulação sinovial gínglimo

Permite movimentos de flexão e extensão, por exemplo, nas articulações médias e distais dos dedos.

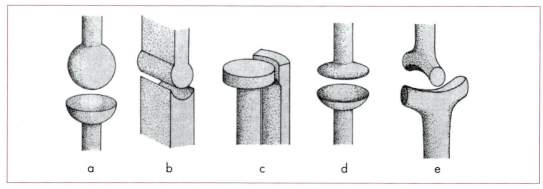

Figura 2.2 Representação esquemática dos diversos tipos de articulações: a) articulação esferóidea; b) articulação sinovial gínglimo; c) articulação sinovial trocóidea; d) articulação bicondilar; e) articulação selar.

Articulação sinovial trocóidea

Rotação da cabeça do rádio na articulação radiulnar proximal na incisura radial da ulna, assim como dentro do ligamento anular nos movimentos alternados da mão (pronação e supinação).

Articulações biaxiais

Articulação bicondilar

Flexão dorsal e palmar ou abdução ulnar e radial na articulação proximal da mão.

Articulação selar

Assemelha-se a uma sela (de acordo com a denominação); cada um dos corpos articulares possui uma superfície articular convexa e outra côncava. O único exemplo é a articulação do polegar (articulação carpometacarpal do polegar), na qual a base do metacarpo I se articula com o osso trapézio.

Articulações triaxiais

Articulação esferóidea (enartrose)

O tamanho da cavidade glenoidal é menor que o diâmetro da cabeça articular. Assim, a articulação do ombro, por exemplo, é a mais móvel do corpo humano, mas também a menos estável.

O acetábulo é tão profundo que envolve a cabeça articular até um ponto acima de sua linha média. Com isso, como na articulação do quadril, o perigo de uma luxação é consideravelmente menor que na articulação esferóidea.

Dispositivos para limitação da mobilidade articular

Inibição óssea

O movimento é limitado pelo bloqueio do osso. A extensão da articulação do cotovelo, por exemplo, é limitada pelo olécrano (prolongamento da ulna).

Inibição ligamentar

A amplitude do movimento é limitada pelo aparelho ligamentar. O ligamento iliofemoral, por exemplo, permite somente um pequeno retorno do tronco em direção contrária à perna de apoio.

Inibição muscular

Os músculos cujo trajeto cruza diversas articulações são muito curtos em sua posição extrema e, por isso, não permitem uma flexão mais acentuada. Assim, é impossível cerrar um punho quando as articulações da mão se encontram acentuadamente flexionadas.

Traumatismos articulares

Terminologia dos traumatismos articulares

> Os traumatismos capsuloligamentares podem ser diferenciados como traumatismos com e sem instabilidade.

Traumatismos sem instabilidade também são denominados distensões. Elas são originadas quando se ultrapassa a amplitude natural do movimento, sendo frequentes no esporte.

As contusões são mais raras, sendo provocadas por uma ação violenta direta sobre a articulação (pancada, pontapé). A articulação também é estável nesse caso.

Termos como torção e distorção devem ser evitados no contexto de traumatismos articulares, uma vez que não são termos precisamente definidos (torção), mas que descrevem somente um mecanismo de lesão e não seu efeito. Na distorção, trata-se de uma ação violenta indireta sobre uma articulação, que ocorre quando é ultrapassada a amplitude fisiológica-anatômica normal, por exemplo, nos casos de torção, distorção, flexão excessiva ou hiperextensão (Rieger/Grünert, 2003, p. 73).

Atrás de uma distorção ou torção esconde-se, muitas vezes, uma ruptura parcial ou total do aparelho capsuloligamentar.

> Os traumatismos articulares dividem-se em fechados – que são os mais frequentes – e abertos (mais raros), que, em virtude do risco de infecção, devem ser tratados cirurgicamente o mais rápido possível.

Observação: sem um tratamento adequado, todos os traumatismos capsuloligamentares podem acarretar distúrbios funcionais graves e de longa duração das articulações afetadas. Isso deve ser informado ao atleta que deseja uma reabilitação rápida, para assegurar uma cooperação ideal na sequência do tratamento.

Princípios terapêuticos gerais nos traumatismos articulares (Rieger/Grünert, 2003, p. 73-4)

- Quando existe a necessidade de uma imobilização, ela deve ser feita pelo período mais curto possível e na posição anatômica correta, a chamada posição de segurança.
- O tratamento fisiátrico deve ser acompanhado por exercícios de movimento voluntário. Após traumatismos articulares complexos, podem ser realizados ou aprendidos movimentos específicos para o esporte ou padrões de movimentos no sentido de uma ergoterapia.
- Edema, dores e a limitação do movimento por elas condicionada podem ser influenciados positivamente por meio de drenagem linfática, assim como por movimentos de massagem feitos pelo próprio atleta (no sentido distal para proximal). Além disso, podem ser usados anti-inflamatórios, aplicação de frio local, assim como pomadas e géis.
- Exercícios de movimentos passivos dolorosos devem ser evitados, uma vez que podem levar a rupturas de porções do aparelho capsuloligamentar, levando à formação de cicatrizes mais acentuadas.
- Nas distensões – isso vale principalmente para as articulações mediais dos dedos – a medida terapêutica mais importante é o retorno precoce à movimentação.
- O emprego de órteses (talas pré-fabricadas) ou bandagens também é muito útil para fornecer ao atleta a sensação objetiva e também subjetiva de maior segurança.

Visão geral da estrutura do esqueleto humano

O esqueleto do ser humano é composto de coluna vertebral e crânio, membros superior e inferior, assim como cíngulos dos membros superior e inferior (ver Fig. 2.3).

Coluna vertebral

A coluna vertebral representa o eixo esquelético central do ser humano. Ela protege a medula espinal, sustenta a cabeça de maneira a permitir liberdade de movimento, sustenta o cíngulo do membro superior e proporciona a união com o cíngulo do membro inferior. Sua porção óssea é composta por 33 a 34 segmentos; os corpos vertebrais que, na região sacral, estão unidos entre si por articulações vertebrais pequenas, discos intervertebrais cartilaginosos e um aparelho ligamentar resistente.

Cíngulo do membro superior e membro superior

O membro superior está unido ao tronco pelo cíngulo do membro superior. O cíngulo do membro superior – que consiste em escápula, clavícula e esterno – encontra-se unida ao tronco por uma ligação extraordinariamente móvel. O cíngulo do membro superior encontra-se suspenso em uma alça muscular, e a única ligação esquelética com o tórax é, funcionalmente, uma articulação esferóidea. Esta é necessária, já que o membro superior – composto de braço, ulna e rádio, assim como dos ossos carpais, metacarpais e ossos dos dedos – necessitam de um grande espaço para movimentação, em virtude de sua função de preensão, tato e expressão.

Cíngulo do membro inferior e membro inferior

Assim como o membro superior, o membro inferior também está unido ao esqueleto do tronco por meio de um cíngulo de membros – consistindo nos dois ossos do quadril e osso sacro. O membro inferior que se articula com o cíngulo do membro inferior é formado por fêmur, tíbia e fíbula, assim como pelos ossos tarsais, metatarsais e dos dedos dos pés.

A importância especial do cíngulo do membro inferior como aparelho de sustentação mostra-se no tamanho e na vigorosa formação de suas partes, assim como na junção dos ossos originalmente isolados para o seu conjunto.

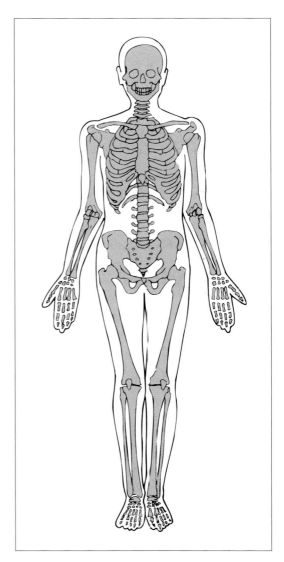

Figura 2.3 Representação esquemática do esqueleto humano.

Aparelho locomotor ativo

Visão geral dos músculos

Como já mencionado, a musculatura esquelética é composta por mais de 600 músculos isolados, com tamanhos e formas diferentes.

Formas e tipos de músculos

Um músculo pode ter um ou mais locais de origem independentes (cabeças), que se juntam em um único tendão terminal comum. São eles:

- músculos com uma cabeça, por exemplo, o músculo braquial (flexor do braço);
- músculos com duas cabeças, por exemplo, o músculo bíceps braquial (flexor do braço);
- músculos com três cabeças, por exemplo, o músculo tríceps braquial (extensor do braço);
- músculos com quatro cabeças, por exemplo, o músculo quadríceps femoral (extensor da coxa).

Um músculo também pode apresentar vários ventres situados um atrás do outro, ligados entre si por meio de tendões intermediários. Exemplo: músculo reto do abdome.

Um músculo com um tendão pode participar de movimentos mais ou menos complicados, dependendo do número de articulações sobre as quais passa. Existe o músculo uniarticulado – por exemplo, o músculo braquial (flexor do braço) –, o músculo biarticulado – por exemplo, o músculo sartório (músculo do alfaiate) –, ou músculos poliarticulados – por exemplo, o músculo flexor profundo dos dedos.

Dependendo do tipo de disposição das fibras (ver Fig. 2.4), diferenciam-se entre:

- **Músculos com fibras paralelas**. Exemplo: músculo bíceps braquial (flexor do braço com duas cabeças).

Observação: depois de passar por um afilamento, o ventre muscular continua como tendão terminal de ambos os lados. A disposição exterior praticamente paralela das fibras geralmente passa a apresentar um aspecto de pena.

- **Músculos unipenados**. Exemplo: músculo extensor longo dos dedos.
- **Músculos bipenados**. Exemplo: músculo quadríceps femoral (extensor da coxa com quatro cabeças).

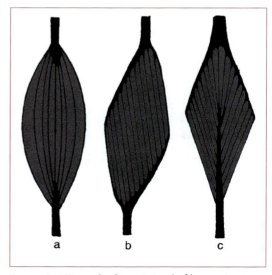

Figura 2.4 Tipos de disposição de fibras: a) músculo com fibras paralelas; b) músculo unipenado; e c) músculo bipenado.

No entanto, pode acontecer de um mesmo músculo apresentar várias partes com padrões diferentes de fibras. No músculo deltoide, por exemplo, as partes anterior e posterior apresentam um trajeto paralelo de fibras; a parte média, por sua vez, apresenta 3 a 5 tendões bipenados.

Mecânica muscular

Comprimento do músculo e disposição das fibras

O comprimento do músculo é proporcional ao comprimento do feixe de fibras musculares e da alteração de seu ângulo de inserção. O músculo é capaz de sofrer um encurtamento de, no máximo, 50% de seu comprimento inicial. Mais do que isso é impossível em razão do mecanismo de deslizamento dos filamentos musculares. Músculos com fibras dispostas paralelamente são músculos com uma grande capacidade de movimento. Por esse motivo, são conhecidos também como músculos rápidos (p. ex., músculo bíceps braquial). Músculos bipenados com ângulos obtusos de inserção das fibras musculares são músculos típicos para uma baixa amplitude de movimento, mas com grande potencial de desenvolvimento de força. Esses músculos são importantes principalmente para o trabalho estático, por exemplo, os músculos vasto medial, lateral e intermédio do músculo quadríceps femoral (músculo extensor com quatro cabeças).

> A força do músculo depende dos cortes transversais das fibras e de seu ângulo de inserção.

Corte transversal anatômico e fisiológico

Diferenciam-se um corte transversal anatômico e outro fisiológico. Por corte transversal anatômico entende-se um corte transversal em ângulo reto através do eixo longitudinal do músculo; como corte transversal fisiológico, entende-se a superfície total de corte transversal de todas as fibras musculares (Fig. 2.5). O corte transversal anatômico somente é idêntico ao fisiológico em músculos

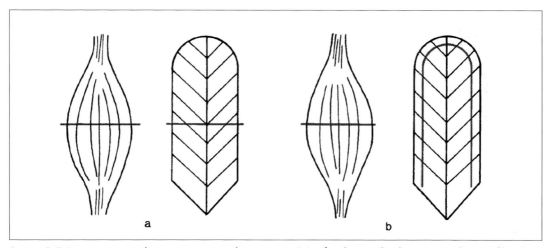

Figura 2.5 Demonstração do corte transversal anatômico (a) e fisiológico (b) de um músculo com fibras paralelas, no qual ambos os cortes são idênticos, e de um músculo bipenado, no qual o corte transversal fisiológico é consideravelmente maior que o anatômico.

com fibras paralelas; caso contrário, ele sempre será menor do que este. O desenvolvimento máximo de força de um músculo normalmente é de cerca de 6 kg/cm² de sua superfície de corte transversal. Essa força de corte transversal depende, adicionalmente, de fatores como sexo, idade, coordenação muscular, motivação etc.

Autocontrole mecânico

Como um músculo se torna mais grosso durante sua contração, são necessários mecanismos que possibilitem esse engrossamento sem prejuízos para o processo de contração. Isso é possibilitado pelo autocontrole mecânico (Benninghoff/Goerttler, 1975): por meio da inserção das fibras musculares no tendão em ângulo agudo, o músculo obtém espaço para o desenvolvimento em espessura das fibras musculares durante a contração (Fig. 2.6).

Origem – inserção – eixo de rotação

Os locais de fixação do músculo normalmente são denominados origem (ponto fixo) e inserção (ponto móvel). O modo de ação do músculo pode ser definido por meio do conhecimento de sua origem e inserção. É preciso notar que a determinação do ponto fixo, assim como do ponto móvel, deve ser encarada somente como uma indicação prática, e não como uma constatação que permanece inalterada.

Em geral, denomina-se ponto fixo um local do aparelho locomotor que é imóvel em relação a uma base fixa ou em relação ao tronco. Em razão de sua massa reduzida, o ponto móvel deve ser considerado a parte móvel.

No entanto, durante a execução de muitos movimentos, ocorrem alterações da posição de ambos os pontos fixos do músculo, podendo ocorrer até mesmo uma "inversão do movimento" – quando o local de inserção muscular denominado ponto móvel é fixado e, então, o "ponto fixo" se aproxima do "ponto móvel". Como acontece, por exemplo, durante a execução de uma suspensão na barra fixa: como os braços não podem mudar de posição por causa da barra fixa, o tronco se aproxima dos braços.

Na avaliação da função do movimento de um músculo ou de seus diversos componentes, sua posição em relação ao eixo de rotação das articulações sobre as quais trafega é importante. Se o músculo (ou seu tendão) estiver situado em posição anterior ao eixo de rotação, por exemplo, o músculo quadríceps femoral na articulação do joelho, ele apresentará uma ação extensora. Se estiver situado atrás do eixo de rotação, apresentará uma ação flexora.

No entanto, durante um determinado movimento, um músculo e seus diversos componentes podem executar ações em parte antagonistas. Um exemplo clássico é o músculo deltoide. Abaixo de seu eixo de rotação (Fig. 2.7a), as partes anterior e posterior do braço promovem a adução; acima do eixo de rotação (Fig. 2.7b), elas abduzem ou elevam o braço, apoiando assim a parte média.

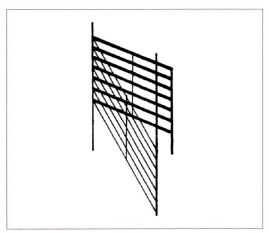

Figura 2.6 Representação esquemática do autocontrole mecânico do músculo segundo Benninghoff e Goerttler (1975).

Capítulo 2 Aparelhos locomotores passivo e ativo 73

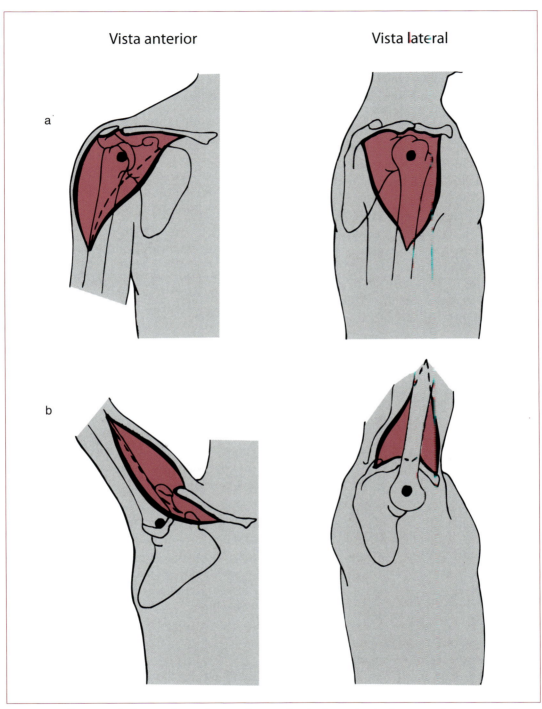

Figura 2.7 Alteração da função de movimento de um músculo dependendo de sua posição em relação ao eixo de rotação, exemplificado pelo músculo deltoide. a) O músculo situa-se predominantemente abaixo do eixo de rotação (adução). b) O músculo situa-se acima do eixo de rotação (abdução).

Agonistas – sinergistas – antagonistas

O músculo que se contrai durante um movimento é denominado agonista.

Durante um movimento, sempre ocorre a ação conjunta ou sequencial de vários músculos. Um músculo raramente se contrai sozinho. Músculos que trabalham em conjunto durante um movimento são chamados sinergistas. Músculos que durante a execução de um movimento trabalham na direção contrária ao movimento, mesmo que somente em seu alongamento passivo, são chamados de antagonistas. Portanto, a execução de qualquer movimento é influenciada pela ação conjunta dos sinergistas e antagonistas.

Músculos dispostos de modo sequencial, cujas ações complementam a evolução de um movimento influenciado pela ação dos sinergistas e antagonistas, são denominados alças musculares.

> Observação: um músculo, que antes de sua contração é alongado pelos antagonistas, atinge uma contração máxima maior (por esse motivo é feito um movimento de recuo, p. ex., no arremesso). No entanto, quando um músculo é levado a uma posição que lhe permite apenas um pequeno alongamento, sua força de contração reduz-se consideravelmente (p. ex., na "chave de braço").

Mecanismos de auxílio da musculatura e dos tendões

A maioria dos músculos tem sua origem ou inserção óssea em seus tendões. Porém, nem todos os músculos têm origem junto ao osso ou fazem inserção óssea. Alguns músculos têm sua origem em membranas de tecido conjuntivo – as membranas ósseas intermediárias –, que, como tecidos conjuntivos esqueléticos, representam um prolongamento do esqueleto ósseo.

Tendões

Nos tendões, assim como nos músculos, também se encontram as mais variadas formas, dependendo de sua função: tendões longos em forma de cordão, tendões curtos, assim como tendões planos e largos, as placas tendíneas, ou aponeuroses.

Estruturas de inserção tendínea

O tendão geralmente está ancorado em uma zona óssea especialmente estruturada, muitas vezes intensamente ossificada e que contém tecido cartilaginoso.

> Dependendo da modalidade de inserção e da tração muscular, formam-se saliências ósseas mais ou menos acentuadas junto ao osso. Essas saliências diferenciam-se em rugosidades (tuberosidades), tubérculos, esporões, prolongamentos (processos) e trocanteres, assim como cristas ósseas mais ou menos finas (linhas).

Para evitar sobrecargas mecânicas de músculos e de seus tendões terminais, existem à disposição alguns dispositivos auxiliares: alças de sustentação, bolsas, bainhas tendíneas, ossos sesamoides e cartilagem sesamoide (Uhlmann, 1996, p. 299).

Alças de sustentação (retináculos)

Retináculos são alças de sustentação compostas de tecido conjuntivo cartilaginoso, que mantêm os tendões em seu lugar e, em parte, atuam como fulcro ou ponto de apoio – aqui se trata de locais de desvio de músculos em seu trajeto da origem até a inserção. Exemplo: o retináculo extensor dos músculos extensores longos da mão e dos dedos que, durante uma extensão dorsal, impede o afastamento do tendão em sentido dorsal.

Bolsa sinovial

Bolsas sinoviais são pequenos coxins cheios de líquido cujas funções são minimizar atritos e distribuir as pressões de carga. Elas podem ser encontradas:

- entre fáscias, tendões, ligamentos, cápsulas, músculos e ossos correspondentes ou saliências ósseas (p. ex., bolsa subdeltóidea, bolsa suprapatelar, bolsa trocantérica);
- entre as estruturas ósseas móveis (p. ex., bolsa subacromial, bolsa subescapular);
- região subcutânea sobre protuberâncias ósseas (p. ex., bolsa subcutânea do olécrano, bolsa subcutânea pré-patelar).

Encontram-se diversas bolsas sinoviais nas regiões do quadril, joelhos, pés, ombros e cotovelos. Em alguns casos, existe uma ligação aberta entre a bolsa sinovial e a articulação vizinha, como no caso da bolsa poplítea – também conhecida como cisto de Baker –, situada na região poplítea junto à articulação do joelho.

A Figura 2.8 mostra uma bolsa sinovial na região da articulação do joelho.

Inflamação da bolsa sinovial (bursite)

A bursite pode ter origem multifatorial. Bursites podem se desenvolver como consequência de irritação mecânica, ação de causas tóxicas ou infecções (Peterson/Renström, 1987, p. 47; Ziegler, 1997, p. 255; Bull, 1998,

p. 198; Haaker, 1998, p. 96/97; Menke, 200a, p. 200; Maibaum et al., 2001, p. 157).

Localização frequente: cotovelo (bolsa do olécrano), ombro (bolsa subdeltóidea), joelho (bolsa da pata de ganso ou anserina), calcanhar (bolsa tendínea calcânea), patela (bolsa pré-patelar), assim como articulação do quadril (bolsa trocantérica).

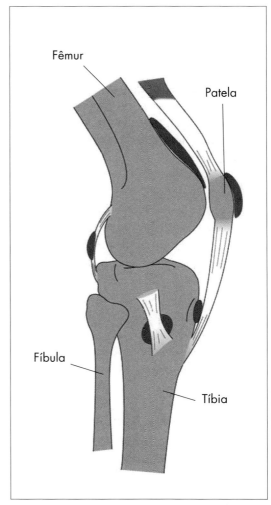

Figura 2.8 Bolsa sinovial na região da articulação do joelho.

Bursites condicionadas por causas mecânicas

As origens de bursites condicionadas por causas mecânicas podem ser sobretreinamento (p. ex., reações a cargas excessivas, como microlesões recidivantes por meio da irritação provocada pelo atrito), traumatismo direto (traumatismos por impacto ou pancada com sangramento para dentro da bolsa = hemobursa), assim como erros bioquímicos do desenvolvimento (por deposição de metabólitos, p. ex., cálcio).

Com um atrito crônico, instala-se uma inflamação, que leva a uma secreção de líquidos dentro da bolsa sinovial, trazendo consigo um edema doloroso.

Exemplos típicos: a bolsa subacromial do ombro e a bolsa sinovial na região do tendão do calcâneo (em região retrocalcânea ou superficial).

Bursites de origem tóxica

Essa forma de bursite pode ocorrer como uma reação, acompanhando inflamações ou processos degenerativos de tendões causados por produtos inflamatórios. Ela ocorre principalmente em atletas mais velhos que praticam jogos de rebater (p. ex., tênis, *squash*, *badminton*) e modalidades esportivas de arremesso (atletismo, handebol).

Exemplo típico: inflamação da bolsa sinovial sobre o tendão do músculo supraespinal na região da articulação do ombro.

Bursites de origem infecciosa

Esse tipo de bursite é provocado por bactérias que conseguem penetrar por via hematogênica (p. ex., advindas de dentes mal conservados), ou do meio externo, por meio de escoriações cutâneas ou queimaduras.

Exemplos típicos: as bolsas superficiais do joelho e cotovelo, associadas a modalidades esportivas com alta incidência de quedas e, com isso, maior perigo de escoriações/feridas infectadas, por exemplo, futebol, futebol americano, rúgbi ou handebol.

Sintomas

Edema elástico; rubor com calor regional; limitação dolorosa dos movimentos e distúrbios funcionais da articulação afetada; dor local à pressão; hematoma com flutuação; dor pulsátil, em determinadas circunstâncias, disseminação da inflamação com participação de linfonodos regionais.

Tratamento

Nas inflamações não bacterianas, o importante é impedir que se tornem crônicas. Para tal, demonstraram ser úteis: punção do hematoma seguida de instilação de corticosteroide; curativo compressivo e, se necessário, imobilização a curto prazo com tala ou gesso; tratamento local suplementar (pomada de ictiol e pomadas AINH); tratamento enzimático sistêmico; abstinência alcoólica no estágio agudo.

Glicocorticosteroides fluorados de difícil dissolução demonstraram ser apropriados para instilação local por apresentarem um efeito de depósito e concomitante redução de efeitos colaterais sistêmicos (p. ex., Supertendin-Depot N).

Uma bursite infectada sempre requer uma pronta abertura, drenagem cuidadosa, administração de antibióticos de ação sistêmica e imobilização do membro afetado (por cerca de 10 dias). Uma abordagem cirúrgica (extirpação da bolsa) pode estar indicada na sequência do tratamento caso as medidas conservadoras não surtam efeito.

Bainhas tendíneas

As bainhas tendíneas são bolsas sinoviais que formam pontes ou túneis entre as superfícies ósseas e que envolvem e conduzem os tendões na região dos fulcros (pontos de apoio). Sua função consiste em proteger os tendões nesses locais de desvio de desgaste precoce.

Inflamação da bainha tendínea
(Rieger/Grünert 2003, p. 133)

Na presença de cargas excessivas, pode ocorrer uma inflamação da bainha tendínea (tendovaginite).

Uma tendovaginite representa uma inflamação e um estado de irritação do tecido de deslizamento de um tendão, podendo ocorrer em função de uma sobrecarga aguda ou crônica na região dos tendões flexores, assim como dos tendões extensores. Trata-se de uma patologia frequente que pode afetar não somente atletas, como qualquer indivíduo. O exemplo mais conhecido é o "dedo em gatilho" em decorrência de uma tendovaginite estenosante (inflamação constritiva da bainha tendínea).

Diagnóstico

> Os principais sintomas são dores locais e um edema de extensão variável. Durante a palpação do local dolorido, às vezes é possível perceber um atrito, rangido ou crepitação.

Tratamento

> Repouso é o princípio de tratamento mais importante. Vale dizer: "movimentar, sim; cansar, não!"

Além disso, são aplicados géis/pomadas anti-inflamatórios sob uma bandagem elástica. A curto prazo, também pode ser prescrito o uso de uma tala gessada ou de material sintético por cerca de uma a duas semanas para imobilização.

Com aparecimento agudo e tratamento consequente, o prognóstico é bom. Porém, evoluções arrastadas provocadas por tratamento inadequado e o retorno precoce à atividade e aos esforços também são possíveis.

Ossos e cartilagens sesamoides

Ossos sesamoides são porções ósseas ou partes de cartilagem sesamoide ou cartilagens incrustadas nos tendões. Exemplo: o maior osso sesamoide do ser humano é a patela, que atua como fulcro ou ponto de apoio do músculo quadríceps femoral. Uma cartilagem sesamoide pode ser encontrada no tendão do músculo fibular longo no local onde este se curva ao redor da borda lateral do pé.

Ossos e cartilagens sesamoides absorvem grandes pressões exercidas sobre um tendão em locais nos quais as bainhas tendíneas são insuficientes.

Fáscias (envoltórios musculares)

Fáscias são envoltórios compostos de tecido conjuntivo cartilaginoso, que podem envolver um músculo ou um grupo muscular, mantendo-o na posição correta e, assim, sempre pronto para o uso. Às vezes, essas fáscias também servem como locais de origem ou inserção para outros músculos.

Por meio de traumatismos externos (pancadas, equimoses etc.), pode ocorrer a formação de uma síndrome compartimental aguda ou crônica.

Capítulo 3

Principais sistemas articulares

Tronco

O tronco, do ponto de vista funcional, apresenta duas tarefas predominantes: é o envoltório protetor de diversos sistemas orgânicos e forma a base para os movimentos dos membros e para a postura da cabeça. Para assegurar a postura ereta do corpo ou tronco, a coluna vertebral é submetida a uma tensão dinâmica por meio da musculatura abdominal e das costas (Fig. 3.1).

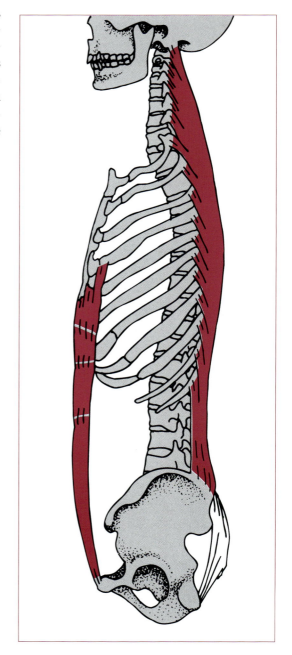

Figura 3.1 A musculatura do tronco como sistema de tensão para a manutenção da postura ereta do corpo.

Aparelho locomotor passivo do tronco

O esqueleto do tronco é composto pela coluna vertebral e pela caixa torácica, assim como pelo cíngulo do membro inferior.

Estrutura óssea da coluna vertebral

A coluna vertebral consiste em 33 a 34 segmentos ósseos, as vértebras. São elas:

7	vértebras cervicais
12	vértebras torácicas
5	vértebras lombares
5	vértebras sacrais
4-5	vértebras coccígeas
33-34	vértebras no total

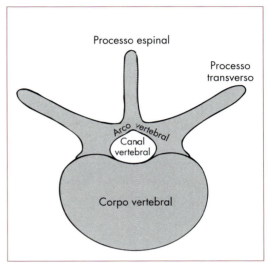

Figura 3.2 Representação esquemática da estrutura e forma de uma vértebra em vista superior.

As vértebras sacrais estão fundidas, formando um osso único, o osso sacro, e as vértebras coccígeas formam o osso coccígeo ou cóccix.

Todas as vértebras apresentam uma estrutura padronizada – corpos vertebrais, arco vertebral, processos espinais e transversais, pequenas articulações vertebrais –, mas em alguns locais apresentam alterações típicas em sua forma, na dependência das cargas de pressão às quais são submetidas (ver Fig. 3.2) e das necessidades anatômicas e fisiológicas específicas.

Somente as duas primeiras vértebras cervicais (atlas e áxis) não fazem parte desse esquema geral.

Corpo vertebral

O elemento de sustentação é o corpo vertebral. Na região cervical, sua superfície básica é retangular; na região torácica, ela é triangular; e na região lombar, em forma de feijão (Fig. 3.3).

A capacidade de carga dos corpos vertebrais depende de seu teor em sais minerais. Com a idade, ocorre uma rarefação das estruturas esponjosas e, com isso, redução da capacidade de carga dos corpos vertebrais. A Tabela 3.1 fornece uma visão geral da resistência dos corpos vertebrais à pressão durante o envelhecimento.

A resistência dos corpos vertebrais à carga aumenta de cima para baixo. Treinamento físico com carga axial aumenta a resistência dos corpos vertebrais à carga.

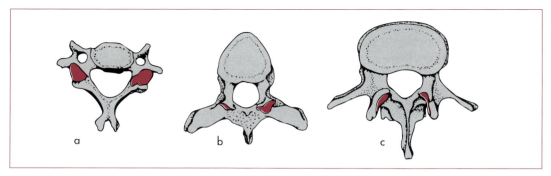

Figura 3.3 A forma da superfície vertebral basal nos diferentes segmentos da coluna vertebral: a) segmento vertebral cervical; b) segmento vertebral torácico; c) segmento vertebral lombar.

Tabela 3.1 Resistência à pressão dos corpos vertebrais com a idade (Weh, Brassow, Kranz, 1983, p. 8-12)

Idade [anos]	Resistência à pressão [N/mm²]
44	5,8
65	2,9
68	2,1
82	1,9

Disco intervertebral

Entre os 24 corpos vertebrais pré-sacrais encontra-se um disco intervertebral, que tem a função de amortecedor.

Os discos intervertebrais reunidos completam aproximadamente ¼ do comprimento total da coluna vertebral (Herget, 2000, 179). Apresentam um formato aproximadamente de cunha, e sua espessura aumenta em sentido craniocaudal como decorrência do aumento de carga axial.

Discos intervertebrais apresentam placas cartilaginosas não porosas, que são fixadas às placas terminais dos corpos vertebrais com uma camada de cálcio dotada de poros estreitos, os quais servem para nutrição.

Os discos intervertebrais consistem em um núcleo gelatinoso (núcleo pulposo) e um anel fibroso (ânulo fibroso).

O anel fibroso forma a maior parte do disco intervertebral e consiste em lamelas anelares e espirais de fibras cartilaginosas e tecido conjuntivo que penetram para cima e para baixo nas placas cartilaginosas da vértebra vizinha. Com isso, os corpos vertebrais obtêm uma ligação firme entre si (ver Fig. 3.4).

O anel fibroso é composto de proteoglicanos, água, gel e de fibras colágenas. Essas fibras apresentam um trajeto espiralado e oblíquo em direção ao eixo longitudinal da coluna vertebral e, com isso, promovem uma inibição de movimentos excessivos entre as vértebras. O anel fibroso é capaz de resistir sem problemas à pressão do núcleo

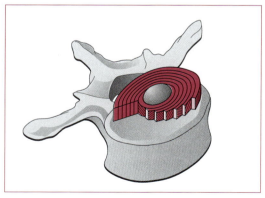

Figura 3.4 A estrutura do disco intervertebral com núcleo gelatinoso central e anel fibroso periférico (Debrunner, 1983, p. 379).

pulposo submetido à carga, desde que esteja em perfeito estado, uma vez que consiste em muitas camadas concêntricas de cartilagem fibrosa, semelhantes às fibras encontradas na madeira compensada. Essas camadas de cartilagem fibrosa são dispostas em cruz, da mesma maneira que as da madeira compensada. Na região anterior, o anel fibroso está unido de maneira frouxa com o ligamento longitudinal anterior; na região posterior, está unido ao ligamento longitudinal posterior, o que confere ainda mais segurança à coluna vertebral.

> A principal função do anel fibroso consiste em atuar contra as forças de tensão da coluna vertebral, que se apresentam na compressão, torção, extensão e flexão da coluna vertebral.

O núcleo gelatinoso serve como distribuidor da pressão durante o alongamento e a flexão da coluna vertebral. Durante a flexão para a frente, o núcleo gelatinoso migra para trás; durante a extensão para a frente e durante o movimento lateral, para o lado oposto.

Nos jovens, o núcleo gelatinoso é repleto de líquido, em decorrência de sua alta concentração de glicosaminoglicanos, que possuem uma grande capacidade de ligação com a água. Ele apresenta somente poucas células, necessárias para a renovação e reposição dos proteoglicanos. Com o avançar da idade, o núcleo gelatinoso perde cada vez mais água: o teor de água cai de mais de 85% para cerca de 70% nos indivíduos idosos. Com isso, sua resistência biomecânica à carga diminui mais e mais.

O núcleo gelatinoso dos discos intervertebrais, com seu alto teor de água, tem grande importância para a carga de movimento que atua sobre a coluna vertebral. Ele é deformável, mas não compressível. Assim, atua como ponto de rotação entre dois corpos vertebrais vizinhos, como uma "articulação esferóidea".

> A grande importância da função amortecedora do núcleo gelatinoso está fundamentada na transmissão hidrodinâmica equilibrada das forças de flexão e pressão da coluna vertebral sobre os corpos vertebrais e sobre o aparelho ligamentar. Com isso, não se formam picos de tensão nocivos, e fortes contusões são absorvidas de maneira suave por esse sistema de amortecimento.

Portanto, o disco intervertebral representa a porção de união cartilaginosa entre dois corpos vertebrais, absorve a carga do órgão-eixo (coluna vertebral) como um amortecedor e transmite sua mobilidade.

Os discos intervertebrais e seus corpos vertebrais vizinhos formam uma unidade funcional que serve para a estabilização de cada segmento de movimento e, com isso, de toda a coluna vertebral. Qualquer distúrbio dentro desse segmento anatômico leva a distúrbios funcionais da coluna vertebral e, frequentemente, a dores significativas. Essas dores podem ser oriundas da coluna vertebral, assim como podem ser causadas por espasmos reflexos da musculatura das costas. Com o desenvolvimento da marcha em posição ereta, o disco intervertebral perde sua irrigação sanguínea. Os vasos sanguíneos são substituídos por cicatrizes. Quando um anel fibroso se rompe junto a essas cicatrizes, é possível que o tecido gelatinoso do núcleo pulposo seja pressionado para dentro do anel fibroso, desencadeando um abaulamento para a frente (protrusão) ou um deslizamento para a frente (prolapso) que, dependendo da localização e do grau de gravidade (Figs. 3.5 e 3.6), podem levar a estados dolorosos típicos.

Lesões típicas do disco intervertebral provocadas por sobrecarga

Degeneração do disco intervertebral

Na degeneração do disco intervertebral ocasionada pela sobrecarga durante a prática esportiva ou por outras sobrecargas de pressão ou cisalhamento, ocorre uma redução da altura desses discos intervertebrais em decorrência de fenômenos de desgaste. Isso leva, por sua vez, a uma redução da tensão do aparelho ligamentar longitudinal e, com isso, ao afrouxamento do segmento de movimento vertebral. As alterações posturais dos corpos vertebrais associadas a isso geralmente são acompanhadas de uma estenose dos forames intervertebrais, levando a aprisionamento ou irritação dos nervos que por eles saem, podendo causar diversos estados dolorosos (Fig. 3.5).

A causa principal de uma degeneração de discos intervertebrais é um fluxo insuficiente de substâncias nutritivas, condicionado inicialmente por uma redução da permeabilidade das placas cartilaginosas terminais e por uma rarefação dos vasos intervertebrais.

Degeneração acentuada do tecido do disco intervertebral com degeneração da placa cartilaginosa adjacente e osteosclerose na região das placas básicas do corpo vertebral e das placas de cobertura são denominadas osteocondrose intervertebral. Nesse caso, ocorre uma redução dos espaços intervertebrais e deformação dos corpos vertebrais com formação de saliências nas bordas.

Lesões dos discos intervertebrais como desarranjo interno e uma protrusão temporária (ver Fig. 3.6b), provocam estados dolorosos reversíveis. Elas ocorrem principalmente na região lombar da coluna vertebral na forma de lombalgias. Nesse caso, as raízes nervosas podem ser afetadas de tal forma que desencadeiam dores com irradiação segmentar. Por sua vez, irritações mais acentuadas das raízes nervosas com déficits neurológicos geralmente se devem a um prolapso (Fig. 3.6c-f). O prolapso consiste em fissuras no anel fibroso (ânulo fibroso) do disco intervertebral.

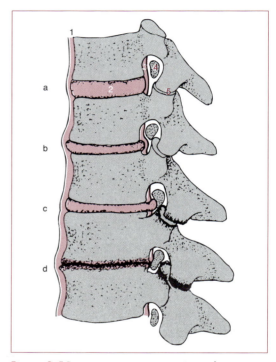

Figura 3.5 Representação esquemática dos processos na degeneração do disco intervertebral (1 = ligamento longitudinal anterior; 2 = disco intervertebral; 3 = ligamento longitudinal posterior; 4 = raiz nervosa dentro do forame intervertebral; 5 = articulação intervertebral). a) Condições normais na região intervertebral; b) alteração da ligação intervertebral com perda da altura, afrouxamento do aparelho ligamentar, alteração do forame intervertebral (local de saída do nervo), erro de sobrecarga das superfícies interarticulares e protrusão discal em direção à raiz nervosa; c) prolapso do núcleo gelatinoso do disco intervertebral (núcleo pulposo) para trás, exercendo pressão sobre o nervo; d) degeneração do disco intervertebral levando à aproximação das placas de coberturas vizinhas, formação de bordas serrilhadas e protuberâncias nos corpos vertebrais e nas articulações intervertebrais deformadas (Pitzen e Rässler, 1973).

O prolapso do disco intervertebral é no mínimo dez vezes mais frequente na região lombar da coluna vertebral que na região cervical. Os discos intervertebrais entre os corpos da quarta e quinta vértebras lombares, assim como na região da transição lombossacral – trata-se do segmento mais sobrecarregado de toda a coluna vertebral – completam mais de 90% dos prolapsos discais lombares.

Em princípio, protrusão discal e prolapso discal representam somente uma acentuação diferente do material discal protruso. Como já foi dito, a maioria dos prolapsos discais lombares ocorre entre as vértebras lombares IV e V e o osso sacro, de modo que a compressão das raízes nervosas L5 e S1 é a mais frequente.

A Figura 3.7 mostra as áreas cutâneas com distúrbios típicos de sensibilidade ou irradiação dolorosa característica.

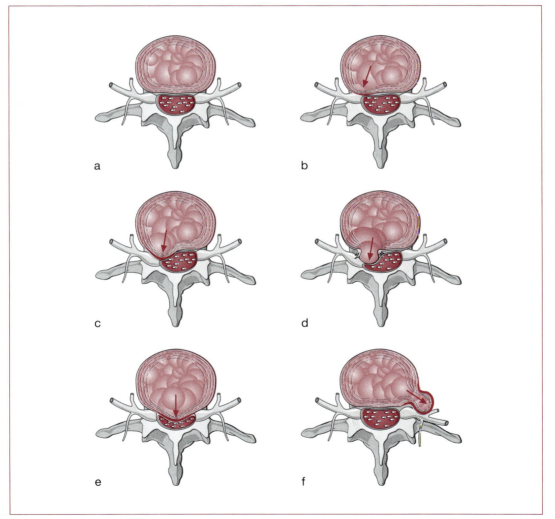

Figura 3.6 Graus de gravidade das lesões dos discos intervertebrais lombares (Schirmer, 2000, p. 549).

O fato de a sintomatologia, em especial das compressões de raízes nervosas, frequentemente ser bastante diversificada se deve à possibilidade de variações entre a relação espacial, a protrusão discal (abertura lateral para a saída de cada nervo) e a raiz nervosa. Assim, pequenas protrusões discais com condições ósseas muito estreitas podem levar a sintomas consideráveis, enquanto prolapsos discais acentuados ou até mesmo no caso de sequestros de partes do disco (Fig. 3.6d) podem provocar poucos sintomas desde que o canal espinal seja proporcionalmente mais amplo (Schirmer, 2000, p. 549).

Tratamento

Se houver somente uma síndrome dolorosa sem déficits neurológicos, recomenda-se repouso, compressas quentes no local e medicação analgésica e anti-inflamatória. Caso se instalem paralisias agudas, por vezes acompanhadas de súbita analgesia, somente um procedimento cirúrgico é capaz de evitar danos irreparáveis à raiz nervosa comprimida.

A importância que um disco intervertebral intacto tem para a resistência à carga do eixo esquelético, a coluna vertebral, é evidenciada no exemplo a seguir: quando um braço estendido (alavanca de braço de cerca de 75 cm) segura um peso de 10 kg, na região da coluna lombossacral, a coluna vertebral, por meio dos extensores das costas (que possuem uma alavanca de cerca de 5 cm), precisa equilibrar um peso de 150 kg, uma vez que a relação entre o braço de carga e o braço de força é de 15:1. Esse peso total, no qual não está incluído o peso

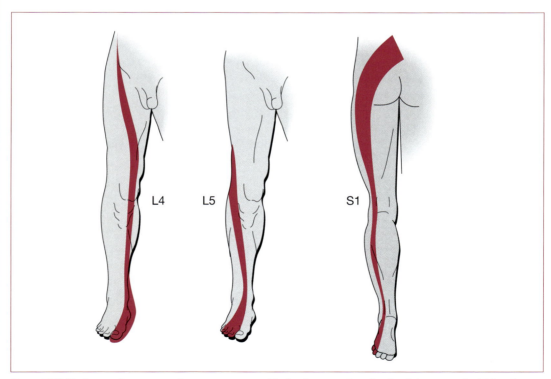

Figura 3.7 Síndrome de compressão nervosa na região lombar com irradiação dolorosa e distúrbios de sensibilidade característicos (adaptado de Schirmer, 2000, p. 551).

de outras partes corpóreas, que também se encontram no ponto de rotação, pesa sobre o disco intervertebral ou é por ele absorvido. Se o disco estiver destruído, essa força de pressão atua diretamente sobre o corpo vertebral.

Os resultados mais abrangentes de mensurações de resistência à carga dos discos intervertebrais podem ser encontrados nos casos de pressão intradiscal e pressão sobre implantes para estabilização da coluna vertebral (Rohlmann et al., 2001, p. 120).

A resistência dos discos intervertebrais depende bastante da posição da coluna vertebral. A Figura 3.8 mostra que a pressão sobre o disco intervertebral lombar aumenta consideravelmente de acordo com diversas posições corpóreas.

É preciso notar que as medidas da pressão intradiscal representam somente uma medida para a carga do pilar anterior da coluna vertebral ou do disco intervertebral e fornecem pouca informação sobre a carga das pequenas articulações do arco vertebral. Porém, vale lembrar que dentre todos os valores de mensurações, a pressão intradiscal talvez seja aquela que melhor reflete a carga sobre a coluna vertebral (Rohlmann/Wilke/Mellerowicz et al., 2001, p. 118).

Como mostra a Figura 3.9, para muitas posições corpóreas e exercícios, o momento de flexão no fixador que é capaz de medir cargas sobre implantes *in vivo* e a pressão intradiscal coincidem, desde que os valores determinados possam ser relacionados ao

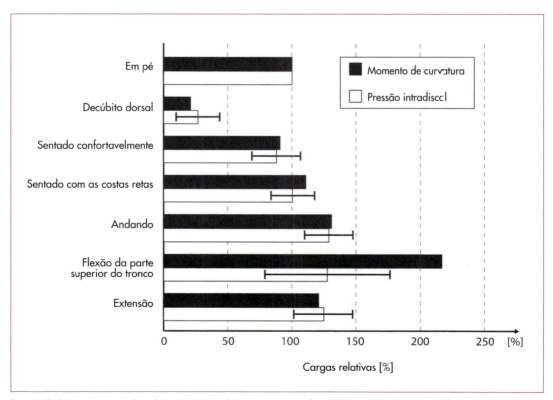

Figura 3.8 Pressão intradiscal e momentos de curvatura nos fixadores vertebrais para diferentes cargas cotidianas relacionados aos valores na posição em pé (Rohlmann/Wilke/Mellerowicz et al., 2001, p.120).

valor correspondente durante a postura em pé.

A pressão discal média para a posição em pé é de 0,50 MPa (aqui determinada como 100%).

A Figura 3.9 mostra que diversas atividades esportivas, por exemplo, pular corda, saltos de trampolim ou *jogging*, levam a um aumento considerável da carga que atua sobre a coluna vertebral.

O valor máximo de 460% foi medido com um levantamento inadequado de um engradado de bebidas de 19,8 kg. Saltos leves sobre um trampolim provocaram uma pressão máxima de 240%; saltos altos, uma carga de 380%. Pular corda sem grande esforço resultou em uma carga de 240%. *Jogging* executado com sapatos adequados, aumento da carga para valores de 170%, um dos motivos pelos quais pessoas com artrose avançada de joelho deveriam evitar esse tipo de carga (Rohlmann/Wilke/Mellerowicz et al., 2001, p. 121).

Como também se pode concluir a partir da Figura 3.9, verificam-se valores consideravelmente mais altos com cargas dinâmicas. Por esse motivo, durante cargas esportivas (p. ex., no levantamento de peso), deve-se prestar

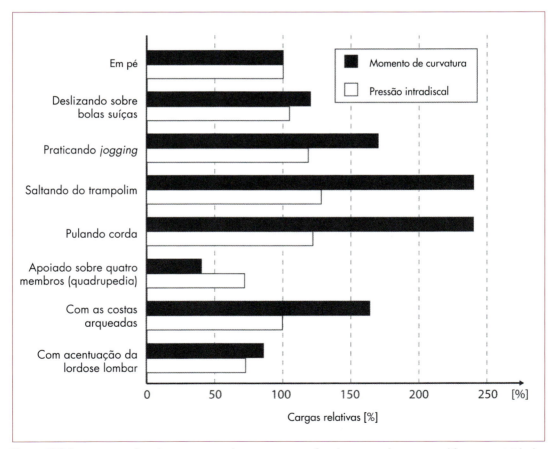

Figura 3.9 Pressão intradiscal e momentos de curvatura nos fixadores vertebrais para diferentes atividades esportivas relacionados aos valores na posição em pé (Rohlmann/Wilke/Mellerowicz et al., 2001, p.121).

atenção para que a execução do movimento seja feita com a técnica adequada, uma vez que ela leva a uma melhor distribuição de cargas na região dos discos intervertebrais (ver Fig. 3.10).

> Observação: uma musculatura abdominal e lombar forte protege a coluna vertebral e é capaz de fazer com que o disco intervertebral seja predominantemente submetido à pressão, um tipo de carga que em laboratório não foi capaz de provocar hérnia discal. A única condição de carga com a qual um prolapso discal pode ser experimentalmente provocado em laboratório é uma combinação alta de carga com compressão, estenose lateral e flexão (Rohlmann et al., 2001, p. 122).

Como foi possível verificar em estudos biomecânicos, a altura de um disco intervertebral diminui na dependência de duração da carga axial e de sua intensidade. Disso resulta um encurtamento da coluna vertebral, associado com perda da estabilidade do segmento de movimento. Principalmente cargas estáticas a longo prazo estimulam o aumento da carga de impacto nas placas terminais dos corpos vertebrais e no anel fibroso, pela redução da capacidade de deformação dos discos intervertebrais. Além disso, ainda promovem uma esclerose das placas terminais, assim como fissuras no anel e na borda dos corpos vertebrais.

Se, após a carga, a coluna vertebral tiver tempo suficiente para se recuperar, os discos intervertebrais atingirão novamente sua altura e capacidade de carga originais.

Entre o vigésimo e quinquagésimo ano de vida, um disco vertebral submetido a uma carga axial apresenta a menor redução em altura nessa época da vida, ele trabalha de modo mais eficiente, e a musculatura vertebral atua pouco de modo compensador (Köller, Mühlhaus e Hartmann, 1983, p. 13-8).

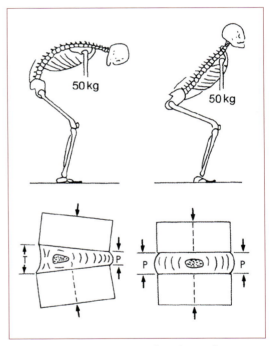

Figura 3.10 A carga exercida sobre o disco intervertebral durante o levantamento de um peso de 50 kg com as costas flexionadas e retas; P = pressão, T = tração (Münchinger; in Junghans, Schmort, 1968, p. 22).

Arcos vertebrais e processos

No corpo vertebral encontra-se, na região dorsal, o arco vertebral, que circunda o canal vertebral dentro do qual se encontra a medula espinal. Do arco vertebral saem vários processos:

Processos transversos

Os dois processos transversos dirigidos lateralmente sustentam as costelas na região torácica, fundem-se na região lombar com os rudimentos de processos transversos, formando os processos costais, e, na região cervical formam os forames transversários (um canal pelo qual trafegam vasos).

Processos articulares superior e inferior

As vértebras se articulam por meio de processos articulares superiores e inferiores. Os processos articulares intervertebrais têm como função predominante a condução, obtendo uma estabilidade adicional na região dos arcos dorsais por meio de ligamentos (Fig. 3.20) e musculatura (Fig. 3.38). Além disso, servem também para o amortecimento de forças que atuam sobre a coluna vertebral.

Como mostra a Figura 3.11, as forças que atuam em sentido axial sobre a coluna vertebral são predominantemente absorvidas pelo disco intervertebral ou pelo corpo vertebral. Porém, com um componente de pressão ventral, as pequenas articulações vertebrais também participam da carga. A extensão desse componente de pressão depende, entre outras coisas, da inclinação da placa de cobertura no plano horizontal, assim como da posição das facetas (Hille, Schulitz, 1983, p. 25).

Como mostra a Figura 3.12, as pequenas articulações vertebrais são sobrecarregadas de forma não fisiológica durante a hiperextensão da coluna vertebral. Portanto, cargas

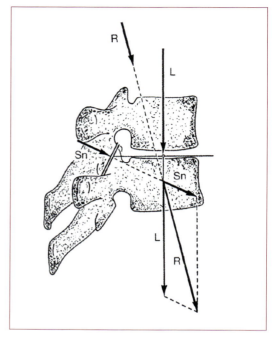

Figura 3.11 A função das articulações do arco vertebral junto às forças de ação axial com impacto ventral: ocorre a decomposição de uma força R reivindicadora (resultante) em um componente longitudinal L, que é absorvida pelo disco intervertebral e corpo vertebral, assim como um componente Sn normal em relação à faceta articular é absorvido pela articulação do arco vertebral. Transição entre os segmentos T_4/T_5 (Kummer, 1983, p. 23).

de compressão axiais nessa postura devem ser evitadas ao máximo durante a prática de esportes.

Com extensão e flexão normais da coluna vertebral, a L_4 inclina-se somente no ponto de rotação F, situado dentro do disco intervertebral. Ao mesmo tempo, as facetas articulares de L_4 e L_5, que estão em contato entre si, deslizam uma sobre a outra. Com uma extensão mantida, o ponto de rotação já não se encontra mais dentro do disco intervertebral e sim na porção dorsal da vértebra, na região da articulação intervertebral. Ao mesmo tempo, o disco intervertebral é distendi-

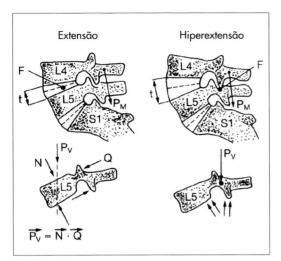

Figura 3.12 A carga da porção interarticular da lâmina em hiperextensão (Jacob, Suzawa; in: Hackenbroch et al., 1983, p. 91).

do por meio do ponto de rotação situado em posição dorsal. Nesse estado, o disco intervertebral já não é mais capaz de absorver forças axiais e a força axial precisa ser transmitida exclusivamente pelo local de contato entre o processo articular inferior de L4 e a porção interarticular de L5. Além disso, no sentido de uma sobrecarga, o fato de que, com o deslocamento dorsal do ponto de rotação F e o encurtamento do braço de alavanca da musculatura eretora da coluna, são necessárias maiores forças axiais para manter esse segmento em equilíbrio. Portanto, não é de admirar que 40% dos atletas de modalidades nas quais aparecem grandes forças axiais na posição de hiperlordose (levantadores de peso, lutadores, judocas, contorcionistas, lançadores de dardo e nadadores do estilo borboleta) apresentem uma espondilólise.

É importante chamar a atenção também para a falta de equilíbrio e para a perda de pontos na ginástica artística de alto nível, durante a saída do salto sobre o cavalo com to-

mada de equilíbrio: para evitar esse passo de amortecimento, é preciso fazer uma hiperextensão da coluna vertebral, o que leva à sobrecarga das pequenas articulações vertebrais anteriormente descrita.

Processo espinal

O processo espinal dirigido posteriormente serve como inserção para uma série de músculos dorsais longos e curtos, assim como para ligamentos. A configuração resistente dos processos espinais indica as forças de alavanca necessárias nessa região para manter a coluna vertebral em uma postura ereta.

As diversas posições dos processos articulares ou do processo espinal nos segmentos isolados da coluna vertebral influenciam consideravelmente as possibilidades de movimento da coluna vertebral (Fig. 3.19).

Ao todo, é possível verificar que a parte anterior da coluna vertebral (por meio do corpo vertebral) serve como pilar de sustentação; a parte média (por meio do canal vertebral formado pelo arco vertebral) serve como porção de proteção para a medula espinal; e a parte posterior (com os diversos processos), como o sistema de alavanca, serve para a mobilidade da coluna vertebral.

As duas primeiras vértebras cervicais, atlas e áxis, que apresentam uma estrutura diferente, requerem abordagem diferenciada (ver p. 115).

Forma da coluna vertebral

A coluna vertebral humana não é reta e, em segmentos isolados, apresenta curvaturas características no plano sagital: a lordose cervical (dobrada para a frente), a cifose torácica (dobrada para trás), a lordose lombar e a cifose sacral. Essas curvaturas estão relacionadas com a postura de marcha ereta do ser humano. A lordose cervical serve para amortecimento da cabeça; a lordose lombar, para o amortecimento do tronco (Fig. 3.13).

Curvaturas mais acentuadas no plano frontal (curvaturas laterais) são chamadas escolioses e são patológicas.

Deformidades da coluna vertebral

A forma normal da coluna vertebral, com suas curvaturas características, pode apresentar deformidades congênitas ou adquiridas típicas decorrentes de erros posturais. A Figura 3.14 mostra as formas da coluna segundo Staffel, que representam deformidades em direção sagital da coluna vertebral.

Cifose

Na curvatura da coluna vertebral existe um aumento da cifose torácica sem inclinação concomitante da pelve para a frente (com aumento da lordose). Assim, trata-se, com frequência, de um erro postural condicionado pela musculatura (déficit de movimentação, má postura crônica ao se sentar e decorrentes de assentos para leitura muito baixos). No entanto, pode-se tratar também de um erro de postura crônico, condicionado pelo esporte.

Em algumas modalidades esportivas, como tênis ou natação, é relativamente frequente o desenvolvimento de uma cifose torácica mais acentuada e, com isso, de uma hiperlordose concomitante da região cervical da coluna vertebral, levando a sobrecarga típica da musculatura na região cervical posterior e na transição das regiões cervical e torácica da coluna vertebral.

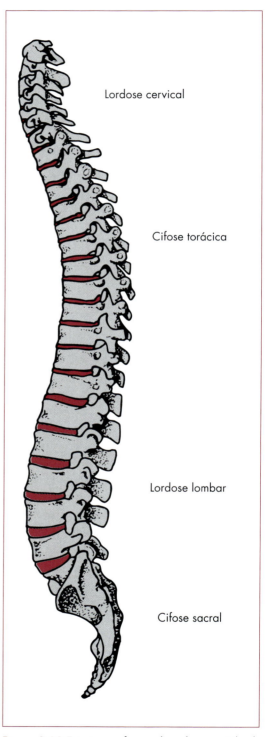

Figura 3.13 Estrutura e forma da coluna vertebral.

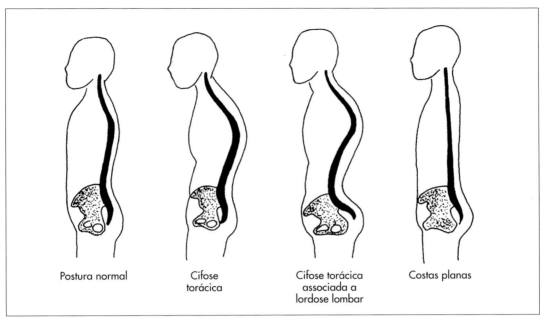

Figura 3.14 Classificação de posturas segundo Staffel (Heipertz, 1972).

Finalmente, pode-se tratar também de um retardo de crescimento ou de um distúrbio do crescimento dos corpos vertebrais, a chamada doença de Scheuermann (também denominada cifose juvenil).

Doença de Scheuermann (cifose juvenil)

Durante a fase de crescimento, cerca de 30% dos jovens apresentam distúrbios do desenvolvimento da coluna vertebral com ossificações mais ou menos acentuadas na região das placas vertebrais básicas e das placas de cobertura (Fig. 3.15).

Esses distúrbios do crescimento levam à formação de uma cifose fixa juvenil causada por uma formação de vértebra em cunha – pode ser encontrada em mais de 80% dos jovens afetados –, principalmente na região do ápice da cifose (nesse caso, a vértebra torácica VIII é a mais frequentemente afetada).

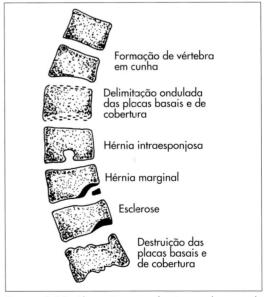

Figura 3.15 Alterações vertebrais na doença de Scheuermann. Fraturas discais levam à formação de hérnias intraesponjosas (nódulos de Schmorl) ou, com fraturas discais próximas à margem (hérnias marginais), ocorrem avulsões marginais, aumento da formação de vértebras em cunha e destruição das placas basais e de cobertura (Schmidt, 1972).

> Observação: se os corpos vertebrais apresentarem variantes de formas radiologicamente comprovadas, é preciso evitar sobrecargas da coluna vertebral até seu amadurecimento, tendo em vista os retardos de maturação associados. Modalidades esportivas com altas cargas axiais (p. ex., levantamento de peso, saltos de trampolim ou ginástica artística com aparelhos) devem ser evitadas, assim como movimentos intensivos de flexão e extensão da coluna vertebral (p. ex., remo ou nado borboleta).

No entanto, não há nada contra um fortalecimento da musculatura das costas e da musculatura abdominal com alívio da coluna vertebral (p. ex., trabalho com halteres curtos na posição deitada): uma musculatura do tronco fortalecida colabora consideravelmente para a estabilização da coluna vertebral!

Cifose torácica associada a acentuação da lordose lombar

Nessa alteração existe cifose torácica associada à acentuação da lordose lombar e à inclinação da pelve em sentido ventral. A inclinação da pelve para a frente deve-se, geralmente, a uma musculatura abdominal fraca. Desequilíbrios musculares de outros músculos com inserção na pelve (Fig. 3.16) assim como uma série de fatores biomecânicos (inclinação dos acetábulos do quadril para a frente, contratura dos músculos flexores do quadril, deslizamentos vertebrais, entre outras coisas) também podem levar a isso (Rieder, Kuchenbecker, Rompe, 1986, p. 209).

Costas planas

Nas costas planas existe achatamento do arco sagital da coluna vertebral e um levantamento concomitante da pelve (decorrentes da contratura dos músculos iliocrurais que estendem o quadril). As costas planas ou retificadas frequentemente têm origem familiar. Com o achatamento da curvatura, ocorre uma redução da via de amortecimento e, com isso, uma redução da resistência dinâmica da coluna vertebral. A estática desfavorável e a redução da alavanca muscular também favorecem a instalação de fenômenos de insuficiência muscular (Rieder, Kuchenbecker, Rompe, 1986).

Desvio de postura lateral (escoliose)

Uma deformidade da coluna vertebral no plano frontal é denominada escoliose. Leves

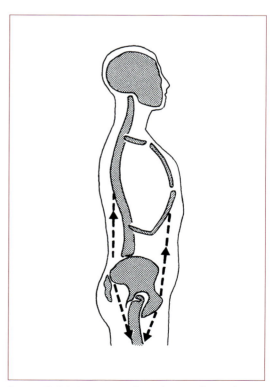

Figura 3.16 A posição da pelve na dependência de diversos grupos musculares que fazem inserção junto à pelve.

desvios laterais temporários ou definitivos ocorrem em qualquer indivíduo.

Somente em 10% dos indivíduos na posição em pé, o sacro, como base da coluna vertebral, apresenta-se reto em imagens radiológicas e as pernas têm o mesmo comprimento. Em somente 10%, a coluna vertebral é "reta como uma vela" (Rieder, Kuchenbecker, Rompe, 1986). A Figura 3.17 mostra desvios das curvaturas fisiológicas normais da coluna vertebral no plano frontal.

Somente uma deformidade lateral permanente da coluna vertebral, com torção concomitante dos corpos vertebrais, pode ser denominada escoliose patológica. A correção por meio de exercícios ativos para normalização da coluna vertebral não é possível.

Todos os desvios posturais aqui apresentados perturbam a estrutura geral altamente diferenciada do eixo esquelético da coluna vertebral e, a longo prazo, levam a distúrbios na região das estruturas passivas e ativas de estabilização e sustentação. Uma coluna com desvio postural não só leva a relações de tensão muscular completamente alteradas em todo o tronco, mas também é capaz de influenciar negativamente a capacidade do sistema cardiopulmonar.

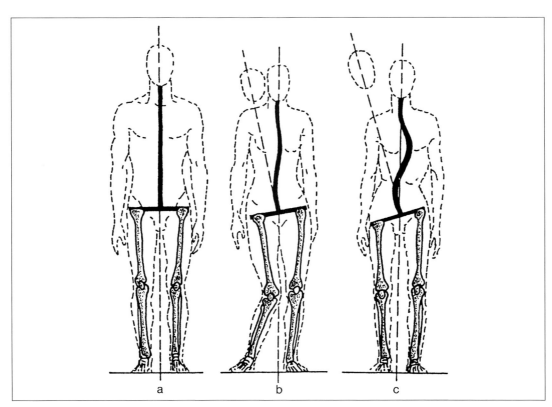

Figura 3.17 Variações dos desvios fisiológicos normais da coluna vertebral no plano frontal. a) Postura normal; b) escoliose aparente como consequência de uma postura corporal mais confortável; c) escoliose verdadeira (encurtamento do membro inferior direito) (Tittel, in: Kuhn, 1979, p. 86).

Um apanhado geral da "curva vital" da coluna vertebral é apresentado na Figura 64.

A Figura 3.18 mostra que no período de crescimento, principalmente durante o estirão de crescimento puberal, as zonas de crescimento, ou seja, as placas de cobertura dos corpos vertebrais, representam o ponto mais fraco do segmento da coluna vertebral. Doenças correspondentes, como a doença de Scheuermann e escolioses se apresentam neste momento. O esforço desfavorável da coluna vertebral nos longos períodos sentados durante a vida escolar é especialmente desfavorável nesse caso.

Na meia-idade, o anel fibroso representa o ponto mais fraco. Hérnias discais (protrusões e prolapsos) são doenças características nessa faixa etária.

Finalmente, na idade mais avançada, o corpo vertebral desmielinizado induzido pelo déficit crônico de movimento típico da idade situa-se no centro das causas que levam a queixas: ocorrem deformidades e fraturas do corpo vertebral.

Mobilidade da coluna vertebral

A mobilidade da coluna vertebral é determinada pelas pequenas articulações vertebrais, que apresentam um desenvolvimento variável nas regiões vertebral cervical, torácica e lombar da coluna vertebral (Fig. 3.19).

As possibilidades de movimento nas articulações vertebrais isoladas são limitadas, mas o somatório dos movimentos isolados fornece uma mobilidade global considerável.

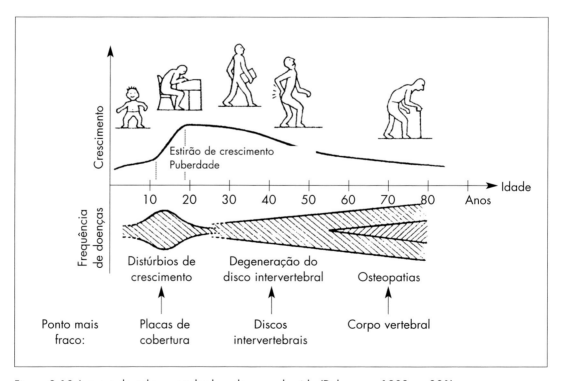

Figura 3.18 A curva da coluna vertebral no decorrer da vida (Debrunner, 1983, p. 381).

Capítulo 3 Principais sistemas articulares 97

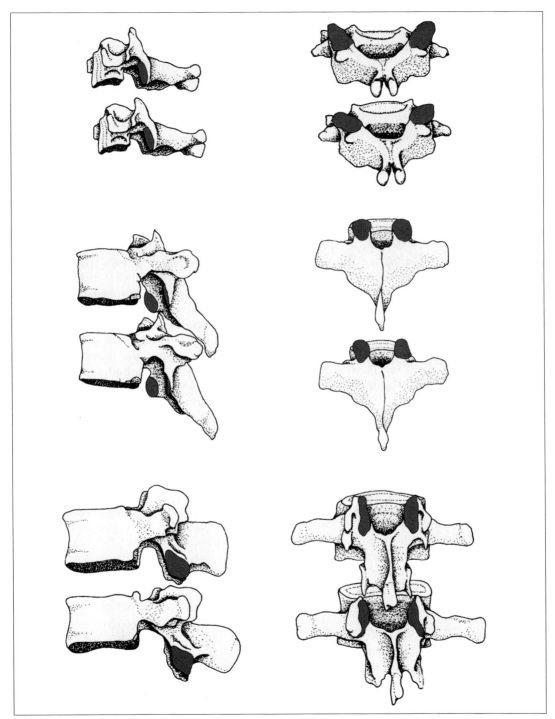

Figura 3.19 Estrutura e posição das pequenas articulações vertebrais em vistas lateral e dorsal na região cervical (ao alto), torácica (no centro) e lombar (abaixo) da coluna vertebral. As superfícies articulares foram representadas em cinza-escuro.

Estrutura das articulações vertebrais

Na região cervical da coluna vertebral, as superfícies articulares são quase planas e inclinadas para a frente de modo ligeiramente oblíquo.

Como as cápsulas articulares são muito flácidas e os processos espinais não apresentam uma ação inibidora do movimento relacionado a seu discreto ângulo de inclinação, são possíveis movimentos de rotação, flexão e extensão, assim como inclinações laterais.

> Por esse motivo, a região cervical é o segmento mais móvel da coluna vertebral.

Na região cervical da coluna, a articulação occipício-C1 é responsável por 50% da flexão e extensão, e a articulação C1-C2, por 50% da rotação (Micheli/Mintzer, 1998, p. 709).

Em função das características biomecânicas, as cargas principais que atuam sobre a região cervical da coluna vertebral se concentram nos segmentos articulares C5-C6 e C6-C7. Alterações degenerativas dos discos intervertebrais e das pequenas articulações vertebrais ocorrem principalmente nessas regiões.

Na região torácica da coluna, as superfícies articulares assumem uma posição íngreme, um pouco anguladas umas em relação às outras. Assim, elas possibilitam principalmente movimentos de torção, que, no entanto, são um pouco limitados pelo aparelho capsular mais firme e pelas costelas. De qualquer modo, são possíveis movimentos de inclinação lateral, assim como movimentos de flexão e extensão. Porém, a hiperextensão da região torácica da coluna é bastante reduzida pela sobreposição dos processos espinais e seus acentuados ângulos de inclinação.

Lesões na região torácica da coluna vertebral decorrentes de sobrecargas são relativamente raras como decorrência de sua estrutura especial e função: os 12 corpos vertebrais torácicos são apoiados pelas costelas T1-T10 e pela disposição das facetas de suas pequenas articulações vertebrais.

Na região lombar da coluna vertebral, as superfícies articulares assumem uma posição praticamente vertical e apontam umas para as outras, o que faz com que os processos articulares inferiores praticamente se "encaixem" com os processos articulares superiores da vértebra vizinha. Esse fato impossibilita movimentos de rotação na região; movimentos laterais de inclinação somente são executáveis em pequena escala. Tal limitação de movimentos serve para assegurar a manutenção da postura corporal e a marcha bípede. A hiperextensibilidade, por sua vez, é excelente (p. ex., na execução da estrela), muito boa para a capacidade de flexão da região lombar da coluna vertebral. O movimento de extensão e flexão é apoiado pela disposição horizontal dos processos espinais, que permite momentos amplos no plano sagital e, além disso, oferece bons pontos de alavanca para a forte musculatura da região lombar da coluna.

Regiões da coluna vertebral responsáveis pela mobilidade da região lombar – e, portanto, mais vulneráveis ao desgaste – situam-se na região da base de L3-L4, assim como da ligação L5 e S1.

> A maioria das lesões por sobrecarga ocorre na região das pequenas articulações vertebrais.
>
> Resumindo, pode-se verificar que a variação de movimento da coluna vertebral diminui de cima para baixo, em decorrência do aumento da carga estática e das necessidades de estabilidade que isso origina.

Aparelho ligamentar da coluna vertebral

A mobilidade da coluna vertebral é, em parte, consideravelmente limitada por ligamentos firmes. Nos lados anterior e posterior dos corpos vertebrais trafegam, como ligamentos longitudinais, os ligamentos longitudinais anterior e posterior; entre os arcos vertebrais, os ligamentos amarelos; entre os processos espinais, os ligamentos interespinais; de ponta a ponta do processo espinal, os ligamentos supraespinais; e, finalmente, entre os processos transversais, os ligamentos intertransversais (Fig. 3.20).

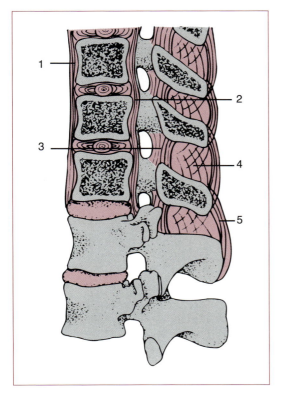

Figura 3.20 O aparelho ligamentar da coluna vertebral (as três primeiras vértebras em corte longitudinal): 1 = ligamento longitudinal anterior; 2 = ligamento longitudinal posterior; 3 = ligamentos amarelos; 4 = ligamentos interespinais; 5 = ligamentos supraespinais.

A coluna vertebral entra em contato com o osso sacro (que faz parte do cíngulo do membro inferior) por meio da vértebra lombar V ou último disco articular.

Resumo das funções da coluna vertebral

- Função de sustentação: para que o tronco não desabe, formando uma massa disforme, ele necessita de uma estrutura de sustentação, assim como as demais partes do corpo. Essa função é assumida principalmente pelos corpos vertebrais.
- Função de proteção: o sistema nervoso central é a parte mecanicamente mais vulnerável do organismo, uma vez que os seus processos de cura são limitados. O cérebro e a medula espinal estão envolvidos por ossos protetores (ossos do crânio ou arcos vertebrais).
- Função de amortecimento: como o cérebro não é vulnerável somente a traumatismos diretos, mas também a impactos de ação indireta e direta, a coluna vertebral apresenta discos intervertebrais que agem como amortecedores de pressão e impacto.
- Função de movimento: a mobilidade da coluna vertebral não é necessária somente para o amortecimento, mas também para a atividade dos órgãos internos. Respiração, processo de digestão dos alimentos e gestação condicionam alterações de volume das mamas e na cavidade abdominal, às quais a coluna vertebral tem de se adaptar. Finalmente, a manutenção do equilíbrio ao ficar em pé, andar e correr também requer movimentos compensatórios da coluna vertebral.

Estrutura óssea do cíngulo do membro inferior

O cíngulo do membro inferior representa uma estrutura abobadada, na qual os ossos planos que participam de sua formação passam por um reforço da moldura. O cíngulo do membro inferior é composta pelos dois ossos do quadril – formados pela fusão do ilíaco, ísquio e púbis – e do osso sacro, por meio do qual a coluna vertebral forma uma união firme com o anel pélvico (Fig. 3.21).

A forma da pelve apresenta diferenças evidentes entre os sexos, que se explicam pelas necessidades do processo do parto: a pelve feminina é mais larga e ampla, apresenta uma posição menos íngreme e possui entrada e saída mais largas e profundas. A função do cíngulo do membro inferior consiste em absorver a carga do tronco (Fig. 3.22) e promover uma ligação com os membros inferiores.

Ligações articuladas e aparelho ligamentar do cíngulo do membro inferior

Os ossos do quadril estão unidos ao osso sacro por meio de duas anfiartroses (articulações sacroilíacas) e entre si por meio da sínfise, uma sincondrose.

O aparelho ligamentar – mais desenvolvido na região dorsal que ventral – apresenta uma disposição das estruturas ligamentares e fibrosas em direção às linhas de carga dominantes (Fig. 3.23).

Caixa torácica (tórax)

Na região da coluna vertebral, o tórax encontra-se entre os dois polos terminais cabeça-pescoço e quadril-osso sacro.

O tórax situa-se entre essas duas regiões que, por um lado, caracterizam-se por suas amplas possibilidades de movimentação (cabeça e pescoço), por sua função motora e por

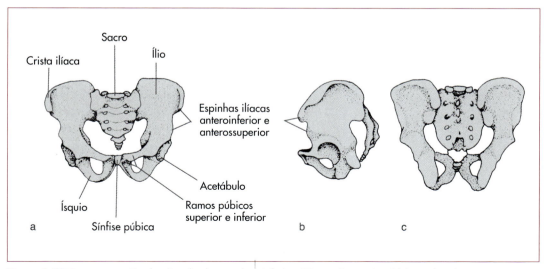

Figura 3.21 Representação do cíngulo do membro inferior. Vistas a) anterior, b) lateral e c) posterior.

sua grande importância na gesticulação e força de expressão; e, por outro lado, por uma limitação crescente da mobilidade (quadril-osso sacro) – no sentido de uma base firme para a manutenção da marcha em postura ereta.

Para o aparelho locomotor do tronco, o tórax desempenha um papel intermediário entre o polo superior e o inferior, os quais ele une do ponto de vista da dinâmica de movimento. Além disso, ele tem uma função de proteção para órgãos vitais e, em suas excursões rítmicas de movimento, apoia o processo respiratório.

O tórax é composto por 12 vértebras, 12 pares de costelas e o esterno. As sete primeiras costelas estão diretamente unidas ao esterno por suas terminações cartilaginosas; as cinco costelas restantes estão ligadas indiretamente com o esterno por pontes cartilaginosas ou não fazem ligação com ele.

A mobilidade do tórax é possibilitada pelas articulações das costelas (articulações costovertebrais), que permitem movimentos de rotação das costelas e, como isso, a importante ampliação ou redução de tamanho do tórax (Fig. 3.24), tão importantes para o processo respiratório. Tendo em vista o escopo deste livro, não será feita uma descrição detalhada dessas articulações.

Musculatura respiratória (incluindo a musculatura respiratória auxiliar)

Tendo em vista a importância da respiração e da técnica respiratória e as possibilidades de apoio à respiração em todas as modalidades de resistência ou demais exigências cardiopulmonares, serão citados brevemente os diversos tipos de respiração – as respirações torácica e abdominal e as musculaturas respiratória e respiratória auxiliar.

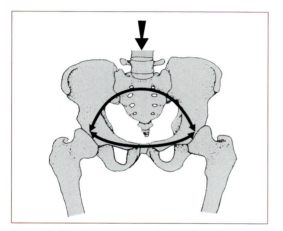

Figura 3.22 A estrutura em forma de abóbada do cíngulo do membro inferior com a representação esquemática da distribuição de pressão (Töndury).

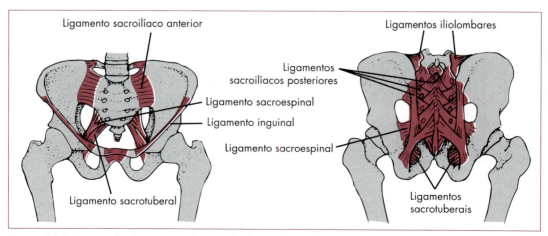

Figura 3.23 O aparelho ligamentar do cíngulo do membro inferior: a) ventral; b) dorsal.

Respiração torácica

Na respiração torácica, as costelas são levantadas durante a inspiração e abaixadas durante a expiração.

Como mostra a Figura 3.24, a cavidade torácica pode ser ampliada com a elevação das costelas em diâmetro sagital assim como no transversal: neste caso, trata-se da posição em inspiração.

Quando as costelas são abaixadas, esses dois diâmetros diminuem. Nesse caso, a posição é de expiração. Uma expiração mais profunda ocorre pelo tracionamento ativo do tórax para baixo, por meio dos músculos abdominais.

A verdadeira musculatura respiratória

Músculos intercostais externos

No espaço intercostal, esses músculos se dirigem da região superior posterior até a região inferior posterior, até o limite entre osso e cartilagem; depois disso, as placas musculares se tornam membranosas. Os músculos se originam na parte externa das costelas e atuam como levantadores das costelas, sendo por isso considerados músculos inspiratórios.

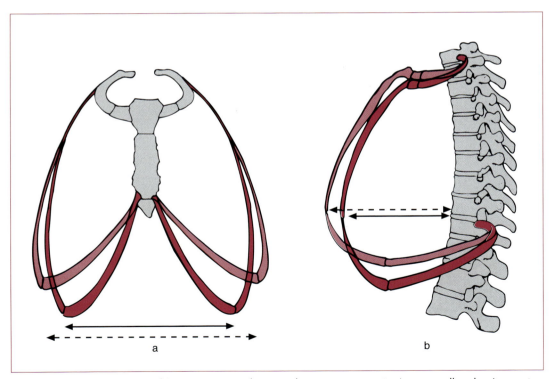

Figura 3.24 a) Vista anterior; b) vista posterior do tórax durante a inspiração (em vermelho claro) e expiração (em vermelho escuro). Aumento do diâmetro transversal (a) e sagital (b) durante a inspiração.

Músculos intercostais internos

Os músculos se originam no lado interno das costelas e se dirigem do ângulo costal até o esterno; cruzam em ângulo quase reto com os músculos intercostais externos. Essa placa muscular também continua como uma aponeurose, mas na região posterior. Como a inércia apoia o abaixamento do tórax e durante a inspiração é preciso trabalhar contra ela, os músculos intercostais externos, os levantadores, são mais desenvolvidos que os músculos intercostais internos, os abaixadores.

Tendo em vista a direção de suas fibras, os músculos intercostais podem ser considerados prolongamentos da musculatura abdominal interna ou oblíqua externa.

Entre ambas as placas musculares existe um canal pelo qual trafegam vasos e nervos (Fig. 3.25).

Os músculos intercostais são apoiados por uma série de outros músculos respiratórios:
- músculo transverso do tórax;
- músculos subcostais;
(Ambos os músculos encontram-se na região interna do tórax e atuam na expiração.)
- músculos levantadores das costelas.

Os músculos serráteis posteriores superior e inferior são músculos inspiratórios. Por um lado, esses músculos participam da inspiração por meio do levantamento das costelas (músculo serrátil posterior superior) ou da expiração por seu abaixamento e, por outro lado, participam do alongamento do músculo eretor da espinha ou da extensão do tronco (Fig. 3.26).

> Observação: em caso de necessidade (p. ex., após uma corrida de 400 m), a respiração torácica recebe um apoio da chamada musculatura respiratória auxiliar. Com o cíngulo do membro superior fixo (braços apoiados), todos os músculos levantadores das costelas auxiliam na inspiração; por exemplo, os músculos peitorais maior e menor, serrátil anterior, esternocleidomastóideo e escalenos. A expiração é auxiliada por todos os músculos abaixadores das costelas, como os músculos iliocostal, quadrado do lombo e os abdominais.

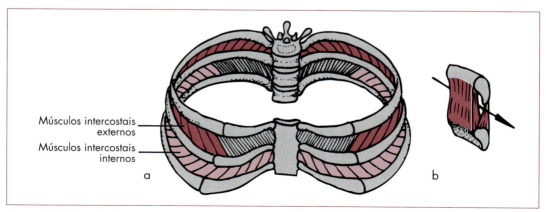

Figura 3.25 a) Músculos intercostais externos e internos; b) representação do canal situado entre eles e os vasos e nervos que nele trafegam.

Respiração abdominal

Além da respiração torácica, existe um segundo tipo de respiração, a respiração abdominal. Ela tem essa denominação porque os movimentos respiratórios são visíveis na parede abdominal anterior.

O motor da respiração abdominal é o diafragma, que tem sua origem no esterno, da superfície interna das seis costelas inferiores e do processo transverso da primeira vértebra lombar, inserindo-se em forma de abóbada em uma aponeurose (centro tendíneo) (Figs. 3.27 e 3.29).

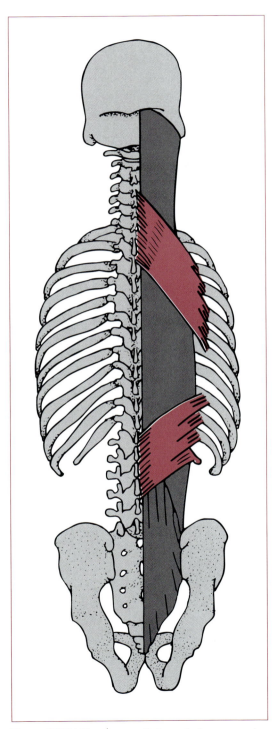

Figura 3.26 Músculos serráteis posteriores superior e inferior (Rohen, 1979).

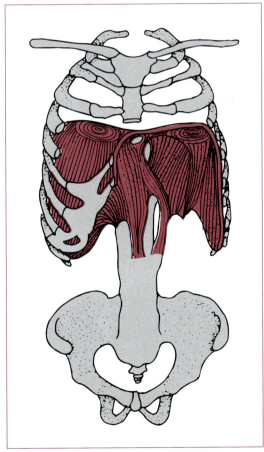

Figura 3.27 O diafragma e suas diversas porções.

O diafragma é o músculo respiratório mais importante. Apesar de representar menos de 0,5% do peso corporal, é o único músculo esquelético indispensável à vida. Com a carga esportiva, sua irrigação aumenta em cerca de cinco vezes.

A contração do diafragma pressiona os órgãos abdominais para baixo, levando a um abaulamento da parede abdominal anterior –, possibilitando assim a inspiração. Quando os músculos abdominais – antagonistas do diafragma – se contraem, o diafragma é empurrado para cima, ocorrendo a expiração.

De modo geral, é impossível separar a respiração torácica e abdominal em sua função comum; elas trabalham em conjunto, com intensidades diversas.

As Figuras 3.28 e 3.29 fornecem uma visão geral resumida da respiração torácica e abdominal.

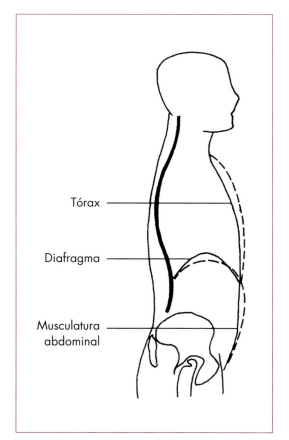

Figura 3.28 As alterações do diâmetro torácico e abdominal durante a expiração (linha contínua) e inspiração (linha tracejada).

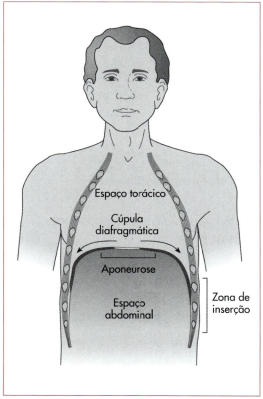

Figura 3.29 Diafragma com a cúpula diafragmática e a aponeurose como cilindro elíptico, separando o espaço abdominal do espaço pulmonar e aumentando o espaço torácico por meio de sua contração.

Aparelho locomotor ativo do tronco

Como já mencionado, o tronco recebe uma tensão dinâmica por meio da musculatura abdominal e dorsal, que, com suas fibras musculares dispostas em direções diversas, permitem um jogo de movimentos bastante diferenciado.

A musculatura abdominal é composta por músculos com grande superfície que, entre outras coisas, têm a função protetora de cobrir os órgãos abdominais; esses músculos estão dispostos entre o tórax e a borda pélvica superior. A musculatura dorsal, por sua vez, é mais segmentada, sendo composta por um grande número de músculos mais curtos e mais longos.

Musculatura abdominal

Musculatura da parede abdominal anterior e lateral

A musculatura abdominal lateral é composta por três músculos que estão ligados ao músculo reto do abdome, ventralmente situado, por meio de placas tendíneas. Essas placas tendíneas envolvem o músculo reto e, assim, encontram uma fixação anterior. Posteriormente, estão ancoradas à coluna vertebral por meio da fáscia toracolombar – esta envolve a musculatura dorsal com um folheto anterior e outro posterior (Fig. 3.30).

Músculo reto do abdome (Figs. 3.31 e 3.32)

- **Origem:** V-VII cartilagem costal (processo xifoide do esterno).
- **Inserção:** osso púbico.
- **Inervação:** nervos intercostais.
- **Função:** quando a pelve está fixa, o músculo traciona o tronco para a frente (p. ex., na flexão do tronco para a frente a partir de uma posição deitada com as pernas fixas). Quando o tórax está fixo, o músculo eleva a pelve (p. ex., durante a suspensão na barra); para tal, ele é apoiado por outros músculos. Na presença de uma inervação unilateral, ele inclina o tronco para o lado. Finalmente, o músculo ainda participa da contração abdominal e da expiração.

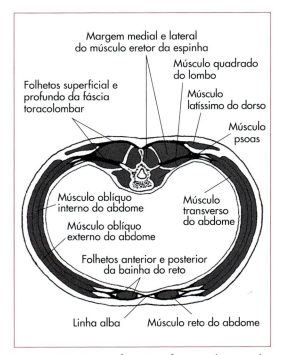

Figura 3.30 A estratificação e fixação da musculatura abdominal, representada em corte transversal do tronco. A "linha alba" representa o local de sutura ou cruzamento da bainha muscular abdominal.

O músculo reto do abdome, com sua inserção no osso púbico, desempenha um papel importante para a manutenção da postura da pelve e, com isso, participa indiretamente da curvatura da região lombar da coluna vertebral: se ele não for bem desenvolvido, a pelve se inclina para a frente, e a coluna vertebral lombar passa por uma lordose progressiva, o que pode levar à formação de uma cifose torácica com lordose lombar. Juntamente com os músculos citados a seguir, o músculo reto do abdome, com sua tensão, protege as vísceras abdominais de lesões ou um impacto. Um impacto inesperado sobre uma parede abdominal relaxada pode levar a uma ruptura hepática ou intestinal.

Músculo oblíquo externo do abdome (Fig. 3.33)

- **Origem:** superfície externa da V-XII costela.
- **Inserção:** crista ilíaca, ligamento inguinal, tubérculos púbicos, "linha alba".
- **Inervação:** nervos intercostais, nervo ílio-hipogástrico, nervo ilioinguinal.
- **Função:** com inervação bilateral, ele apoia o músculo reto do abdome durante a flexão do tronco para a frente. Na contração unilateral, ele inclina o tronco para o lado ou gira o tronco para o lado oposto, ou seja, o músculo oblíquo externo do abdome gira para a esquerda e vice-versa. Em todas as modalidades do atletismo

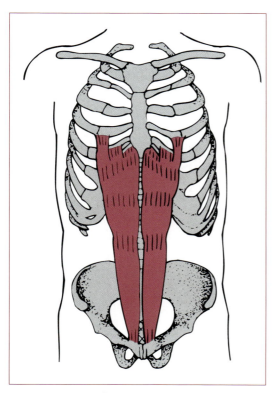

Figura 3.31 Músculo reto do abdome.

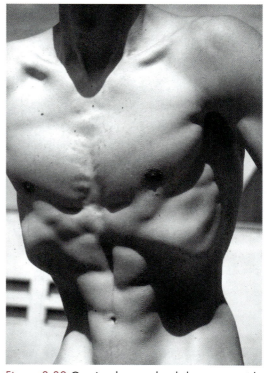

Figura 3.32 O músculo reto do abdome contraído de um alpinista profissional.

de arremesso e lançamento, o músculo participa da extensão em rotação do tronco.

Músculo oblíquo interno do abdome (Fig. 3.34)

- **Origem:** crista ilíaca, ligamento inguinal, aponeurose lombar.
- **Inserção:** IX-XII costela, linha alba.
- **Inervação:** igual ao músculo oblíquo externo abdominal.
- **Função:** com inervação bilateral, ele apoia a flexão do tronco para a frente; com inervação unilateral, inclina o tronco para o lado ou roda o tronco em direção ao lado contrário. Portanto, o músculo oblíquo interno do abdome atua na inclinação lateral, juntamente com o músculo oblíquo externo do abdome do lado oposto. Os músculos oblíquos interno e externo do abdome se cruzam em um ângulo de 90°.

Ambos os músculos também participam da contração abdominal e da expiração.

Músculo transverso do abdome (Fig. 3.35)

Esse músculo forma a camada mais profunda de todos os músculos abdominais.

- **Origem:** superfície interna da VII-XII cartilagem costal, aponeurose lombar, crista ilíaca.
- **Inserção:** linha alba.

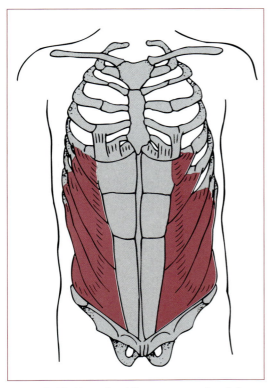

Figura 3.33 Músculo oblíquo externo do abdome.

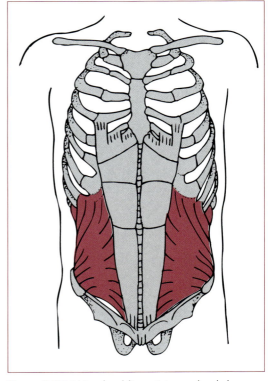

Figura 3.34 Músculo oblíquo interno do abdome.

- **Inervação:** nervos intercostais, plexo lombar.
- **Função:** a principal tarefa desse músculo está em sua atividade durante a contração abdominal; junto com outros músculos, ele também desempenha um papel na formação da cintura.

> Observando o conjunto da musculatura abdominal anterior e lateral, pode-se verificar que esses músculos largos e pouco articulados possibilitam um ajuste extremamente sutil dos movimentos do tronco por meio de seu trajeto de direção variável (vertical, diagonal e horizontal) e dos sistemas de tração que cruzam sobre as aponeuroses da parede abdominal.

Musculatura da parede abdominal posterior

O fechamento da parede abdominal posterior se dá predominantemente por meio do músculo quadrado lombar.

Músculo quadrado do lombo (Fig. 3.36)

- **Origem:** crista ilíaca.
- **Inserção:** XII costela, processo transversal da vértebra lombar.
- **Inervação:** nervos intercostais, plexo lombar.
- **Função:** com a contração bilateral, ele traciona o tronco para trás (p. ex., durante o arqueamento para trás) e apoia principalmente o músculo eretor da espinha (extensor dorsal). Com inervação unilateral,

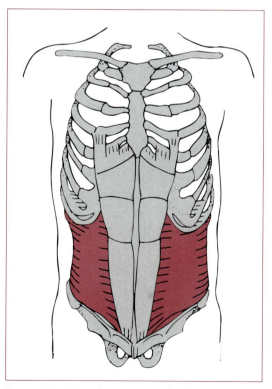

Figura 3.35 Músculo transverso do abdome.

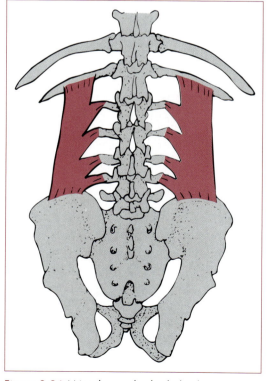

Figura 3.36 Músculo quadrado do lombo.

ele flexiona o tronco para o lado (juntamente com outros músculos) e é responsável pelo ajuste sutil da inclinação lateral do tronco.

Testes para determinação da força da musculatura abdominal

A musculatura abdominal faz parte dos grupos musculares que tendem ao enfraquecimento.

Os exercícios apresentados na Figura 3.37 (mais pesados em cima, mais leves embaixo) são apropriados para determinar a força da musculatura abdominal. A força dos músculos é boa quando o examinado consegue se erguer lentamente sem o impulso da posição de decúbito dorsal, com as articulações dos joelhos flexionadas (não mais que 60°) como na posição sentada. A força está diminuída quando é possível levantar-se somente com ajuda dos braços; a força é ruim quando é impossível se levantar (Schmidt et al., 1983, p. 276).

Como existe predomínio de fibras musculares abdominais de contração lenta, os exercícios abdominais devem ser treinados de forma correspondente à sua função por meio de ações lentas de movimento. Somente a partir de um nível de treinamento mais avançado, exercícios executados de maneira mais explosiva como o "canivete", entre outros, passam a ser praticáveis.

Traumatismo agudo da musculatura abdominal

Os esforços súbitos, por exemplo, movimentos explosivos de rotação do tronco durante mudanças de direção ou movimentos de tiro, arremesso, lançamento de disco ou de

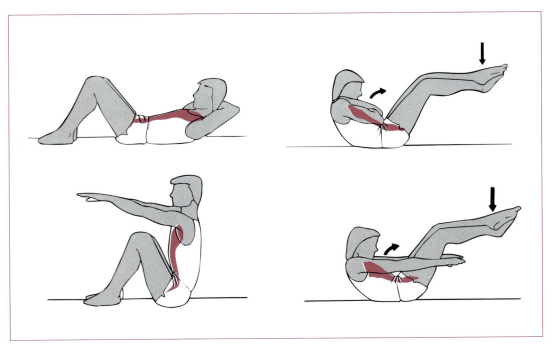

Figura 3.37 Teste para avaliação da força da musculatura abdominal (à esquerda). Exercícios para fortalecimento dos músculos abdominais retos e oblíquos (à direita).

dardo em competições ou saque em um jogo de tênis, podem levar a uma distensão da musculatura abdominal.

Sintomas típicos são dores fortes na região abdominal logo após o traumatismo, assim como dores ao tossir, espirrar, rir e na evacuação. Do ponto de vista terapêutico, dependendo do tamanho do problema ou da intensidade das dores, estão em primeiro plano o cessamento total de esforços (a prática de esportes não é permitida por até duas semanas), a redução de cargas, assim como evitar estímulos de alongamento (Maibaum et al., 2001, p. 32).

Musculatura dorsal

Os músculos dorsais intensamente articulados se originam dos arcos vertebrais e de seus prolongamentos. Diferenciam-se as camadas musculares superficiais planas – geralmente são músculos que atuam sobre os membros ou o cíngulo do membro superior (e, por isso, devem ser abordadas naquele tópico) – e os músculos próprios do dorso, cuja função principal é a extensão da coluna vertebral.

Músculos próprios do dorso

Os músculos próprios do dorso, que podem ser divididos em um trato medial e um trato lateral (Fig. 3.40), são presos aos processos espinais ou transversos da coluna pela fáscia toracolombar. Isso impede que, durante a extensão, a musculatura dorsal seja capaz de se soltar do tronco.

Trato medial

O trato medial situa-se no canal entre os processos espinais e transversos. Pode ser subdividido em um sistema espinal – ele envolve grupos musculares cujas origens e inserções estão limitadas à região do processo espinal –, um sistema transversoespinal – trafegam dos processos transversos para os espinais – e um sistema espinotransversal – nesse caso, trafegam dos processos espinais para os transversos.

No sistema espinal, diferenciam-se os músculos interespinais – que envolvem somente um segmento de movimento e que trafegam aos pares entre os processos espinais das regiões cervical e lombar – do músculo espinal, que forma arcos musculares que trafegam através de vários segmentos de processos espinais.

No sistema transversoespinal (ver Fig. 3.38) – também denominado músculo transverso espinal –, subdivide-se em ordem ascendente (os músculos mais curtos estão mais profundamente situados que os mais longos):
- músculos rotadores curtos e longos;
- músculo multífido;
- músculo semiespinal, que possui uma porção cefálica e uma porção cervical.

O sistema espinotransversal é formado pelos músculos esplênio da cabeça e esplênio do pescoço (ver Fig. 3.39).

Músculo esplênio da cabeça (músculo esplênio, porção cranial)

- **Origem:** processos espinais das vértebras torácicas superiores (T1-T3) e cervicais (C3-C7).
- **Inserção:** processo mastoide e linha nucal superior.
- **Inervação:** ramos posteriores dos nervos espinais C1-C5.
- **Função:** com inervação unilateral, o músculo esplênio da cabeça gira para o lado da

contração ou, com tensão bilateral, leva a cabeça para trás.

Músculo esplênio do pescoço (músculo esplênio, porção cervical)

- **Origem:** processos espinhosos de T3-T6.
- **Inserção:** processos transversos de C1-C6.
- **Inervação:** como o anterior.
- **Função:** com contração unilateral, o músculo esplênio do pescoço gira ou inclina a coluna vertebral cervical para o mesmo lado; com contração bilateral, ele inclina a cabeça em direção dorsal. Por meio de sua inserção junto ao atlas, o músculo ainda é capaz de atuar sobre a rotação da cabeça.

Trato lateral

Enquanto o trato medial consiste predominantemente em cadeias musculares de elos curtos, o trato lateral é formado, em sua maior parte, por conjuntos musculares longos.

O trato lateral, que, na região inguinal, une-se formando um potente trato muscular (o músculo eretor da espinha), é composto de duas partes, a saber: o músculo longuíssimo e o músculo iliocostal (Fig. 3.40).

Músculo longuíssimo

- **Origem:** dependendo de sua porção – cranial, cervical ou torácica –, este músculo se

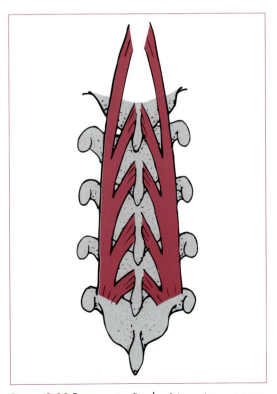

Figura 3.38 Representação do sistema transversoespinal.

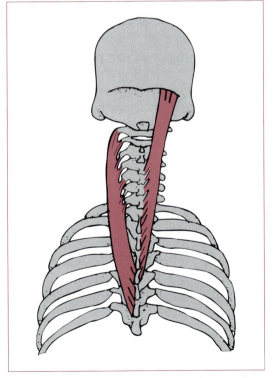

Figura 3.39 Músculos esplênios da cabeça (à direita) e do pescoço (à esquerda).

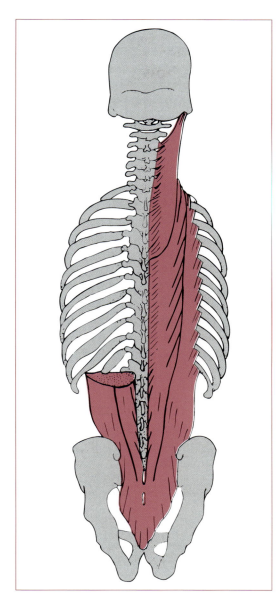

Figura 3.40 Músculo eretor da espinha com suas duas porções.

origina dos processos transversais de todas as vértebras, do osso sacro e da crista ilíaca.
- **Inserção:** a porção cranial se insere no processo mastoide; a porção cervical, nos processos transversos da região cervical da coluna vertebral; a porção torácica se insere nas costelas ou processos transversos das vértebras torácicas e lombares.
- **Inervação:** ramos dorsais dos segmentos de nervos espinais correspondentes.
- **Função:** na inervação unilateral, ocorre uma inclinação lateral das porções contraídas da coluna; com inervação bilateral, ocorre uma extensão dorsal.

Músculo iliocostal

- **Origem:** assim como o músculo precedente, dependendo de sua porção, ele também é composto por várias partes, a saber: parte cervical, torácica e lombar a partir da III até a XII costela, o osso sacro e a crista ilíaca.
- **Inserção:** em todas as 12 costelas e nos processos transversos das vértebras cervicais.
- **Inervação:** ver anterior.
- **Função:** como o músculo longuíssimo, esse músculo é responsável pela extensão ou inclinação lateral do tronco. Além disso, promove o abaixamento das costelas e, com isso, auxilia na expiração.

Quando o músculo eretor da espinha – também conhecido como músculo eretor do tronco – não está suficientemente fortalecido, pode ocorrer uma fraqueza postural progressiva na forma de uma "acentuação da lordose".
O músculo eretor da espinha (região lombar da coluna vertebral) faz parte dos grupos musculares que mais frequentemente estão encurtados (Tab. 3.5), o qual atua na acentuação do grau de lordose lombar. A capacidade de extensão desse músculo é boa quando a distância entre a testa e a patela situa-se entre 0 a 10%. Quando a distância é de 10 a 15 cm, existe um encurtamento leve do músculo, e, com mais de 15 cm, um encurtamento acentuado. Para combater o encurtamento, são

apropriados exercícios de alongamento como os apresentados na Figura 3.41 (à direita).

A extensão do tronco se dá pela contração bilateral dos grupos musculares anteriormente citados (sistema interespinal e transversoespinal, cordão muscular lateral).

Durante movimentos do tronco em plano sagital (flexões do tronco para a frente), o músculo eretor da espinha, em comparação com seu oponente, o músculo reto do abdome, apresenta, na região do segmento L5, um corte transversal mais alto (acima de 3,22 vezes) e também um volume muscular mais de duas vezes maior. O músculo reto do abdome, por sua vez, dispõe de um braço de força cerca de 30% mais longo (mulheres) ou 40% (homens) que o músculo eretor da espinha (Reid/Costigan in Denner, 1998, p. 28).

Para dar origem a grandes forças musculares, o músculo eretor da espinha dispõe de condições anatômicas e fisiológicas consideravelmente mais favoráveis, ao passo que o músculo reto do abdome dispõe de condições mecânicas muito mais favoráveis.

Avaliação resumida da função das musculaturas abdominal e dorsal

Por meio das musculaturas abdominal e dorsal, o tronco é submetido a uma tensão dinâmica que se adapta de modo extraordinariamente diferenciado a todos os movimentos dos membros e do tronco. A função principal desses sistemas musculares é assegurar a manutenção da postura corporal ereta. Assim, a coluna vertebral pode ser comparada a um mastro de barco que, por meio de um sistema de tensão correspondente, está ancorado verticalmente na pelve (Fig. 3.42).

Alterações de tensão em um local requerem alterações em todo o restante do sistema de ancoramento. Portanto, os sistemas das musculaturas abdominal e dorsal nunca reagem isoladamente, e sim, sempre como um todo.

A Figura 3.42 evidencia as diferenças na articulação da tensão anterior e posterior: a musculatura abdominal, em comparação com a musculatura dorsal, é pouco articulada.

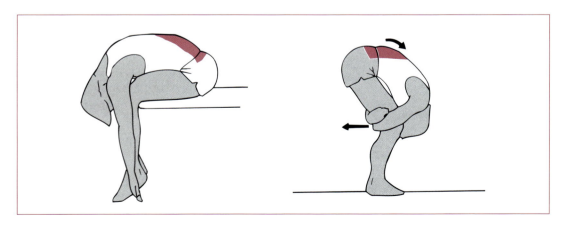

Figura 3.41 Teste para comprovar encurtamento do músculo eretor da espinha (porção lombar) (à esquerda). Exercício para alongamento (à direita).

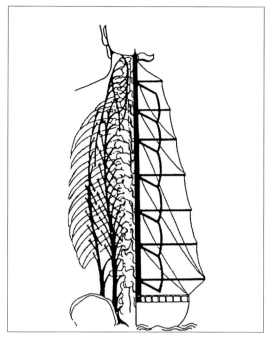

Figura 3.42 Modelo de mastro de barco do sistema de tensão da coluna vertebral.

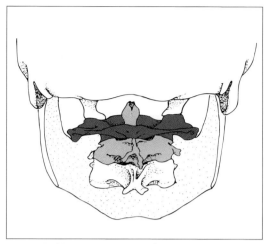

Figura 3.43 Representação da junção craniovertebral e seu sistema articular.

Ligações articuladas entre a coluna vertebral e o crânio

Ao contrário da região lombar da coluna vertebral, relativamente imóvel e firmemente ancorada no cíngulo do membro inferior, a região cervical da coluna vertebral, sobre a qual está assentada a cabeça como portadora dos órgãos sensoriais, apresenta uma mobilidade extraordinária em todas as direções de movimento. A variabilidade dos movimentos cefálicos é possibilitada por articulações especiais (ver Fig. 3.43).

Diferenciam-se uma articulação cefálica superior (articulação atlantoccipital) – nela os côndilos do osso occipital se articulam com as superfícies articulares correspondentes do atlas – e uma articulação inferior na qual encontram-se ligados de modo articulado a vértebra cervical superior, o atlas e o áxis.

Na articulação cefálica superior, somente são possíveis movimentos de inclinação da cabeça anteriores, posteriores e, em sentido mais restrito, também laterais. Na articulação cefálica inferior ocorrem os movimentos de rotação.

Como mostra a Figura 3.44, a estrutura das últimas duas vértebras cervicais diferencia-se consideravelmente das demais vértebras: no decorrer do desenvolvimento humano, o atlas cedeu seu corpo vertebral para o áxis, levando à formação de seu dente (dente do áxis). Com isso, o atlas se transformou em um anel capaz de girar ao redor do dente.

Aparelho ligamentar das articulações do crânio

Para que o dente do áxis não penetre na medula oblonga durante os movimentos da cabeça ou do pescoço, ele é fixado em sua posição por uma série de ligamentos. Entre os diversos ligamentos de fixação, será citado somente o ligamento transverso, que fixa o dente do áxis ao arco anterior do atlas, formando

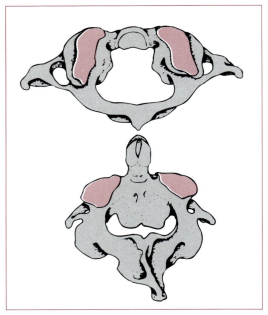

Figura 3.44 Representação do atlas (acima) e do áxis (abaixo).

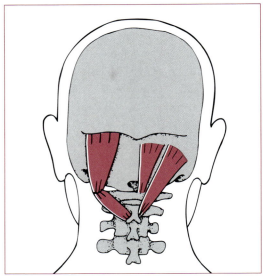

Figura 3.45 Aparelho muscular das pequenas articulações do crânio. Lado esquerdo: músculos oblíquos superior e inferior da cabeça; lado direito: músculos retos posteriores menor e maior da cabeça.

uma parte da articulação atlantoaxial mediana através de sua superfície interna coberta de cartilagem.

Músculos que atuam sobre a posição da cabeça

Como já foi citado, o crânio está unido ao tronco pela região cervical da coluna vertebral, que é extraordinariamente móvel. Tal mobilidade é importante, por um lado, para a orientação espacial e, por outro lado, para a capacidade individual de expressão. Um sistema de pequenos músculos poliarticulados desempenha um papel importante para a sustentação da cabeça: estes serão aqui apresentados na ilustração e não serão detalhados (ver Fig. 3.45).

No campo esportivo, a sustentação da cabeça não é importante somente para a orientação espacial ou para a direção diferenciada do movimento, por exemplo, nos saltos aquáticos ou saltos de trampolim, mas também na fixação da cabeça, por exemplo, na jogada de cabeça do futebol. Essa fixação da cabeça é atingida com auxílio de músculos maiores e mais potentes e se origina de uma tensão isométrica de todos os músculos que atuam sobre as articulações do crânio. Aqui, serão apresentados somente os mais importantes (Fig. 3.46).

Nas regiões lateral e anterior, o músculo esternocleidomastóideo é o mais proeminente.

Músculo esternocleidomastóideo (Fig. 3.47)

- **Origem:** esterno e clavícula.
- **Inserção:** processo mastoide e linha nucal superior.
- **Inervação:** nervo acessório e ramos do plexo cervical.
- **Função:** com a contração bilateral, ele inclina a cabeça fortemente para a frente; as-

sim, ele atua como um antagonista do músculo trapézio. Com inervação unilateral, ele inclina a cabeça para a frente, girando-a para o lado oposto. É um músculo que apoia a inspiração.

Os músculos escalenos – que estão parcialmente cobertos pelo músculo esternocleidomastóideo – influenciam indiretamente a postura cefálica por meio da região cervical da coluna vertebral. Diferenciam-se músculos escalenos anterior, médio e posterior. Estes se originam dos processos transversos das vértebras cervicais e fazem inserção nas duas primeiras costelas. Com uma inervação unilateral, inclinam a região cervical da coluna vertebral lateralmente; com inervação bilateral, apresentam uma ação elevadora do tórax, apoiando assim a inspiração.

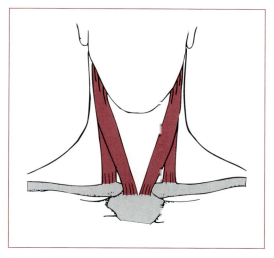

Figura 3.47 Músculo esternocleidomastóideo.

Traumatismos e lesões da coluna vertebral

A porcentagem dos traumatismos e lesões da coluna vertebral condicionados pelos esportes é de até 5%. Essa porcentagem e a relação entre traumatismos agudos e lesões por sobrecarga podem variar consideravelmente de acordo com o tipo de esporte (Menke, 2000, p. 125).

Os traumatismos agudos variam de distensões musculares a contusões, podendo chegar a fraturas na região dos corpos vertebrais, do arco vertebral ou dos processos transversos ou espinais.

As lesões da coluna vertebral por sobrecargas condicionadas pelo esporte são representadas, principalmente, pelas alterações degenerativas na região dos discos intervertebrais ou das pequenas articulações vertebrais que já foram discutidas anteriormente.

Além disso, podem existir defeitos no arco vertebral denominados espondilólise. Esses defeitos podem ser congênitos, decorrentes de traumatismos, ou podem aparecer como resul-

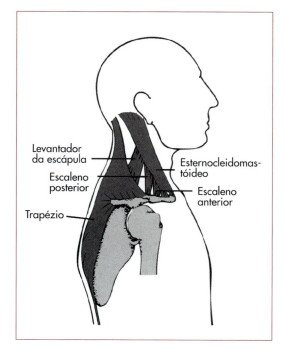

Figura 3.46 Visão geral dos mais importantes músculos superficiais do pescoço.

tado de fraturas por estresse durante sobrecargas, fazendo com que uma vértebra deslize anteriormente em relação à vértebra seguinte (Fig. 3.48). Isso é denominado deslizamento vertebral ou espondilolistese (Peterson/Renström, 1987, p. 257; Helal/King/Grange, 1992, p. 222; Maibaum et al., 2001, p. 206).

> Espondilólise e espondilolistese baseiam-se na formação de uma fenda na porção interarticular de uma vértebra.

> Observação: uma espondilolistese aparece de maneira mais precoce quanto mais jovem é o atleta. A vértebra lombar V é a mais frequentemente afetada. Nas modalidades esportivas com acentuação da hiperlordose e com forças de cisalhamento na região lombar a ela associadas, ocorre um aumento dos deslizamentos vertebrais; por exemplo, na ginástica artística durante a execução da estrela ou flic-flac, no lançamento de dardos durante a "execução do arco" antes do lançamento propriamente dito ou no jogo de golfe durante a execução do *swing*.

Os sintomas de uma espondilolistese podem ser dores e fraqueza na região lombar, principalmente após cargas. Eventualmente, desenvolvem-se sintomas isquiáticos em ambas as pernas, desencadeados por forças de tração e pressão sobre as raízes nervosas.

Do ponto de vista terapêutico, recomendam-se repouso e a descontinuidade dos exercícios desencadeantes. Eventualmente, recomenda-se a troca da modalidade esportiva. Na infância, recomenda-se, dependendo do grau de deslizamento, o uso de uma órtese para o tronco durante 6 a 12 meses.

Costas do jogador de golfe

O termo "costas do jogador de golfe" ou síndrome das regiões lombar e torácica da coluna vertebral, é uma dor lombar desencadeada pelas altas sobrecargas de torção na região lombar da coluna vertebral, assim como da região torácica da coluna vertebral, e que se baseia em diversas lesões da coluna vertebral que se desenvolvem a longo prazo (p. ex., bloqueios das pequenas articulações do arco vertebral, artroses das pequenas articulações do arco vertebral, alterações de-

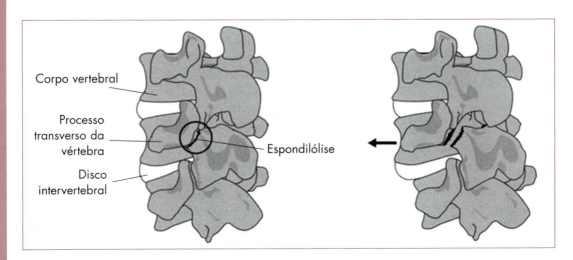

Figura 3.48 Espondilolistese (à direita) na sequência de uma espondilólise (à esquerda).

generativas dos discos intervertebrais etc.) (Maibaum et al., 2001, p. 67).

Uma síndrome da região torácica da coluna vertebral pode ser desencadeada por uma técnica defeituosa, principalmente por um erro na técnica de impulso, tal como lançamentos ao chão (principalmente em indivíduos não treinados e iniciantes). Uma síndrome da região lombar da coluna vertebral pode se desenvolver como decorrência de rotações alternadas do tronco durante o lançamento, inclinação duradoura para a frente durante unidades de treinamento mais prolongadas (grandes séries de curta distância) ou com uma hiperlordose constante na região lombar da coluna vertebral ao final do lançamento em séries de lançamentos à distância.

Sobrecargas unilaterais ou de um só membro também podem levar a problemas na região da coluna vertebral, assim como posturas específicas de um esporte mantidas por longo período, pois levam a desequilíbrios musculares unilaterais ou alterações posturais estereotipadas que atuam negativamente sobre a estática da coluna vertebral. Exemplos disso são a "cifose do nadador", a "cifose do tenista", a "cifose do ginasta" e a "cifose do esgrimista".

A cifose do nadador é a consequência a longo prazo de uma cifose duradoura específica da modalidade do nado peito, com encurtamento principalmente da musculatura torácica que, finalmente, leva à formação de uma cifose dorsal. O mesmo vale para a cifose do tenista, que pode se desenvolver como consequência da falta de um treinamento compensatório após anos de treinamento intensivo. Também nesse caso a predominância da musculatura ventral do tronco e da musculatura do ombro desempenha um papel decisivo (deve-se lembrar principalmente das musculaturas torácica e abdominal, mais solicitadas durante o serviço).

A cifose do ginasta é originada, por um lado, pelo desenvolvimento unilateral da musculatura torácica ocasionado pelo treinamento específico. Essa musculatura é especialmente solicitada ou treinada na ginástica artística na barra fixa ou com argolas. Por outro lado, trata-se de osteocondroses juvenis condicionadas por sobrecarga (distúrbios do crescimento das placas basais e de cobertura), que podem levar a deformidades dos corpos vertebrais, formação de vértebras em cunhas assimétricas e, finalmente, a erros de posicionamento permanentes de toda a estrutura da coluna vertebral no sentido de desenvolvimento de uma cifose (Helal/King/Grange, 1992, p. 219; Menke, 2000a, p. 202 e 2000b, p. 126).

A cifose do esgrimista é causada pela sobrecarga unilateral e assimétrica da coluna vertebral ocasionada pela manipulação da arma na mão dominante: o deslocamento do centro de gravidade para o lado da mão dominante do esgrimista deve ser compensado por uma inclinação lateral da coluna vertebral no sentido de uma escoliose. A longo prazo, isso pode levar a sobrecargas características na região dos músculos, assim como das estruturas ósseas e ligamentares da coluna vertebral. A decorrência disso pode ser o desenvolvimento de um erro postural definitivo – uma cifoescoliose ou uma cifose do esgrimista – principalmente na fase de crescimento (Menke, 2000, p. 189).

Em todas essas sobrecargas unilaterais, específicas para certas modalidades esportivas, deve-se cuidar preventivamente para que seja feito um treinamento compensatório focado ou um *cross-training* (Moran/McGlynn, 1997).

Membro superior

Cíngulo do membro superior

O cíngulo do membro superior fixa a articulação do ombro ao tronco fazendo assim uma ligação entre o membro superior e o tronco. O cíngulo do membro superior consiste em escápula, clavícula e esterno (Fig. 3.49).

Ao contrário do cíngulo do membro inferior, que une a coluna vertebral e o membro inferior de maneira relativamente rígida, o cíngulo do membro superior é um elo bastante móvel.

A capacidade de deslocamento do cíngulo do membro superior praticamente duplica o campo de movimento dos membros superiores. Isso é muito importante para a ampliação do espaço de preensão da mão (Fig. 3.50).

As regiões do ombro e do cíngulo do membro superior formam um complexo articular que ajuda a explicar a grande mobilidade do cíngulo do membro superior e da articulação do ombro.

Articulações do cíngulo do membro superior

O cíngulo do membro superior forma uma unidade funcional que é implementada por duas articulações esferóideas. Diferenciam-se em articulação clavicular interna e externa (Fig. 3.51).

O esterno e a clavícula se ligam na articulação clavicular interna (articulação esternoclavicular). Por meio dessa articulação, a clavícula faz a única ligação óssea entre o cíngulo do membro superior e o tronco, apoiando o cíngulo do membro superior contra o tórax. A

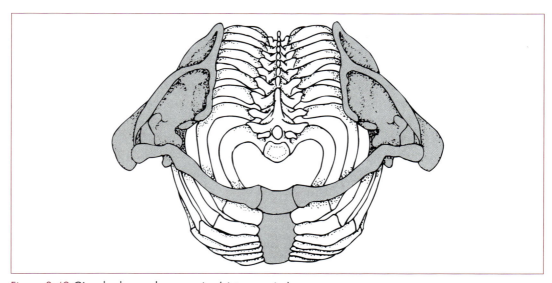

Figura 3.49 Cíngulo do membro superior (vista superior).

liberdade de movimento dessa articulação é bastante reduzida por ligamentos fortes (Fig. 3.51).

Clavícula e acrômio se ligam na articulação clavicular externa (articulação acromioclavicular). Também aqui a amplitude de movimentos está acentuadamente limitada por ligamentos.

Luxação acromioclavicular

Sua posição superficial torna a articulação acromioclavicular especialmente suscetível a vários mecanismos traumáticos externos. A luxação da articulação acromioclavicular – também conhecida como lesão de Tossy ou lesão da articulação AC – é uma lesão entre a

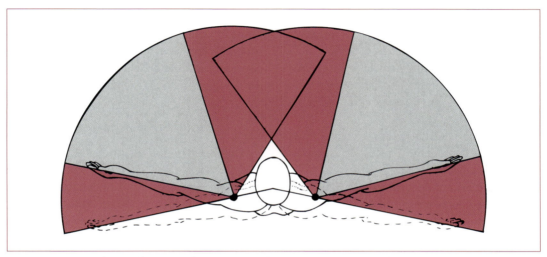

Figura 3.50 A ampliação do campo de movimento do braço na articulação do ombro por meio de possibilidades de movimento adicionais do cíngulo do membro superior (área de ampliação em vermelho).

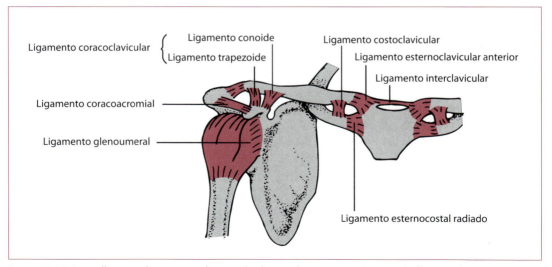

Figura 3.51 Aparelho osteoligamentar do cíngulo do membro superior (Benninghoff, Goerttler, 1975).

terminação clavicular externa e o acrômio (articulação acromioclavicular).

A Figura 3.52 mostra que uma lesão direta ou o efeito de uma queda (p. ex., *bodycheck* ou marcação do hóquei no gelo, queda sobre o braço estendido ou diretamente sobre o ombro) podem levar a uma lesão de gravidade variável.

No traumatismo acromioclavicular do tipo I, uma força leve atua sobre a articulação acromioclavicular. Ocorre uma distensão ligamentar, sem ruptura dos ligamentos acromioclaviculares ou coracoclaviculares.

No tipo II, um impacto de grau médio a intenso leva à ruptura dos ligamentos acromioclaviculares, sem laceração dos ligamentos coracoclaviculares.

No tipo III, um impacto violento leva à ruptura dos ligamentos acromioclaviculares e coracoclaviculares.

No tipo IV, em decorrência de um impacto violento, ocorre a ruptura dos ligamentos e também um deslocamento da terminação distal da clavícula, que adentra ou atravessa o músculo trapézio.

No tipo V, um impacto extremamente violento leva à ruptura de todos os ligamentos, além de um arrancamento das ligações musculares, promovendo assim um afastamento considerável da clavícula e do acrômio.

No tipo VI, finalmente, um impacto maciço leva ao deslocamento da clavícula para baixo dos tendões comuns dos músculos bíceps braquial (cabeça curta) e coracobraquial ou para baixo do processo coracoide, com a secção completa dos ligamentos acromioclaviculares e coracoclaviculares.

Diagnóstico

Dependendo do grau do traumatismo, ocorrerão queixas de dor na região acromioclavicular ou ao seu redor, assim como limitações de movimento e/ou deformidades. Em geral, com auxílio de imagens radiológicas-padrão é possível avaliar os traumatismos da articulação acromioclavicular.

Tratamento

Nos traumatismos dos tipos I e II e na maioria dos traumatismos do tipo III, é indicado um procedimento conservador. Nas luxações do tipo IV, deve ser considerada uma redução com imobilização a curto prazo. O procedimento cirúrgico somente deve ser considerado quando o tratamento conservador a longo prazo não surtir efeito.

Reabilitação pós-operatória

Como em todos os traumatismos do ombro, deve-se cuidar para que seja feita uma mobilização precoce. Após uma curta fase com tipoia ou imobilização do tipo Gilchrist, seguem-se algumas semanas de exercícios com movimentação passiva que, sucessivamente, passam a exercícios ativos e podem ser combinados progressivamente com exercícios para o fortalecimento, até que a força e a função tenham sido restabelecidas (Bull, 1998, p. 345; Haaker, 1998, p. 350; Maibaum et al., 2001, p. 161).

Musculatura do cíngulo do membro superior

A função desses músculos consiste em fixar o cíngulo do membro superior ao tronco, além dos movimentos de ajuste do cíngulo do membro superior para a execução dos movimentos do braço.

Músculo trapézio (Fig. 3.53)

O músculo trapézio, juntamente com o músculo latíssimo do dorso, cobre praticamente toda a região dorsal.

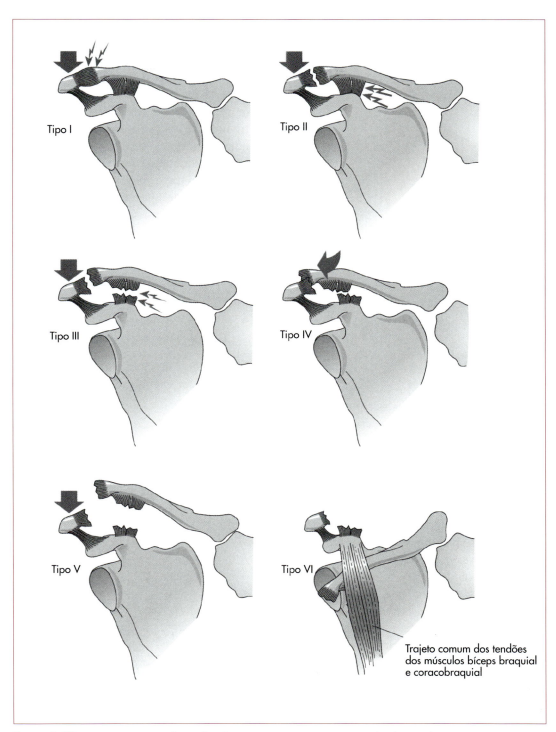

Figura 3.52 Luxação acromioclavicular. Representação esquemática das lesões ligamentares possíveis (Coady/Cox, 1998, p. 536).

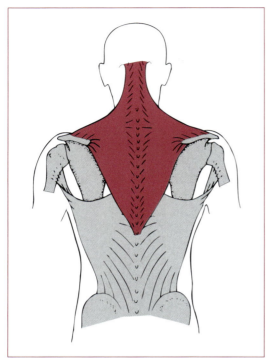

Figura 3.53 Músculo trapézio.

- **Origem:** protuberância occipital, processos espinais das vértebras cervicais e torácicas.
- **Inserção:** clavícula, escápula, espinha da escápula.
- **Inervação:** nervo acessório, ramos do plexo cervical.
- **Função:** correspondendo às diversas direções das fibras do músculo trapézio, diferenciam-se em partes descendente, transversa e ascendente.

A parte descendente traciona os ombros para cima e apoia a rotação da escápula. Ela desempenha um papel importante em todos os movimentos de tração e elevação; por esse motivo, é especialmente bem desenvolvida em levantadores de peso. Com inervação unilateral, a parte descendente do músculo trapézio roda a cabeça para o lado oposto; finalmente, sua parte clavicular levanta a clavícula, apoiando assim a inspiração.

A parte transversa, que apresenta um trajeto transversal, aproxima as escápulas da coluna vertebral (p. ex., quando se levam os braços lateralmente para trás).

A parte ascendente abaixa os ombros e, assim como a parte ascendente do músculo, contribui com a rotação da escápula. Juntamente com outros músculos, ela impede o abaixamento do tronco durante a parada de mão.

O músculo trapézio raramente é solicitado em sua totalidade; suas diversas partes geralmente trabalham em conjunto com outros músculos. O exemplo desse músculo mostra que um músculo com suas diferentes partes, dependendo de sua região de inserção e origem, é capaz de desempenhar até mesmo movimentos opostos.

Músculo romboide maior (Fig. 3.54)

Esse músculo, assim como o músculo descrito a seguir, se encontra sob o músculo trapézio.

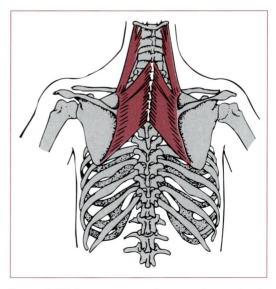

Figura 3.54 Representação dos músculos romboide maior (inferior) e menor (no meio) e do músculo levantador da escápula.

- **Origem:** processos espinais das quatro vértebras torácicas superiores.
- **Inserção:** borda medial da escápula.
- **Inervação:** nervo escapular dorsal.

Músculo romboide menor (Fig. 3.54)

- **Origem:** processos espinais das duas vértebras cervicais inferiores.
- **Inserção:** borda medial da escápula.
- **Inervação:** nervo escapular dorsal.
- **Função conjunta:** ambos tracionam a escápula para cima em direção à coluna vertebral. Principalmente o músculo romboide maior participa da rotação do ângulo escapular inferior como antagonista do músculo serrátil anterior (ver músculo serrátil anterior).

Músculo levantador da escápula (Fig. 3.54)

- **Origem:** processos transversos das quatro vértebras cervicais superiores.
- **Inserção:** ângulo escapular superior.
- **Inervação:** nervo escapular dorsal.
- **Função:** de acordo com sua denominação, ele traciona a escápula para cima e em direção à coluna vertebral (p. ex., quando alguém "dá de ombros" ou levanta os ombros); ele sempre trabalha em conjunto com outros músculos.

Como mostra a Figura 3.55, vários músculos participam da suspensão do ombro.

Músculo serrátil anterior (Fig. 3.56)

- **Origem:** costela I-IX.
- **Inserção:** borda medial da escápula, assim como ângulo escapular superior e inferior.
- **Inervação:** nervo torácico longo.
- **Função:** o músculo, em sua totalidade, fixa a escápula ao tronco. Sua porção superior

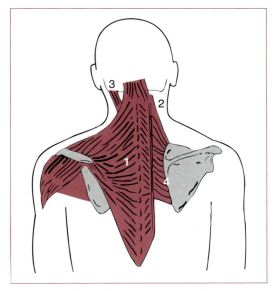

Figura 3.55 Músculos que participam da suspensão do ombro: músculo trapézio (1), músculo levantador da escápula (2), músculo esternocleidomastóideo (3) e músculos romboides maior e menor (4).

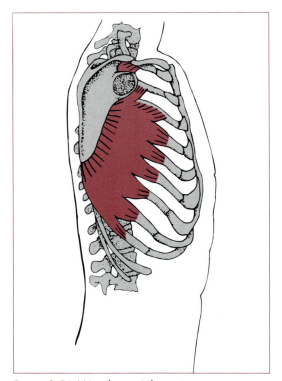

Figura 3.56 Músculo serrátil anterior.

atua como levantadora da escápula; sua porção média, como antagonista do músculo trapézio em seu trajeto transversal. A porção inferior tem importância especial para a rotação da escápula: ela traciona o ângulo escapular para a frente, e, com isso, possibilita o levantamento do braço acima da linha vertical.

Finalmente, o músculo serrátil anterior atua como levantador das costelas, estando a escápula fixa (com braços apoiados), apoiando assim a inspiração.

Músculo peitoral menor (Fig. 3.57)

- **Origem:** costela II-V.
- **Inserção:** processo coracoide.
- **Inervação:** nervos peitorais medial e lateral.
- **Função:** esse músculo, situado sob o músculo peitoral maior, abaixa o cíngulo do membro superior (ver anterior) e, durante a fixação do cíngulo do membro superior, é capaz de apoiar a inspiração levantando as costelas. Esse músculo raramente atua sozinho.

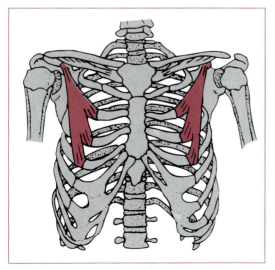

Figura 3.57 Músculo peitoral menor.

Músculo esternocleidomastóideo (Figs. 3.46 e 3.47)

Esse músculo, que se origina na cabeça, também atua sobre o cíngulo do membro superior.

Articulação do ombro

Na articulação do ombro (articulação umeral) a cabeça do úmero e a cavidade glenoidal da escápula se encontram unidas de modo articulado.

A cavidade glenoidal é circundada por uma borda articular fibrocartilaginosa (o lábio da glenoide) que, por um lado, serve como ponto de ancoramento para as estruturas do aparelho ligamentar capsular e, por outro lado, deve aumentar as áreas de articulação, assim como a concavidade (profundidade) da glenoide.

A cápsula pouco firme (por motivos de mobilidade) que envolve a articulação do ombro é reforçada por três ligamentos glenoumerais, que estabilizam a articulação do ombro em diversas posições. Além disso, nas regiões anterior, posterior e superior, a articulação é envolvida e protegida por diversos músculos. Para isso, são importantes, entre outros, os chamados músculos do manguito rotador, que mantêm a cabeça umeral centrada na cavidade glenoidal.

> A articulação do ombro, com base nas diversas relações de tamanho entre a superfície articular da escápula e o tamanho da superfície articular do osso do braço – suas proporções são 1 : 4 – e em razão da frouxa cápsula articular e o consequente direcionamento articular puramente muscular, é a articulação mais móvel do ser humano; por esse motivo, também é a articulação mais passível de luxação.

Somente o teto da escápula submete o braço a um "bloqueio tipo encaixe" durante a postura horizontal do braço, mas esse bloqueio pode ser amplamente compensado por uma rotação da escápula: isso possibilita uma elevação do braço até a linha vertical, aproximadamente.

Dica clínica: como a cápsula frouxa forma uma prega quando o braço está abaixado, deve-se cuidar para que, no caso de uma imobilização forçada e a longo prazo do braço (decorrente de fraturas etc.), esta seja feita em uma postura de abdução-anteversão adequada. Quando isso não é feito, podem ocorrer acentuadas limitações de movimento ocasionadas por aderências ou contração dessa dobra axilar.

A Figura 3.58 mostra a articulação do ombro com suas bolsas sinoviais e seus ligamentos.

As possibilidades de movimento na articulação do ombro são determinadas pelo somatório de todos os movimentos executáveis na articulação do ombro ou do cíngulo do membro superior, que são determinados pelas estruturas ligamentares e musculares. As estruturas interligadas atuam como unidade, apresentando contribuições diversas de movimento e estabilidade.

Musculatura da articulação do ombro

Músculo latíssimo do dorso (Fig. 3.59)

Esse músculo situa-se superficialmente e, junto com o músculo trapézio, cobre quase toda a região. Ele faz parte do grupo dos músculos de maior superfície no ser humano e, juntamente com o músculo redondo maior (ver músculo redondo maior), forma a borda axilar posterior.

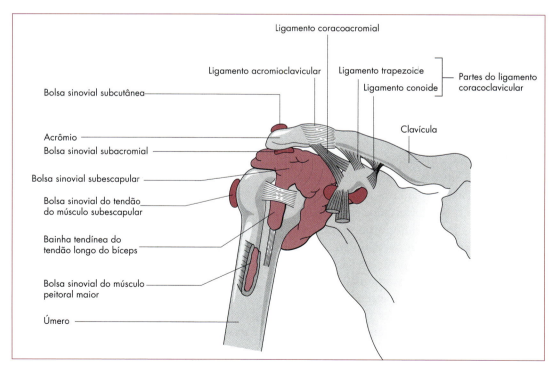

Figura 3.58 A articulação do ombro com suas bolsas sinoviais e ligamentos (Coady/Cox, 1998, p. 543).

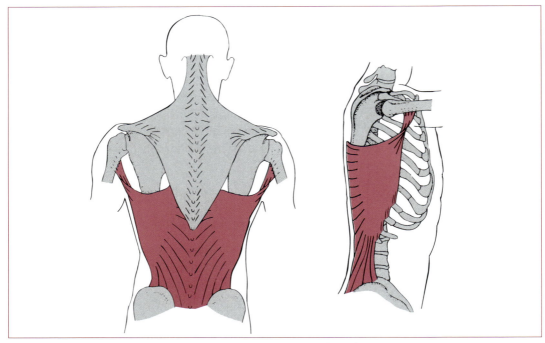

Figura 3.59 Músculo latíssimo do dorso: a) vista dorsal, b) vista lateral.

- **Origem:** por meio da fáscia toracolombar, junto aos processos espinais das seis vértebras torácicas inferiores e de todas as vértebras lombares, junto ao sacro e à crista ilíaca.
- **Inserção:** crista dos tubérculos menores do úmero.
- **Inervação:** nervo toracodorsal.
- **Função:** o músculo latíssimo do dorso gire posteriormente o braço pendente para baixo, tracionando-o para trás. Abaixa vigorosamente o braço levantado; por isso, desempenha um papel importante em todos os movimentos de impacto ou arremesso. Aduz o braço em posição lateral, por exemplo, durante o levantamento a partir do crucifixo com braços estendidos para a posição de parada de mão. Com os braços fixos, ele traciona o tronco para trás, por exemplo, durante as elevações. Na suspensão alongada na barra fixa ou durante o apoio transversal nas barras paralelas, esse músculo, juntamente com o músculo peitoral maior, impede (entre outras coisas) a queda do tronco, que é suspenso por esses músculos como se fosse uma alça de sustentação (Fig. 3.60).

Músculo peitoral maior (Fig. 3.61)

Esse músculo forma a dobra axilar anterior.
- **Origem:** clavícula, esterno e bainha do músculo reto do abdome.
- **Inserção:** crista do tubérculo umeral maior.
- **Inervação:** nervos peitorais anteriores.
- **Função:** como o músculo peitoral maior possui fibras descendentes de trajeto transversal e fibras ascendentes, a ação desses componentes musculares naturalmente é diversa. Somente com o abaixamento do braço a partir de uma posição levantada sustentada (p. ex., durante o lançamento de dardo) – na qual todas as fibras se encontram na linha

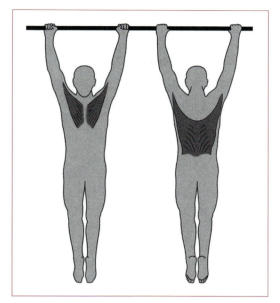

Figura 3.60 As alças de sustentação dos músculos latíssimo do dorso e peitoral maior durante a suspensão estendida na barra fixa.

principal de tração – o músculo trabalha com todas as suas partes ao mesmo tempo. Com o braço levantado e fixo – por exemplo, no salto com vara – ele é capaz de puxar o tronco para cima com um momento de retorno, juntamente com outros músculos. Sua função de alça de sustentação para a fixação do tronco já foi citada. Na maioria dos movimentos do músculo peitoral maior pode-se verificar o predomínio mais ou menos acentuado de uma ou de outra parte desse músculo. Durante a projeção para a frente de um braço que estava posicionado para trás e lateralizado, por exemplo, no lançamento de disco, é possível observar o predomínio da parte esternocostal com seu trajeto transversal; durante a projeção para a frente do braço que se encontrava para trás, entra em ação principalmente a parte clavicular, por exemplo, durante a prática do boliche; juntamente à parte esternocostal, ela também realiza a

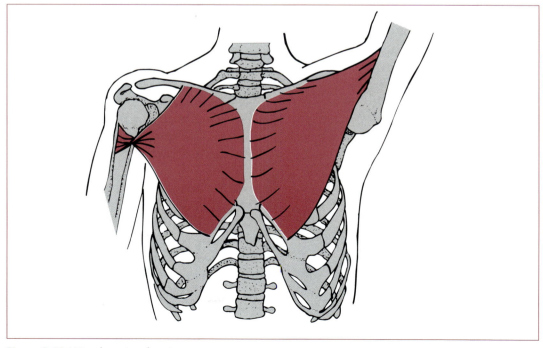

Figura 3.61 Músculo peitoral maior.

rotação medial do braço. A ação adutora se dá predominantemente pelas partes esternocostal e abdominal. Finalmente, com os braços apoiados, o músculo peitoral maior atua também durante a inspiração.

Observação: para não impedir os movimentos de anteversão ou elevação do braço em razão das várias porções musculares e seus diversos comprimentos de fibras associados, o músculo peitoral maior apresenta alta capacidade de alongamento por meio de um cruzamento dos tendões de inserção: as fibras que se originam na região alta do tronco são aquelas que fazem uma inserção mais baixa; aquelas que se originam em local mais baixo apresentam inserção mais alta. Com esse mecanismo de inserção, o músculo apresenta uma determinada tensão qualquer que seja a posição e não sofre alongamento excessivo em suas partes ascendentes durante o levantamento do braço (Fig. 3.62).

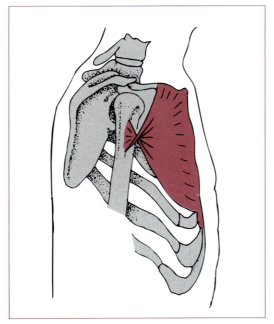

Figura 3.62 O mecanismo de inserção do tendão do músculo peitoral maior.

Músculo deltoide (Figs. 2.7 e 3.63)

Com suas diversas partes, esse músculo não apresenta somente uma função dinâmica de extrema importância para a articulação do ombro – ele participa de todos os movimentos do ombro –, mas também uma importante função com relação à estabilização da própria articulação. Ele envolve a articulação do ombro como um capuz e protege sua coesão. Essa proteção muscular também é o motivo pelo qual uma luxação na articulação do ombro geralmente ocorre na parte inferior, uma vez que nessa região falta esse tipo de segurança conferida pelo músculo.

A atrofia do músculo deltoide (decorrente de uma paralisia do nervo, entre outras causas) dá origem a uma articulação instável.

- **Origem:** com suas três partes, esse músculo se origina da clavícula, escápula e espinha da escápula.
- **Inserção:** tuberosidade para o músculo deltoide do úmero.
- **Inervação:** nervo axilar.
- **Função:** a parte clavicular levanta o braço para a frente, a parte espinal para trás, e a parte acromial para o lado. Além disso, a parte clavicular tem uma ação de rotação medial e a parte espinal apresenta uma ação de rotação lateral. O músculo deltoide é o mais versátil na articulação do ombro. Ele é o músculo do nadador, por excelência: no nado *crawl*, por exemplo, ele traz o braço de trás para a frente sob rotação medial. No levantamento de peso, esse músculo encontra-se especialmente bem desenvolvido por causa do momento de abdução durante a fase de tração.

Como esse músculo participa de todos os movimentos na articulação do ombro, ele

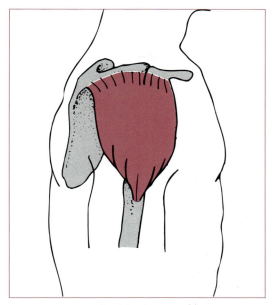

Figura 3.63 Músculo deltoide (ver também Fig. 2.7).

possui um sistema próprio de sinergistas e antagonistas.

Os músculos a seguir advêm exclusivamente da escápula e trafegam até a terminação proximal do úmero. A Figura 3.64 fornece uma visão geral sobre a posição desses músculos.

Músculo supraespinal (Fig. 3.65)

- **Origem:** fossa supraespinal da escápula.
- **Inserção:** tubérculo maior do úmero, faceta do manguito rotador externo.
- **Inervação:** nervo supraescapular.
- **Função:** o músculo abduz o braço – com isso, ele apoia o músculo deltoide – rodando o braço para fora por meio de suas porções posteriores.

Músculo infraespinal (Fig. 3.65)

- **Origem:** fossa infraespinal.
- **Inserção:** tubérculo maior do úmero (faceta média).
- **Inervação:** nervo supraescapular.
- **Função:** com suas porções superiores de fibras, ele abduz o braço; com suas porções inferiores, promove a adução do braço. O músculo infraespinal apresenta o maior desenvolvimento de força rotatória externa durante a rotação lateral do braço (o movimento que antecede o verdadeiro lançamento).

Músculo redondo menor (Fig. 3.66)

- **Origem:** escápula.
- **Inserção:** faceta inferior do tubérculo umeral.
- **Inervação:** nervo axilar.
- **Função:** ele aduz o braço, rodando para fora, e traciona o braço elevado para baixo (juntamente com outros músculos).

Como mostra a Figura 3.67, a força dos músculos que participam do manguito rotador contribui de maneira decisiva na estabilização da cabeça do úmero na cavidade glenoidal. Isso leva à formação de forças de pressão e forças circulares de cisalhamento. Quando um músculo está lesionado ocorre a sobrecarga dos outros músculos.

Músculo redondo maior (Fig. 3.66)

- **Origem:** terço lateroinferior da escápula.
- **Inserção:** crista dos tubérculos umerais menores.
- **Inervação:** nervos subescapulares.
- **Função:** esse músculo faz a adução do braço e, ao contrário do músculo redondo menor, ele o roda para dentro, traciona-o para baixo em sentido posterior (p. ex., durante a braçada no nado *crawl*, durante o emprego do braço no esqui de fundo ou *cross-country*) e, assim, também participa de todos os movimentos de impacto e arremesso.

132 Anatomia aplicada ao esporte

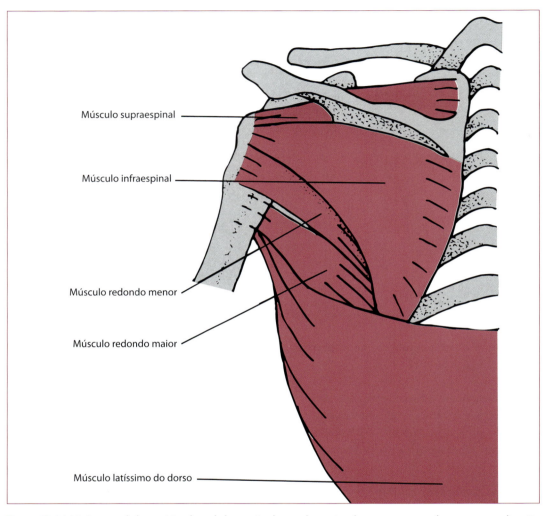

Figura 3.64 Visão geral da região dorsal da escápula ou dos músculos que partem do tronco em direção ao braço.

Com o braço fixo, o músculo redondo maior é capaz de tracionar o tronco em direção ao braço (p. ex., no giro de quadril para trás na barra fixa). Portanto, em muitas de suas funções, ele atua de modo semelhante ao músculo latíssimo do dorso.

Finalmente, o músculo subescapular tem sua origem na parte anterior da escápula – que se encontra voltada para as costelas.

Músculo subescapular (Fig. 3.68)

- **Origem:** lado costal da escápula.
- **Inserção:** tuberosidade menor do úmero.
- **Inervação:** nervos subescapulares.
- **Função:** o músculo gira o braço para dentro e traciona-o para baixo; com isso, ele também participa dos movimentos de impacto e arremesso. Com sua porção de

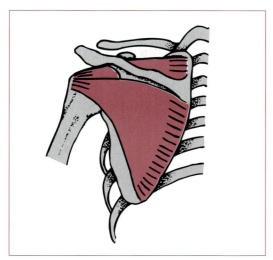

Figura 3.65 Músculos supraespinal (acima) e infraespinal (abaixo).

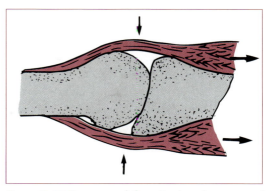

Figura 3.67 Para a estabilização da cabeça umeral na cavidade glenoidal, os músculos do manguito rotador dão origem a forças de pressão e forças circulares de cisalhamento (Rowe, 1988, p. 20).

Músculo coracobraquial (Fig. 3.69)

- **Origem:** processo coracoide
- **Inserção:** circunferências anterior e interior do úmero proximal
- **Inervação:** nervo musculocutâneo
- **Função:** o músculo aduz o braço levantado e o roda para dentro. Durante a marcha, o músculo apoia o movimento de anteversão do braço durante o movimento pendular compensador. Além disso, contribui com a fixação da articulação do ombro.

A seguir, são apresentados dois músculos que, como músculos biarticulares, atuam sobre a articulação do ombro, mas exercem sua função principal sobre a articulação do cotovelo. Por esse motivo, serão discutidos mais detalhadamente na seção sobre articulação do cotovelo.

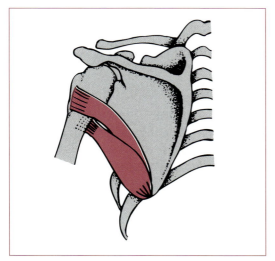

Figura 3.66 Músculos redondos maior (abaixo) e menor (acima).

fibras inferiores, ele aduz o braço; com suas fibras superiores, ele o abduz. Durante a marcha, ele auxilia nos movimentos pendulares dos braços para a frente e para trás.

Músculo bíceps braquial (Fig. 3.76)

Sua função na articulação do ombro: com sua cabeça longa, levanta o braço de uma postura inferior (abdução), rodando medialmen-

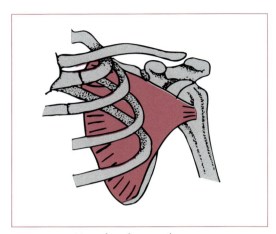

Figura 3.68 Músculo subescapular.

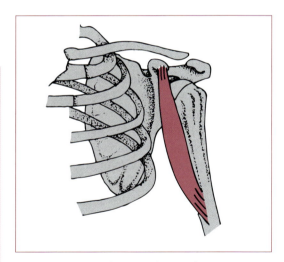

Figura 3.69 Músculo coracobraquial.

te; com sua cabeça curta, aduz o braço promovendo seu movimento pendular para a frente durante a marcha e a corrida, da mesma maneira que o músculo coracobraquial.

O tendão longo do bíceps traciona dentro da cápsula articular em direção a seu local de origem acima da cavidade glenoidal. Com isso, o músculo bíceps braquial também participa da estabilização muscular da articulação do ombro.

Músculo tríceps braquial (Fig. 3.82)

Sua função na articulação do ombro: sua cabeça longa traciona o braço a partir de uma posição inferior (abdução) e outra superior (adução), por exemplo, durante a natação (nos quatro nados), em todos os movimentos de arremesso e impacto, assim como no emprego do braço durante o esqui *cross-country*. Com o braço fixo, ele traciona o tronco em direção ao braço. Durante a execução desses movimentos, ele sempre trabalha em conjunto com outros músculos.

Traumatismos típicos e lesões por sobrecarga na região do ombro

Traumatismos típicos na região do ombro

Nos traumatismos agudos podem ocorrer lesões musculares, ligamentares e ósseas ou suas combinações. Nesse caso, mecanismos diretos, como queda e contusão, assim como mecanismos indiretos (como queda sobre a mão estendida) desempenham um papel importante.

Nas modalidades esportivas – especialmente handebol, rúgbi e futebol americano –, nas modalidades de esportes de contato (p. ex., boxe, caratê ou judô), nas modalidades esportivas nas quais existe um maior risco de queda em alta velocidade, por exemplo, ciclismo e motociclismo, no esqui alpino ou na equitação, a frequência de traumatismos agudos do ombro é maior.

Fraturas

Fratura da clavícula

> A fratura da clavícula faz parte das fraturas mais frequentes na infância e na adolescência (Menke, 2000, p. 32).

A causa geralmente é uma queda sobre o ombro ou sobre o braço estendido.

Diagnóstico

Edema, deformidade e mobilidade patológica caracterizam a fratura de clavícula. Um exame radiológico permite caracterizar o achado.

Tratamento

Em geral, a fratura pode ser tratada de modo conservador com auxílio de uma imobilização em "oito" (duração do tratamento: cerca de quatro semanas). Somente em casos de deslocamento acentuado e em fraturas próximas à articulação recomenda-se um procedimento cirúrgico.

Fratura do úmero

Fraturas do braço são fraturas típicas de indivíduos mais idosos. Causa: queda sobre a mão estendida ou sobre o cotovelo.

Diagnóstico

Os sintomas cardinais da fratura do braço são dor, edema e limitação funcional. O quadro radiológico fornece informações sobre o tipo de fratura (p. ex., fratura da diáfise ou fratura da cabeça do úmero).

> Observação: durante o diagnóstico, é preciso verificar se houve lesão do nervo radial – a complicação mais frequente e mais grave de uma fratura da diáfise umeral.

Tratamento

Em fraturas lisas sem deslocamento, é feito um tratamento conservador. Nas fraturas com deslocamentos e na presença de complicações concomitantes (p. ex., lesões nervosas agudas, lesões vasculares), é indicado um tratamento cirúrgico.

Reabilitação pós-operatória

O tratamento fisioterapêutico precoce tem importância decisiva para a prevenção de limitações da mobilidade da articulação do ombro. O tipo e a duração das medidas fisioterápicas baseiam-se no tipo de fratura, nas lesões associadas, no grau de complicação e na extensão da intervenção cirúrgica.

Traumatismos articulares

Entre os traumatismos articulares agudos do cíngulo do membro superior ou da articulação do ombro estão em evidência a luxação acromioclavicular e a luxação traumática do ombro.

Luxação do ombro

> A luxação da articulação do ombro, com sua porcentagem de aproximadamente 50% de todas as luxações, é o deslocamento articular mais frequente (Menke, 2000, p. 37).

Diferenciam-se luxações anterior, posterior, inferior e superior.

Em mais de 90% dos casos ocorre uma luxação anterior com possíveis lesões concomitantes, como a lesão de Bankart (traumatismo do lábio glenoidal) ou lesão de Hill-Sachs (fratura compressiva da cabeça do úmero) (Menke, 2000, p. 37; Maibaum et al., 2001, p. 166).

Diagnóstico

Contornos articulares levantados com deslocamento da cabeça do úmero; retração da pele; cavidade glenoidal vazia; fixação móvel dolorosa do braço (Haaker, 1998, p. 156; Maibaum, 2001, p. 166).

Tratamento

Reposicionamento suave e cuidadoso (perigo de lesão vascular e nervosa) sob sedação (especialmente importante no primeiro episódio de luxação). Na primeira luxação geralmente é feito um tratamento conservador por meio de imobilização temporária durante três semanas com um aparelho, de acordo com Gilchrist. Após o tratamento estão em evidência os cuidados fisioterapêuticos intensivos com fortalecimento e mobilização.

Traumatismos musculares tendíneos na região do ombro

Ruptura do manguito rotador

O manguito rotador é formado pelos músculos supraespinal, infraespinal, redondo maior e subescapular.

Observação: na ruptura do manguito rotador, geralmente estão afetados o músculo supraespinal e a porção superior do músculo infraespinal no sentido de uma síndrome do impacto.

Diagnóstico

Pacientes com rupturas completas do manguito rotador queixam-se de fraqueza na abdução (músculo supraespinal), na rotação medial (músculo subescapular) e na rotação lateral (músculo infraespinal) do braço, assim como de dores no ombro durante a noite.

Tratamento

O tratamento de escolha consiste na descompressão cirúrgica ou na correção do manguito rotador.

Reabilitação pós-operatória

Mobilização pós-operatória precoce (iniciando já no primeiro dia do pós-operatório), inicialmente com exercícios passivos ou tala motorizada, seguidos de movimentos ativos com recursos ergogênicos auxiliares. Depois, segue-se um treinamento de força cuidadosamente elaborado (treinamento aquático, aparelhos de tração). Com um treinamento apropriado, a mobilidade normal do ombro deve ser obtida ao final de 4 a 6 semanas. A capacidade completa de carga, no entanto, só é obtida após alguns meses.

Lesões típicas em decorrência de sobrecargas na região do ombro

Instabilidade do ombro

A instabilidade da articulação do ombro baseia-se num grande número de fatores individuais e pós-traumáticos recidivos adquiridos. Como as diversas formas de instabilidade sempre devem ser tratadas de modo individualizado, um diagnóstico preciso tem importância fundamental. Em comum, as instabilidades têm somente o deslizamento parcial ou completo da cabeça umeral para fora da cavidade glenoidal. Quando se trata de um fenômeno de luxação isolado, fala-se de uma luxação da articulação do ombro ou de uma subluxação da articulação do ombro. Quando o fenômeno se repete, fala-se de uma instabilidade da articulação do ombro.

As instabilidades da articulação do ombro podem ser divididas segundo diversos critérios (Povacz/Resch, 1997, p. 2; Bull, 1998, p. 370; Maibaum et al., 2001, p. 165-6):

1. Segundo a direção da instabilidade, em unidirecionais ou multidirecionais.
2. Segundo o grau de deslocamento, em luxação ou subluxação.
3. Segundo a frequência, em (sub)luxação isolada e recidivante.
4. Dependendo da causa, em instabilidade traumática e não traumática.

Finalmente, ainda diferenciam-se entre uma luxação habitual, não proposital, e uma luxação voluntária, desencadeada conscientemente.

Dependendo da direção, diferenciam-se entre uma instabilidade anterior, posterior e inferior, assim como as formas intermediárias anteroinferior e posteroinferior. Se a luxação ocorre somente em uma direção, ela é denominada unidirecional; caso contrário, fala-se de uma instabilidade multidirecional.

> Em 95% das instabilidades do ombro, há direção unidirecional da luxação para a frente e para baixo; em 2%, uma tendência à luxação posteroinferior; em 3% encontram-se formas de instabilidade multidirecionais.

Na presença de uma luxação completa, as superfícies articulares perdem o contato entre si – fala-se de uma luxação –; uma perda parcial de contato é denominada subluxação. A diferença entre as formas traumática e atraumática consiste na presença de um traumatismo na primeira apresentação. Sua diferenciação nem sempre é fácil, uma vez que são possíveis traumatismos violentos a traumatismos mínimos. Instabilidades crônicas por sobrecarga – por exemplo, nos nadadores de alto nível – são classificadas como não traumáticas.

Luxação habitual do ombro

Ela representa luxações recorrentes da articulação do ombro, que ocorrem com movimentos habituais do cotidiano. Diferenciam-se o grande grupo das luxações pós-traumáticas recidivantes – que representam cerca de 60 a 95% – e o grupo consideravelmente menor das luxações não traumáticas recidivantes ou habituais primárias hereditárias. Nessas últimas existem anomalias congênitas da cabeça umeral e da cavidade glenoidal, da musculatura ou do aparelho capsular.

De acordo com o predomínio de luxações primárias traumáticas, os homens são três vezes mais afetados que as mulheres. O principal grupo de risco é formado por homens jovens e musculosos com idades entre 20 e 30 anos (Idelberger, 1984, p. 306).

Diagnóstico

São características da luxação habitual dores durante movimentos não fisiológicos, fenômenos de gatilho e luxações durante movimentos do cotidiano (p. ex., no esporte, durante a preparação de um arremesso, ou com atividades da vida diária, tal como pentear cabelos).

Tratamento

Após uma luxação do ombro, a articulação deve ser corrigida o mais rapidamente possível, uma vez que podem se instalar lesões junto à cartilagem e às partes moles. A articulação é reposicionada sob tração com manobras de redução do ombro. A meta do tratamento posterior é, além da obtenção de uma articulação do ombro completamente móvel e indolor, a prevenção de luxações recidivantes. Dependendo do tipo de luxação, doença subjacente, idade do paciente e de suas necessidades funcionais cotidianas, deve ser considerado um tratamento conservador ou cirúrgico. O tratamento inicial da luxação habitual primária sempre deve ser conservador (Refior, 2000).

Por meio de um tratamento fisioterapêutico de 6 meses, no mínimo, tenta-se atingir a estabilidade muscular ativa da articulação, especialmente pelo fortalecimento dos rotadores externos (entre outras coisas, por meio de tratamento diário com faixas elásticas Thera-Band®). Além do fortalecimento de todos os grupos musculares que atuam contra a direção da luxação, a estabilidade da articulação afetada também deve ser melhorada com exercícios de coordenação. Somente depois de esgotar todas as medidas conservadoras existentes, é indicada uma intervenção cirúrgica (Povacz/Resch, 1997, p. 2; Haaker, 1998, p. 155; Wallny, 2000; Maibaum et al., 2001, p. 165). Para isso, pode ser realizado um retensionamento das partes moles (contração da cápsula articular e do músculo subescapular), um reforço ósseo da cavidade glenoidal (reforço da borda glenoidal anterior, contração da cápsula articular), assim como uma osteotomia de rotação (rotação medial da cabeça umeral em 30° e contração da cápsula articular) (Menke, 2000, p. 39).

A cirurgia é seguida de imobilização durante 3 semanas, após a qual é feita uma fisioterapia controlada. Somente após 6 semanas são permitidos movimentos em todas as direções. Modalidades esportivas de contato ou que requeiram movimentos acima da cabeça, tal como levantamento de peso, somente são possíveis após 6 meses (Menke, 2000, p. 42).

> Em pacientes com menos de 30 anos de idade e com fatores de risco recidivantes elevados (trabalhos acima da cabeça, modalidades esportivas acima da cabeça), a probabilidade de recidiva com tratamento conservador é de cerca de 80%, ao passo que com tratamento cirúrgico a probabilidade é de 5 a 10% (Areiero et al. e Habermeyer et al. em Ambacher/Paar, 1999, p. 77).

Com o avançar da idade e redução da atividade esportiva e física do paciente, deve-se dar preferência a um tratamento conservador (Refior, 2000).

Síndrome do impacto

Em jogadores de vôlei e arremessadores no beisebol, por exemplo, pode ocorrer o desenvolvimento de uma síndrome do impacto como consequência de sobrecarga crônica da articulação do ombro.

O arco coracoacromial – formado pelo processo coracoide, ligamento coracoacromial e pelo acrômio anteroinferior – é capaz de estenosar a bolsa sinovial subacromial (situada sob o acrômio), a cabeça longa do bíceps, o manguito rotador (principalmente o músculo supraespinal) e o úmero proximal (osso do braço) (Fig. 3.70).

A pressão crônica constante atuando sobre essas estruturas pode, finalmente, levar à síndrome do impacto (síndrome da estenose). Da mesma forma, grandes esporões formados na borda inferior do acrômio ou da articulação acromioclavicular (articulação escapuloclavicular), assim como da clavícula distal, também podem levar a essa síndrome.

Diagnóstico

Desconforto durante atividades exercidas acima do nível da cabeça, rigidez e bloqueio de movimentos são sintomas típicos. Às vezes, também há queixa de irradiação da dor na região de inserção do músculo deltoide.

Testes diagnósticos clássicos são o sinal do impacto – nesse caso, as dores são desencadeadas por um levantamento forçado do braço, fazendo com que o músculo supraespinal seja empurrado para baixo contra o acrômio – e o teste de impacto no qual o braço é flexionado em 90° e, a seguir, o ombro é submetido a uma rotação medial forçada, levando ao aprisionamento do manguito rotador.

Tratamento

O tratamento de escolha nesse quadro clínico é um procedimento conservador com medicamentos anti-inflamatórios e exercícios para o fortalecimento da musculatura do man-

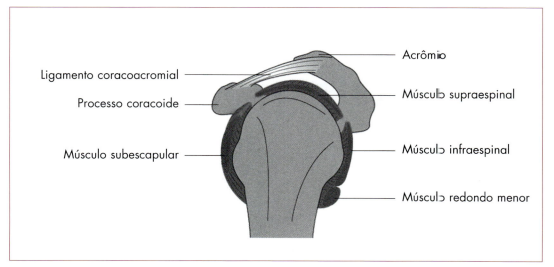

Figura 3.70 Corte sagital da articulação do ombro (Miller, Howard, Plancer, 2004, p. 321).

guito rotador. Esses exercícios visam afastar a cabeça umeral do local do impacto. Além disso, as evoluções de movimentos que estimulam a síndrome do impacto são modificadas. Às vezes, tratamentos locais com cortisona também melhoram as dores.

Ombro do esportista/ombro do arremessador

> A condição conhecida como ombro do esportista – também chamada *dead arm syndrome* na literatura em língua inglesa e, dependendo da modalidade esportiva, ombro do arremessador ou ombro do nadador – consiste em dores no ombro ocasionadas por sobrecargas acima do nível da cabeça, que se repetem constantemente (Seil/Kusma/Rupp, 2005, p. 26).

Além da natação e das diversas modalidades esportivas de arremesso, o ombro do esportista pode ocorrer em todas as modalidades esportivas nas quais ocorrem sobrecargas repetidas acima do nível da cabeça durante o processo de treinamento a longo prazo. Isso ocorre, por exemplo, nos jogos que requerem rebater uma bola, como o tênis, *badminton* e *squash* ou em modalidades esportivas de força, como levantamento de peso, fisiculturismo etc. O desenvolvimento de um ombro do esportista deve-se às características anatômicas da articulação do ombro: como já foi apresentado, a articulação do ombro, ao contrário das articulações do quadril e do joelho, não possui um controle ósseo ou ligamentar firme. O controle da articulação glenoumeral se dá por meio de uma interação complexa das estruturas capsulolabrais (que dizem respeito à cápsula e ao lábio da articulação), ligamentares e musculares, das quais participam numerosos músculos da articulação do ombro e do cíngulo do membro superior. Com sobrecargas acima do nível da cabeça, o ombro busca um equilíbrio constante entre mobilidade por um lado e estabilidade, do outro. Com sobrecargas que se repetem de modo crônico ou após vários microtraumatismos com mecanismo apropriado, podem ocorrer lesões intra ou periarticulares de partes moles, por exemplo, as chamadas lesões SLAP (SLAP = *superior labral anterior to posterior*) (Figs. 3.71 e 3.72).

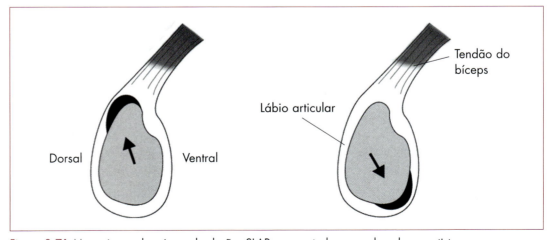

Figura 3.71 Mecanismos de origem das lesões SLAP apresentadas no ombro do esportista.

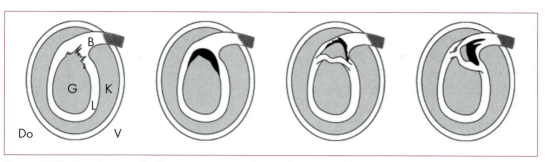

Figura 3.72 Classificação das lesões SLAP segundo Snyder (em Seil/Kusma/Rupp, 2005, p. 27). G = glenoide (cavidade articular); K = cápsula articular; L = lábio glenoidal; B = tendão longo do bíceps; V = ventral; Do = dorsal.

Na Figura 3.71, à esquerda: por meio de uma contratura da cápsula articular dorsal (não representada) ocorre um levantamento da cabeça umeral durante o movimento acima da cabeça (p. ex., durante o arremesso). Com cargas repetidas, pode ocorrer um descolamento do lábio superior (nesse caso, uma lesão SLAP II) e uma interrupção de sua "função de calço" circular.

Na Figura 3.70, à direita: semelhante à lesão Bankart nas luxações do ombro, o lábio articular descolado é incapaz de centralizar a cabeça umeral na cavidade glenoidal (as setas indicam a "direção do impacto" da cabeça umeral).

A lesão SLAP pode ser dividida em quatro tipos (Fig. 3.72):
- Tipo I (à esquerda): divisão do lábio articular superior em fibras.
- Tipo II (2ª figura a partir da esquerda): descolamento da inserção da âncora do tendão do bíceps.
- Tipo III (3ª figura a partir da esquerda): ruptura em alça de cesta do lábio articular superior.
- Tipo IV (à direita): a ruptura em alça de cesta continua para dentro do tendão longo do bíceps.

Diagnóstico

Típica no ombro do esportista/ombro do arremessador é a dor em pontada nos movimentos em nível acima da cabeça ou nos movimentos que dão início ao lançamento. Ela impede o arremessador de lançar a bola com velocidade máxima. Frequentemente encontra-se uma posição baixa do ombro como consequência de uma discinesia escapulotorácica (= controle anormal da escápula com queda e posição baixa da escápula) em decorrência de uma insuficiência da musculatura escapulotorácica (músculos trapézio, romboides maior e menor e serrátil anterior) (Seil/Kusma/Rupp, 2005, p. 52).

Outro sinal típico e geralmente presente é a contratura de rotação medial com rotação medial limitada, que pode ser objetivada por meio de diversos testes (de O'Brien, de Crank e de reposicionamento). A limitação acentuada da capacidade de levantar a mão atrás das costas para uma posição elevada (= rotação medial acentuada) pode ser considerada indício de ombro do arremessador.

Tratamento

Antes de um tratamento cirúrgico, o tratamento conservador é indicado por três meses, no mínimo, por meio de exercícios fisiátricos para restabelecimento da função normal da escápula, com fortalecimento dos músculos escapuloescalenos, assim como alongamento do músculo peitoral maior, que, frequentemente, está encurtado. Na presença de uma limitação da rotação medial, estão indicados exercícios de alongamento das estruturas musculocapsulares dorsais (Seil/Kusma/Rupp, 2005, p. 53).

Quanto às medidas profiláticas, na presença de queixas relacionadas ao ombro, recomenda-se uma análise precisa e, eventualmente, modificação da técnica específica para a modalidade esportiva (técnica de arremesso ou técnica de natação), o que requer um trabalho multidisciplinar entre médico, fisioterapeuta e treinador.

Ombro do jogador de golfe

No ombro do jogador de golfe existe um estado de irritação do tendão longo do bíceps e de sua bainha tendínea, na região do sulco intertubercular e no trajeto livre através da articulação do ombro até a inserção junto à borda superior da cavidade glenoidal da articulação do ombro (tubérculo supraglenoidal). Esse estado é desencadeado por sobrecargas crônicas, principalmente pelo momento em que a bola acerta o alvo. A longo prazo pode ocorrer uma ruptura do tendão do bíceps, condicionada por degeneração. Alterações inflamatórias e degenerativas na região do tendão do músculo supraespinal (principalmente durante a fase de levantamento e do contato associado com a escápula) podem ser desencadeadas separadamente, adicionalmente ou paralelamente.

O mesmo pode ser observado na região da articulação acromioclavicular (durante a oscilação do taco de golfe e com as pressões elevadas associadas, com lesão crônica da cartilagem e disco articular) (Maibaum et al., 2001, p. 68).

Articulação do cotovelo

A articulação do cotovelo une o antebraço ao braço. Trata-se de uma articulação do tipo gínglimo, cujas três porções articulares estão ligadas de modo a permitir movimentos de rotação e dobradiça em qualquer posição articular, independentes entre si. Dessa maneira, a porção do membro superior mais importante do ponto de vista funcional, ou seja, a mão, tem condições de atuar em um espaço amplo de preensão, tato e expressão.

Aparelho osteoligamentar da articulação do cotovelo

A articulação do cotovelo é formada por três articulações parciais diferentes. No cotovelo, o úmero, a ulna e o rádio encontram-se articulados entre si sob uma cápsula articular única (Fig. 3.73).

As três articulações são diferenciadas como disposições a seguir (ver Fig. 3.74):

- **A ligação articular entre o braço e a ulna (articulação umeroulnar).** A tróclea articular do úmero (tróclea umeral) se articula com a superfície articular do olécrano ulnar (incisura troclear), que envolve a tróclea ulnar como um fórceps ósseo. Nessa articulação são possíveis somente movimentos do tipo gínglimo (dobradiça).
- **A ligação articular entre o braço e o rádio (articulação umerorradial).** Apesar de a tróclea articular dessa articulação apresen-

Capítulo 3 Principais sistemas articulares   143

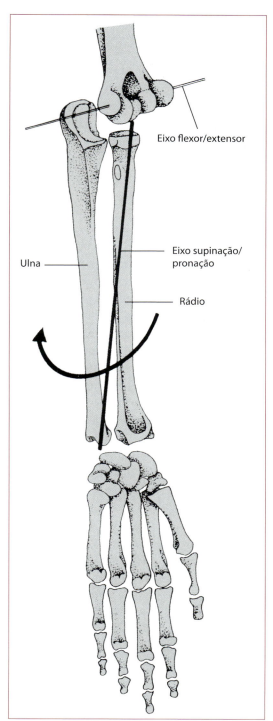

Figura 3.73 Os eixos de movimento da articulação do cotovelo representados no braço esquerdo.

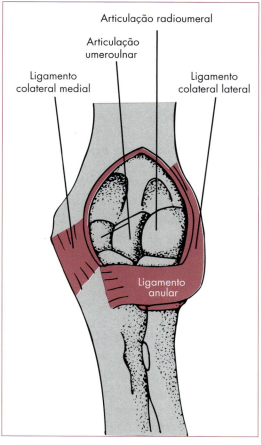

Figura 3.74 Articulações e aparelho ligamentar da articulação do cotovelo (Benninghoff, Goerttler, 1975).

tar anatomicamente uma articulação esferóidea, em virtude de um aparelho ligamentar colateral forte, são possíveis somente os movimentos de dobradiça e rotação. Durante o movimento de rotação, a cabeça do rádio gira ao redor de si mesma dentro do ligamento anular.

• **A ligação articular entre o rádio e a ulna (articulação radiulnar).** Nesse caso, a cabeça do rádio gira como descrito anteriormente dentro de uma incisura correspondente (incisura radial da ulna).

A Figura 3.75 mostra que, independentemente da posição articular, a articulação do cotovelo é apoiada pelos diversos componentes dos ligamentos colaterais.

Aparelho muscular da articulação do cotovelo

Musculaturas flexora e extensora

> Como para a função de preensão, tato e expressão da mão são relevantes principalmente as diferenciadas posturas em flexão, é compreensível que a musculatura flexora apresente uma articulação mais acentuada que a musculatura extensora.

Flexores

Músculo bíceps braquial (Fig. 3.76)
- **Origem:** sua cabeça curta se origina do processo coracoide, sua cabeça longa tem sua origem no tubérculo supraglenoidal.
- **Inserção:** tuberosidade do rádio.
- **Inervação:** nervo musculocutâneo.
- **Função:** como músculo biarticular, o músculo bíceps braquial atua sobre duas articulações, ou seja, a articulação do ombro e a articulação do cotovelo.

Na articulação do cotovelo, o músculo bíceps braquial se flexiona (p. ex., durante a elevação) ou supina o antebraço (rotação da palma da mão para cima) a partir da pronação, por exemplo, na passagem entre a fase de tração para a fase de pressão durante o nado peito. Esse músculo é capaz de desenvolver sua maior força durante a flexão em ângulo reto e na posição supina – as elevações são mais fáceis na posição supina que na posição prona – uma vez que nela o tendão final que envolve o rádio encontra-se completamente "desenrolado" e o músculo atinge as condições ideais de tração depois de sua posição distorcida e espiralada. Para o ginasta, no entanto, isso significa que o músculo bíceps braquial deve ser treinado tanto na posição supina como na prona, para que esteja preparado para usar ambas as posições durante os movimentos de ginástica artística, uma vez que porções diferentes de fibras do mesmo músculo são mais ou menos solicitadas.

O músculo bíceps braquial, em decorrência de seu braço de alavanca curto, é um levantador típico: mesmo um encurtamento

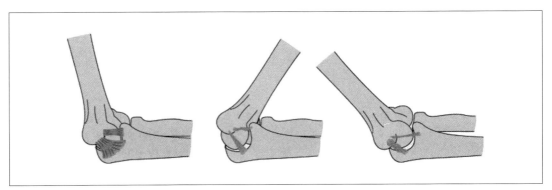

Figura 3.75 Os diversos componentes do ligamento colateral medial (braço esquerdo) que protegem o cotovelo em qualquer atitude de flexão.

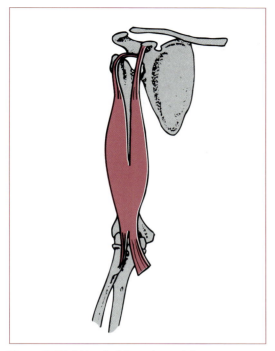

Figura 3.76 Músculo bíceps braquial.

o músculo braquial promove uma melhor distribuição da carga sobre os ossos do antebraço.

Na sobrecarga do tendão do bíceps – que é típico em ginastas, praticantes de esportes de força e alpinistas – pode ocorrer uma tendinite de inserção junto à tuberosidade radial, levando a dores na fossa antecubital durante a flexão contrarresistência. Outras características são o espessamento doloroso do tendão bicipital distal e alto nível de bloqueio da extensão (Stürmer, 1994, p. 157).

Como mostra a Figura 3.79, durante impactos violentos sobre a articulação do ombro (p. ex., bloqueio do arremesso no handebol), é possível ocorrer uma luxação ou ruptura do tendão longo do bíceps.

A Figura 3.80 fornece uma visão geral sobre o trajeto ou as regiões de origem e inserção dos músculos bíceps braquial e braquial.

mínimo de fibras promove uma deflexão considerável da mão (Fig. 3.78).

Músculo braquial (Figs. 3.77 e 3.78)

- **Origem:** ele está situado sob o músculo bíceps braquial e se origina da superfície anterior dorsal do úmero.
- **Inserção:** tuberosidade ulnar.
- **Inervação:** nervo musculocutâneo.
- **Função:** o músculo é um flexor exclusivo do antebraço com força de intensidade semelhante à do músculo bíceps braquial. Como este, ele traciona o braço em sua direção com o antebraço fixo (p. ex., no exercício de suspensão na barra fixa) e, com isso, apoia a execução de uma elevação.

Por conta de sua inserção na ulna – o músculo bíceps braquial se insere no rádio –,

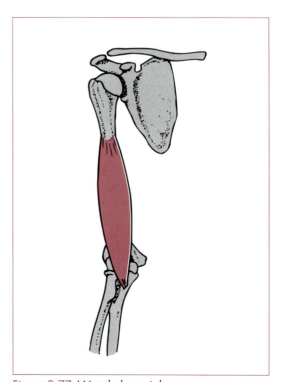

Figura 3.77 Músculo braquial.

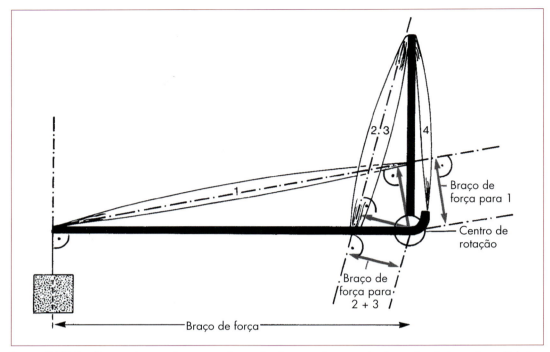

Figura 3.78 Os diversos braços de carga e força dos flexores do cotovelo. 1 = músculo braquiorradial; 2 = músculo bíceps braquial; 3 = músculo braquial; 4 = músculo tríceps braquial.

Músculo braquiorradial (Fig. 3.81)
- **Origem:** borda lateral do úmero.
- **Inserção:** processo estiloide do rádio.
- **Inervação:** nervo radial.
- **Função:** o músculo, situado na região do antebraço, desenvolve sua maior força de flexão quando em pronação – ao contrário do músculo bíceps braquial. Como mostra a Figura 3.78, os três flexores atuam junto ao antebraço sob condições de alavanca diferentes. O espectro funcional global é ampliado por meio do escalonamento das áreas de alavanca.

Extensor

A extensão da articulação do cotovelo se dá, principalmente, pelo músculo tríceps braquial.

Músculo tríceps braquial (Fig. 3.82)
- **Origem:** a cabeça longa se origina de um tubérculo situado abaixo da cavidade articular (tubérculo infraglenoidal); as cabeças média e lateral têm sua origem junto à superfície posterior do úmero.
- **Inserção:** olécrano ulnar.
- **Inervação:** nervo radial.
- **Função:** extensão da articulação do cotovelo. No espectro de modalidades esportivas específicas, esse músculo desempenha um papel extraordinariamente importante. Sempre que uma extensão ou uma fixação da articulação do cotovelo é necessária, a força do *músculo tríceps braquial* representa um fator limitador do rendimento, por exemplo, no arremesso de disco, no boxe, na ginástica artística com

Capítulo 3 Principais sistemas articulares 147

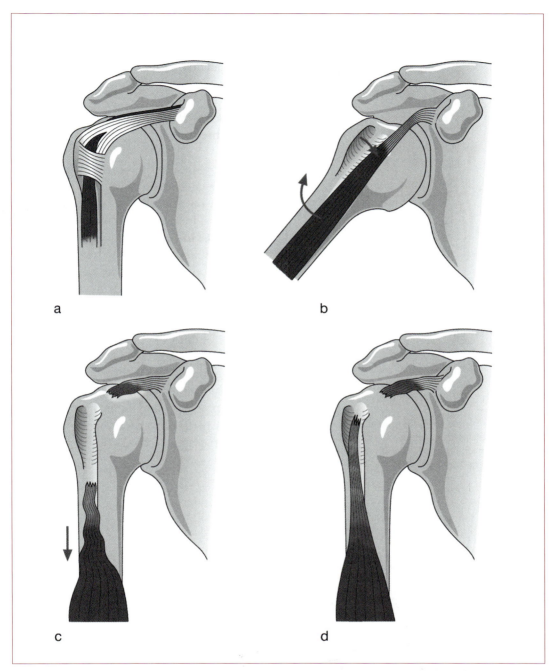

Figura 3.79 Luxação e ruptura do tendão longo do bíceps: a) tendão bicipital intacto: estabilização do tendão longo do bíceps por meio do ligamento coracoumeral junto à entrada para o sulco intertubercular; b) luxação do tendão em sentido medial durante a rotação lateral do braço; c) ruptura do tendão longo do bíceps com deslocamento em sentido distal do ventre muscular; d) tendão longo do bíceps roto e aderente (permanecendo em sua posição) dentro do sulco intertubercular sem deslocamento em sentido distal do ventre muscular (Jäger/Wirth, 1992).

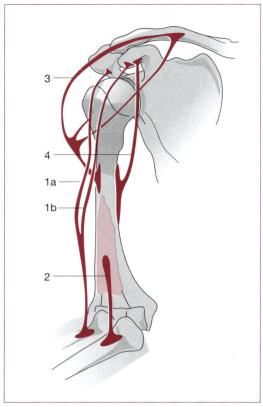

Figura 3.80 Trajeto, origem e inserção do músculo bíceps braquial (1a = cabeça longa, 1b = cabeça curta) e do músculo braquial = 2; músculo deltoide = 3; músculo coracobraquial = 4.

aparelhos (em todas as formas de apoio) ou no levantamento de peso. Já se discorreu sobre a função desse músculo na articulação do ombro.

Articulações de rotação do antebraço

Os movimentos de rotação da mão, pronação (na qual o dorso da mão é rodado para cima ou para dentro) e supinação (na qual a palma da mão é virada para cima ou para fora), são possibilitados por duas articulações completamente separadas do ponto de vista anatômico; a articulação radiulnar proximal e a articulação radiulnar distal. Como as duas articulações formam uma unidade funcional, serão aqui discutidas em conjunto.

Como mostram as Figuras 3.83 e 3.84, durante o movimento de pronação, o rádio se move diagonalmente sobre a ulna: portanto, o eixo de pronação-supinação tem um trajeto oblíquo a partir da cabeça do rádio e através do antebraço até a cabeça da ulna (ver Fig. 3.73).

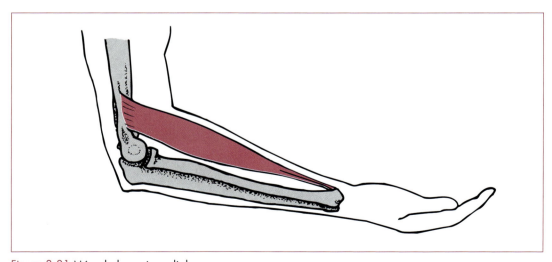

Figura 3.81 Músculo braquiorradial.

> Os movimentos de pronação e supinação podem ser mais bem executados com o cotovelo em extensão (cerca de 230°) do que em flexão (cerca de 130°), uma vez que os movimentos de rotação em extensão podem ser ampliados por meio das possibilidades de rotação da articulação do ombro.

Músculos que atuam sobre a articulação trocóidea do antebraço

Pronadores

Músculo pronador redondo (Fig. 3.83)

- **Origem:** epicôndilo medial do úmero e processo coronoide da ulna.

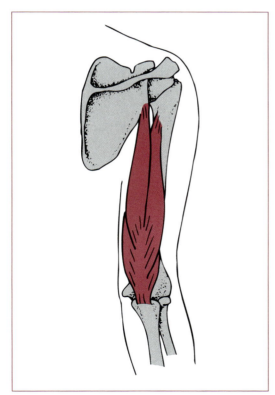

Figura 3.82 Músculo tríceps braquial.

- **Inserção:** terço médio do rádio.
- **Inervação:** nervo mediano.
- **Função:** com base em seu trajeto – ele se dirige do eixo da articulação do cotovelo até o rádio – o músculo pronador redondo não é somente um rotador interno, mas também um potente flexor do antebraço.

Essa dupla função também é a razão de o músculo desempenhar um papel importante na origem do chamado cotovelo de lançador (principalmente em arremessadores de dardo).

Músculo pronador quadrado

- **Origem:** quarto distal da ulna.
- **Inserção:** superfície anterior do rádio.
- **Inervação:** nervo mediano.
- **Função:** juntamente com o músculo pronador redondo, esse músculo promove a rotação medial da mão.

> Observação: a força do movimento de pronação é maior com o braço em extensão, uma vez que a rotação medial do braço ganha em força de contração por meio de um bom alongamento do músculo pronador redondo.

Músculo supinador (Fig. 3.84)

- **Origem:** epicôndilo lateral do úmero, ligamento colateral radial, ligamento anular e ulna.
- **Inserção:** região média do rádio.
- **Inervação:** nervo radial.
- **Função:** o músculo tem ação supinadora, correspondente à sua denominação. Além disso, ele também participa da extensão

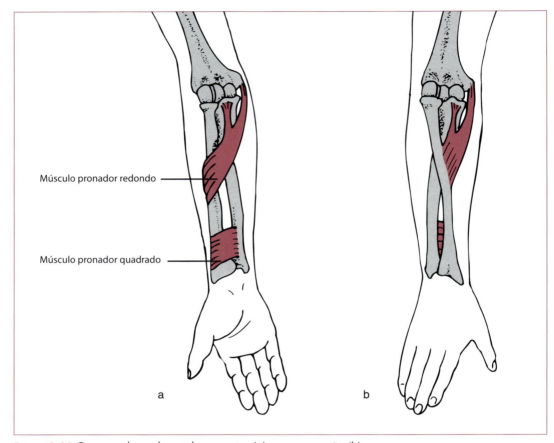

Figura 3.83 Os pronadores do antebraço antes (a) e em pronação (b).

do cotovelo por meio de suas porções de fibras que trafegam atrás do eixo do cotovelo.

Músculo bíceps braquial

Em virtude de sua força extraordinária – sua força de supinação é mais de três vezes superior à do músculo supinador –, esse músculo, abordado anteriormente, é o principal envolvido no movimento de rotação lateral da mão.

> Observação: ao contrário dos pronadores, a força dos supinadores é maior com o cotovelo em extensão. Por um lado, isso se deve ao fato previamente mencionado de que o músculo bíceps braquial apresenta um máximo de força durante a posição flexionada em ângulo reto e, por outro lado, porque o músculo supinador – afinal, ele também participa em grau menor da extensão do cotovelo – apresenta melhor alongamento, e com isso o máximo de contração com o braço flexionado.

Traumatismos típicos e lesões decorrentes de sobrecarga na região da articulação do cotovelo e no antebraço

Traumatismos típicos

Traumatismos e lesões crônicas por sobrecarga do membro superior divergem dependendo da modalidade esportiva e da idade. Enquanto no esporte escolar cerca de 60% dos traumatismos se concentram na região dos braços, a proporção de traumatismos nessa localização em todas as faixas etárias e modalidades esportivas é de 20 a 30% (Menke, 2000, p. 13).

O envolvimento da articulação do cotovelo em traumatismos durante o esporte é relativamente frequente. Nas modalidades de arremesso, assim como em jogos de rebater, como o tênis, por exemplo, e nas modalidades esportivas de jogo (goleiro, no futebol), a região do cotovelo faz parte das regiões corporais mais afetadas. Lesões de sobrecarga do cotovelo, específicas de modalidade esportiva, também ocorrem em maior número em modalidades como esgrima, golfe e surfe.

Na infância e na adolescência, a fratura de antebraço faz parte das localizações de fratura mais frequentes no esporte.

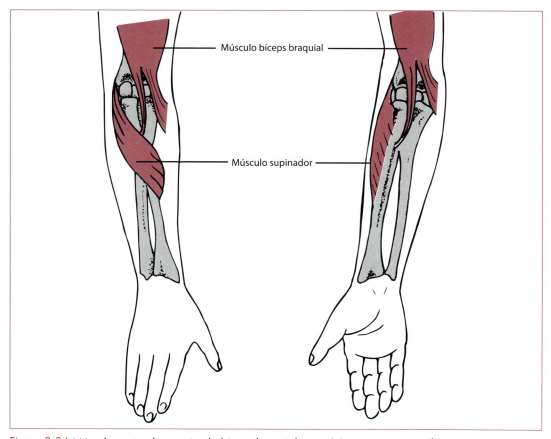

Figura 3.84 Músculo supinador e músculo bíceps braquial antes (a) e em supinação (b).

Fraturas

Na região do cotovelo, os traumatismos podem ser provocados por impactos diretos ou indiretos.

> As fraturas do olécrano, da cabeça do rádio, a diafisária do antebraço e a distal do rádio fazem parte das fraturas mais frequentes ocasionadas pela prática esportiva.

A fratura do olécrano pode ser ocasionada por uma queda sobre o lado extensor do cotovelo flexionado, por exemplo, durante a patinação no gelo, nas modalidades de jogos esportivos (handebol, futebol, hóquei no gelo), mas também durante a prática da patinação *in-line*. Como o fragmento proximal da fratura é tracionado para cima, em direção ao ombro em decorrência da tração do músculo tríceps braquial, é possível palpar uma depressão no local da fratura. Por esse motivo, é impossível obter uma consolidação conservadora em posição anatômica correta, e a fratura deve ser tratada cirurgicamente com um dispositivo de tração.

Uma queda sobre o cotovelo em extensão pode levar a uma fratura com impactação da cabeça do rádio. Diversas formas de fraturas são possíveis, por exemplo, a fratura de cisalhamento e a fratura cominutiva, que, na presença de um descolamento maciço, devem ser fixadas cirurgicamente para restaurar a congruência articular.

As fraturas diafisárias do antebraço geralmente ocorrem por impactos diretos (pancada, golpe). Como são ocasionadas durante um movimento de defesa, também são conhecidas como fraturas de defesa. Fraturas completas da diáfise geralmente são instáveis e requerem tratamento cirúrgico. Na presença de uma fratura isolada da ulna com luxação concomitante da cabeça do rádio, fala-se de uma fratura de Monteggia.

Em razão do hematoma condicionado pelo traumatismo, pode ocorrer um aumento mecânico da pressão no compartimento muscular correspondente do antebraço e, com isso, uma lesão secundária de músculos e nervos. Na sequência, podem-se desenvolver contraturas definitivas – as contraturas de Volkmann – e distúrbios funcionais, que podem ser evitados com tratamento cirúrgico imediato (Menke, 2000, p. 17-8).

Fratura distal do rádio

> A fratura do rádio na região do punho é a fratura óssea mais frequente, com porcentagem de 10 a 25% (Menke, 2000, p. 18; Oestern em Rieger/Grünert, 2003, p. 46).

A Figura 3.85 mostra a localização da fratura do rádio.

A fratura é condicionada por uma queda e ocorre principalmente em praticantes de skate, patinação *in-line*, patinação artística e nas modalidades esportivas de inverno (esqui alpino, esqui *cross-country*, patinação no gelo etc.), nas modalidades de esporte com bola, hipismo e na prática de *mountain bike* (Zalavras et al. em Ronge, 2005, p. 105). De

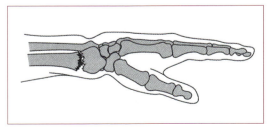

Figura 3.85 Representação esquemática de fratura do rádio.

acordo com o curso do acidente, faz-se distinção entre fratura de extensão (queda sobre a mão estendida) – ela representa mais de 95% dos casos – e fratura em flexão (queda sobre a mão flexionada), que existem em menos de 5% dos casos.

Diagnóstico

Os atletas afetados queixam-se de dores na região do punho e, em geral, apresentam edema evidente na região da fratura. O chamado desvio em baioneta é típico em virtude da perda em comprimento decorrente de uma impactação do rádio, assim como o chamado desvio em dorso de garfo, decorrente de uma inclinação do fragmento distal do rádio em sentido dorsal (Fig. 3.85). Uma radiografia em dois planos na região do punho indicará o tipo e a extensão da(s) fratura(s) (Rieger/Grünert, 2003, p. 46).

Nas diversas classificações, diferenciam-se fraturas extra e intra-articulares (situadas dentro ou fora do punho), além de fraturas estáveis e instáveis.

Tratamento

Os diversos tipos de tratamento se baseiam em:
- extensão do desvio ou da instabilidade;
- existência e extensão de lesões adicionais (p. ex., fraturas dos ossos carpais; lesões dos ligamentos do carpo; arrancamento do processo estiloide; lesão da articulação radiulnar distal; fraturas da cabeça do rádio na região da articulação do cotovelo);
- necessidades do paciente;
- idade do atleta;
- qualidade óssea (osteoporose?) (Rieger/Grünert, 2003, p. 49).

Antigamente, o tratamento conservador, com um aparelho gessado, era o padrão. O grande número de resultados insatisfatórios – especialmente com fraturas instáveis – levou a uma reformulação no tratamento cirúrgico. Assim, dependendo da situação inicial, podem ser usados diversos métodos, por exemplo, a fixação por meio de fios e a redução aberta com uso de osteossínteses.

> Prognóstico: em 20 a 30% dos casos, a fratura distal do rádio leva a uma consolidação insatisfatória do ponto de vista anatômico e funcional. Os sintomas principais são dores, limitação de movimentos e redução da força.

Nas fraturas não complicadas, a capacidade de carga para modalidades esportivas "manuais", como ginástica artística, ginástica rítmica, *break dance*, levantamento de peso, arremesso de disco etc., se normaliza depois de 3 a 4 meses.

Reabilitação pós-operatória

Consiste em tratamento fisioterapêutico e retorno gradual à mobilidade e capacidade de carga original por meio de treinamento muscular progressivo.

Como medidas preventivas para minimizar consequências inevitáveis de quedas, deve-se ter o cuidado de adotar uma técnica adequada específica para a modalidade esportiva, ter um bom estado de treinamento muscular e, se possível, um equipamento de proteção adequado. Especialmente para a patinação *in-line*, o uso de protetores de punho com uma tala rígida deveria ser a regra.

Traumatismos da articulação do cotovelo

Luxação do cotovelo

> A luxação do cotovelo é uma das luxações articulares mais frequentes e representa cerca de 20% de todas as luxações. Ela aparece isoladamente ou em combinação com fraturas.

Luxações do cotovelo aparecem com maior frequência nas modalidades de esportes de luta, por exemplo, luta em ringue, judô etc., mas também em jogos com muito contato físico, como rúgbi, handebol, futebol, hóquei no gelo e em modalidades esportivas rápidas, como o esqui alpino.

O mecanismo de lesão frequente é a queda sobre o cotovelo flexionado, assim como sobre o cotovelo em hiperextensão, levando geralmente a uma luxação posterior (Fig. 3.86). Lesões concomitantes são quase sempre lesões de tecidos moles (p. ex., lesão ou ruptura do ligamento medial e lateral), ou as fraturas anteriormente descritas.

As luxações podem ocorrer na região da articulação umeroulnar, umerorradial e radiulnar proximal.

Diagnóstico

Sintomas típicos são desvios, deformidades e fixação flexível, dor intensa, edema e limitação da mobilidade. O achado pode ser comprovado por meio de exames radiológicos (Peterson/Renström, 1987, p. 216; Maibaum et al., 2001, p. 50-1; Menke, 2000, p. 19).

Tratamento

Redução sob sedação. Dependendo da extensão das lesões associadas, 2 a 5 semanas de imobilização. Na presença de lesões ligamentares extensas e acentuada instabilidade articular, está indicada a cirurgia. O retorno às atividades esportivas específicas somente é possível após 8 a 10 semanas, desde que os ligamentos estejam curados e a mobilidade original tenha sido alcançada (Peterson/Renström, 1987, p. 217; Haaker, 1998, p. 160).

Lesões de sobrecarga típicas na região da articulação do cotovelo

Queixas crônicas frequentes na região da articulação do cotovelo são o "cotovelo de tenista" (ver a seguir), o "cotovelo de lançador" e o "cotovelo de golfista". Além disso, são possíveis síndromes de compressão nervosa, por exemplo, a "síndrome do supinador" ou a "síndrome do pronador redondo", assim como o aprisionamento do nervo ulnar.

Cotovelo de tenista

O conceito "cotovelo de tenista" foi criado por Morris, em 1883. Na verdade, somente 58%

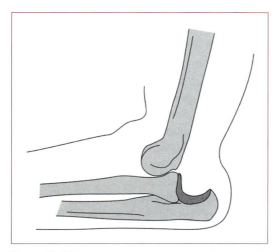

Figura 3.86 Luxação na articulação do cotovelo (adaptado de Peterson/Renström, 1987, p. 217).

dos pacientes afetados são jogadores de tênis. Políticos em campanha, sempre apertando as mãos de pessoas, violinistas, profissionais de centros cirúrgicos, secretárias e donas de casa também podem desenvolver cotovelo de tenista. Na maioria das pessoas afetadas, o distúrbio está ligado à profissão (Hach/Renström 2001, p. 154).

> O cotovelo de tenista provavelmente é a tendinopatia de inserção mais frequente do corpo humano (Josza/Kannus, 1997; Hach/Renström, 2001, p. 54).

Na área esportiva, o cotovelo de tenista ocorre mais frequentemente em jogadores de fim de semana que em jogadores profissionais; isso, por si, já indica a existência de deficiências técnicas.

Cerca de 40 a 50% de todos os jogadores de tênis apresentam os sintomas de cotovelo de tenista, pelo menos temporariamente (Peterson/Renström, 1987, p. 207; Bull, 1998, p. 209; Haaker, 1998, p. 215; Menke, 2000, p. 23-4; Maibaum et al., 2001, p. 186).

> O termo "cotovelo de tenista" refere-se a uma epicondilopatia radial (estado doloroso crônico junto ao epicôndilo umeral externo) com dores junto à origem dos extensores do antebraço, dos quais o músculo extensor longo do carpo é o mais afetado. Esse músculo tem sua origem junto à parte lateral mais externa do epicôndilo, o que o torna mais suscetível a fortes cargas durante a simples extensão do carpo. Como sinônimo, apesar de ser incorreto, é usada a denominação epicondilite lateral (mas nesse caso não se trata de uma inflamação verdadeira). O "cotovelo de tenista" representa uma lesão de sobrecarga mecânica decorrente de microtraumatismos repetidos (Hach/Renström, 2001, p. 155).

Causas de desenvolvimento

Erros de técnica

Erros típicos são: empunhadura rígida da raquete, grande dispêndio de força durante o saque, ponto de impacto excêntrico da bola, uso da empunhadura *forehand* durante a rebatida e movimento curto e em chicote a partir do punho (frequentemente observado na transição dos praticantes do tênis de mesa ou *badminton*) (Kornexl et al., 1984, p. 137).

O fato de o "cotovelo de tenista" ocorrer com frequência com erros de *backhand* pode ser explicado pelo fato de que durante esse movimento se instalam forças mais intensas na fase em que a bola atinge o alvo do que no *forehand*. Em razão do curto trajeto de aceleração no *backhand*, o aumento de aceleração necessário é atingido somente com o emprego de maior força; assim, o perigo de uma lesão decorrente de sobrecarga durante o *backhand* parece estar aumentado – principalmente com erros de execução (Hartmann/Fritz, 1984, p. 187).

Escolha da empunhadura errada

O tamanho inadequado da empunhadura (muito grande, muito pequeno) leva ao aumento da incidência do "cotovelo de tenista" (Gruchow/Pelletier, 1979, p. 234).

Encordoamento muito duro ou muito macio

As cargas musculares mais baixas ocorrem com uma força de encordoamento entre 20 e 19 kg; um encordoamento mais macio (16 a 15 kg), assim como um mais duro (24 a 23 kg), aumenta o dispêndio de força. Principalmente um encordoamento excessivamente duro – como o utilizado por tenistas profissionais treinados – é tido como potencial fator desencadeante para o cotovelo de tenista (Weiß, 1983, p. 25).

Estado de treinamento deficitário

O "cotovelo de tenista" ocorre com maior frequência em jogadores com preparo muscular insuficiente – principalmente em jogadores iniciantes –, sendo raramente observado em jogadores de elite bem treinados (Strizak et al., 1983, p. 234).

Idade, anos de prática e frequência da prática

O cotovelo de tenista ocorre frequentemente na 4ª e na 5ª décadas de vida – uma indicação de que se trata de um fenômeno degenerativo – assim como nos cinco primeiros anos de prática esportiva (Weber et al., 1982, p. 329). Da mesma forma, uma prática mais frequente leva mais rapidamente a sua instalação: a prática diária do jogo de tênis, em comparação com a prática mensal, leva a um aumento de 5% da taxa de incidência (Penners et al., 1977, p. 1587; Priest et al., 1980, p. 77).

Aquecimento insuficiente

A falta de aquecimento especial e a deficiência de alongamento antes do início do jogo aumentam o perigo de microtraumatismos na fase inicial do jogo (Kulund et al., 1979, p. 249).

Diagnóstico

Sintomas típicos são dores relacionadas a carga na região do epicôndilo lateral que frequentemente irradiam para o antebraço e o dorso da mão. Também são características as dores à pressão local na região de origem dos extensores da mão, assim como a dor com a extensão dorsal do punho contrarresistência (dor ao aperto de mão, dor ao girar uma maçaneta etc.).

Os estágios patológicos de uma tendinite estão representados na Tabela 3.2.

Tabela 3.2 Estágios patológicos de uma tendinite (Hach/Renström, 2001, p. 155)

Estágio I	Irritação eventual
Estágio II	Tendinite permanente – menos de 50% do corte transversal do tendão acometido
Estágio III	Tendinite permanente – mais de 50% do corte transversal do tendão acometido
Estágio IV	Ruptura tendínea parcial ou completa

Tratamento

Em geral é feito um tratamento conservador com os mais diversos procedimentos (ver Tab. 3.3).

A taxa de cura situa-se entre 30 e 90%, dependendo do tipo de tratamento conservador. O tratamento com infiltração de cortisona, principalmente, leva a uma melhora rápida das queixas. No entanto, a taxa de recidiva é elevada: somente 30% dos pacientes não apresentam queixas após um ano.

Um tratamento cirúrgico – que perfaz aproximadamente 5 a 10% dos casos – somente está indicado quando o tratamento conservador não surtiu efeito durante um longo período (Menke, 2000, p. 25).

O tratamento do braço do tenista deve consistir de passos isolados, em uma sequência lógica. A pirâmide de tratamento exemplifica esses passos de modo impressionante (Fig. 3.87).

Para não prejudicar o retorno à prática do esporte, por meio de um programa de treinamento eficiente (ver sequência de tratamento), os erros de carga devem ser evitados (Hach/Renström, 2001, p. 158).

Tabela 3.3 Possibilidades de tratamento do cotovelo de tenista (Menke, 2000, p. 25)

Técnicas ergonômicas	Medicamentosas – sistêmicas
• Raquete	• AINH
• Dureza da empunhadura	• Vitamina E
• Encordoamento	• Antioxidantes
• Técnica de *backhand*	• Preparados enzimáticos
Técnicas ortopédicas	• Antibióticos
• Imobilização gessada	• Fisioterapêuticas
• Bandagens	• Homeopáticas
• Talas	**Medicamentosas – locais**
• Bandagens terapêuticas	• AINH
Com aparelhos – fisiátricas	• Heparinoide
• Ultrassonografia	• Preparados enzimáticos
• Eletroterapia BF	• Fitoterápicos
• Iontoforese	• Medicamentos homeopáticos
• Fonoforese	**Medicamentosas – infiltrativas**
• TENS	• Corticosteroide
• Laser	• Anestésicos locais
• Campo magnético	• Preparados enzimáticos
• Tratamento com ondas de choque	• Antioxidantes
• Terapia com radiação ortovoltaica	• Medicamentos homeopáticos
Fisioterapêuticas – quiropráticas	**Cirúrgicas – operatórias**
• Massagem por fricção	• Descolamento da inserção muscular
• Crioterapia	• Indentação da fáscia
• Mobilização	• Alongamento muscular
• Tratamento com extensão	• Desperiostização, denervação
• Manipulação cervical	• Incisão do ligamento anular
• Técnicas para alongamento dos nervos	• Incisão do compartimento dos supinadores

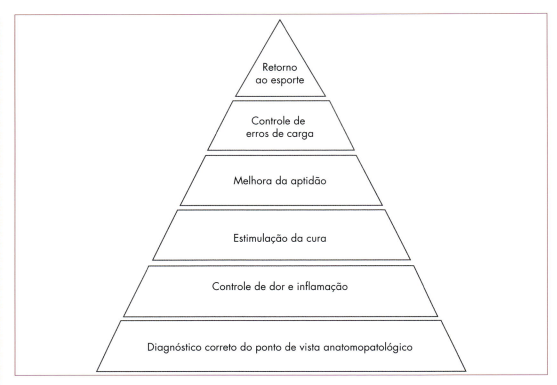

Figura 3.87 Pirâmide de gerenciamento para o tratamento do cotovelo de tenista (Ottivierre/Nirschl in Hach/Renström, 2001, p. 157).

Dicas preventivas são:

- *Counterface-bracing* (uma forma especial de bandagem para o braço), que reduz as forças excêntricas e acelerações angulares que atuam sobre a inserção do tendão.
- Correção de técnica de *backhand* errada.
- Escolha de um tamanho ou de peso adequado da raquete. Deve ser dada preferência a raquetes mais leves que, além disso, disponham de um *sweet spot* grande (superfície central ideal onde a bola toca a raquete) e, com isso, reduzem a transmissão de forças de vibração ao braço de jogo.
- Otimização do tamanho da empunhadura: tamanhos muito pequenos requerem maior força de empunhadura; tamanhos muito grandes diminuem o controle da raquete.
- Escolha de uma dureza de encordoamento média ou reduzida, uma vez que encordoamentos duros transmitem forças mais intensas ao braço do tenista. Escolha de uma cobertura de solo "mais lenta" (p. ex., quadra de saibro), pois ela também é capaz de reduzir a velocidade da bola, reduzindo assim as forças originadas.
- Evitar o uso de bolas de tênis pesadas, com pouca pressão ou molhadas a fim de reduzir a carga.

No quadro agudo, além do tratamento causal (material esportivo, técnica de rebate), recomendam-se: aplicação de gelo e anti-inflamatórios ou bandagens de sustentação e apoio para alívio da carga.

Para cotovelo de tenista crônico, é indicado o procedimento terapêutico nas seguintes etapas (Nirschl/Sobel, 1981, p. 43):

1. Proibição absoluta de jogo e treinamento, eventualmente, imobilização por 2 a 3 semanas, assim como pomadas que promovam a hiperemia (que estimulam a circulação sanguínea), assim como medicamentos analgésicos.
2. Injeção de cortisona (3 a 4 vezes por cerca de 2 semanas) associada a tratamento fisioterapêutico.
3. Cirurgia de Hohmann junto ao epicôndilo lateral com seccionamento completo das origens dos extensores do antebraço (Gradinger et al., 1981, p. 259), quando os dois procedimentos terapêuticos iniciais não surtirem o efeito desejado.

Na sequência, como treinamento muscular de reabilitação, pode ser usado o procedimento complexo a seguir (Hach/Renström, 2001, p. 157-8):

- Vários alongamentos diários dos flexores e extensores do punho com a articulação do cotovelo completamente estendida.
- Treino de força com pequena resistência (p. ex., por meio de uma faixa elástica Thera-Band® ou com alteres que possam ser adequados ao procedimento) para os flexores e extensores do antebraço, supinadores e pronadores, com aumento progressivo da carga até 5 kg no máximo. Repetições: 10 a 20, inicialmente concêntricas e, mais tarde, também excêntricas.
- Treinamento adicional com faixas elásticas Thera-Band® para os extensores e flexores dos dedos (fechamento da mão em punho) por meio do movimento de "apertar bolas de tênis".

Observação: a eficácia de exercícios excêntricos é maior em decorrência das forças maiores, sendo mais eficaz para o treinamento da coordenação intra e intermuscular do que o treinamento concêntrico ou isométrico. O treinamento sempre começa com exercícios concêntricos e isométricos, que são apropriados para o desenvolvimento muscular, além de serem facilmente dosáveis e controláveis.

Cotovelo de esgrimista

O cotovelo de esgrimista deve-se a uma sobrecarga da musculatura do punho ou da musculatura extensora do antebraço semelhante à do cotovelo de tenista, levando a uma irritação crônica do epicôndilo radial. As medidas terapêuticas ou preventivas correspondem às do cotovelo de tenista.

Cotovelo de jogador de boliche

O cotovelo de jogador de boliche é uma sobrecarga crônica na região das origens tendíneas da musculatura extensora dos dedos ou do punho junto ao epicôndilo lateral, com uma tendinite de inserção que se desenvolve a longo prazo. A sintomatologia assemelha-se à sintomatologia do cotovelo de tenista (Menke, 2000 b, p. 55).

Cotovelo de lançador

A denominação "cotovelo de lançador" representa uma epicondilite ulnar do úmero (estado irritativo junto ao côndilo umeral interno), que envolve várias queixas referentes à sobrecarga com a participação de estruturas musculotendíneas, capsuloligamentares e osteocartilaginosas.

Causas

A causa do cotovelo de lançador geralmente é um erro na técnica do arremesso. Além disso, preparo muscular prévio insuficiente, aquecimento deficitário e discrepâncias entre a carga e a capacidade de carga parecem desempenhar um papel decisivo.

Estudos russos mostram que durante o movimento de arremesso, no qual o aparelho de arremesso atinge inicialmente uma velocidade de até 100 km/h ou mais, a resistência à ruptura do ligamento ulnar lateral não basta para se contrapor ao estresse valgo originado (Segesser, 1985, p. 83). Com a posição valga (posição em X do braço) – que é especialmente acentuada quando o antebraço levemente supinado no início e o cotovelo são trazidos lateralmente em direção anterior –, ocorre a hiperextensão da cápsula e do ligamento lateral medial, que leva a distensões (com base em microtraumatismos recidivantes), rupturas, calcificações do lado ulnar e alterações artróticas na região da cabeça do rádio (condropatia radial).

Somente com o emprego coordenado dos flexores da mão e, principalmente, do músculo pronador redondo, as estruturas ligamentares são protegidas durante o movimento de arremesso, sendo que a sobrecarga muscular pode levar a tendinopatia de inserção junto ao epicôndilo.

Durante o movimento final de pronação e por meio da contração e do alongamento concomitante, o músculo pronador redondo é adicionalmente submetido a grandes cargas mecânicas, que são os precursores das lesões por sobrecarga (pois como músculo flexor do antebraço, o músculo pronador redondo é distendido durante a extensão do cotovelo).

> Em comparação com a epicondilite lateral do úmero, a epicondilite medial é relativamente rara. Sua participação nas epicondilites umerais é de somente 6 a 15% (Paar, 1981, p. 258).

Tratamento

Inicialmente, deve ser verificada a técnica de arremesso (redução do estresse valgo por meio de um arremesso correto do aparelho lateralmente à cabeça). Eventualmente, durante o lançamento do dardo, deveria-se passar a usar o pinçamento em vez do empunhamento, o que possibilita uma melhor ação do músculo pronador redondo (Segesser, 1985, p. 83). Além disso, deve-se dar atenção a fatores do treinamento metódico, como aquecimento adequado, aumento lento da carga e preparação e fortalecimento muscular especiais. Ademais, cuidar para que seja feito um tratamento fisiátrico, além do tratamento oral e local com medicamentos anti-inflamatórios, visando ao combate de queixas locais relacionadas a sobrecarga, assim como das miogeloses.

Cotovelo de golfista

No cotovelo de golfista, assim como no cotovelo de lançador de dardo, trata-se de uma tendinite de inserção junto à origem da musculatura flexora da mão ou dos dedos junto ao epicôndilo ulnar do cotovelo. O jogador de golfe pode apresentar queixas em ambos os braços, sendo que, no indivíduo destro, o braço-guia esquerdo apresenta queixas semelhantes às do cotovelo de tenista (com dores na região do epicôndilo radial) e o braço rebatedor apresenta queixas semelhantes às do cotovelo de golfista.

Do ponto de vista causal, no cotovelo de golfista existe uma sobrecarga excessiva de preensão da mão direita (para destros) durante o momento de impacto e durante o *swing*. Técnica deficitária – uma tacada mais forte que curvada – leva, nessa fase, a uma sobrecarga crônica dos músculos flexores da mão e do antebraço em pronação, resultando em dores durante a carga. Como causa adicional também é citada uma inclinação valga do cotovelo (hiperextensão com o braço na posição em X) durante o arremesso, que pode dar origem a uma forte carga de tração e irritação do aparelho ligamentar medial e do nervo ulnar (Peterson/Renström, 1987, p. 212; Menke, 2000 b, p. 68; Maibaum et al., 2001, p. 66).

Cotovelo do praticante de judô

No cotovelo do praticante de judô existe uma condromatose da articulação do cotovelo, com formação de corpos articulares livres que podem levar à formação de um derrame, edema e estados dolorosos agudos. Medidas terapêuticas conservadoras, como tratamento fisiátrico e medicação anti-inflamatória, estão em primeiro plano. Caso o problema persista, recomenda-se a retirada dos corpos articulares livres ou das regiões sinoviais inflamadas por meio de artroscopia (Menke, 2000, p. 75-6).

Síndrome dos supinadores

Na chamada "síndrome dos supinadores" pode ocorrer o aprisionamento do ramo profundo do nervo radial no túnel supinador, com o desenvolvimento de dores no terço proximal do antebraço durante a contração muscular, assim como uma fraqueza progressiva dos extensores da mão e dos dedos. Isso decorre de cargas musculares excessivas ou desenvolvimento muscular excessivo. As modalidades esportivas caracteristicamente atingidas são alpinismo esportivo, levantamento de peso, ginástica artística com aparelhos e esportes de força. As dores originadas são muito semelhantes às do "cotovelo de tenista".

Do ponto de vista terapêutico, estão em evidência o repouso e a administração de medicamentos anti-inflamatórios. Se o tratamento conservador falhar, recomenda-se um tratamento cirúrgico (Stürmer, 1994, p. 157; Peterson/Renström, 1987, p. 217; Haaker, 1998, p. 160).

Aprisionamento do nervo ulnar

Durante um impacto do lado interno do cotovelo ou com alongamento extremo nas modalidades esportivas de arremesso ou nos jogos de rebater, o nervo ulnar pode sofrer uma irritação ocasionada pela pressão ou tração mecânica. Isso leva a dores agudas ou de longa duração no lado interno do cotovelo, que se instalam após longas partidas de tênis ou golfe ou após treinamento intensivo e abrangente de arremesso. Paralelamente, podem existir uma sensação de adormecimento e distúrbios de sensibilidade na região do dedo mínimo e da metade externa do dedo anular. Imobilização com aplicação de calor local e uso de medicamentos anti-inflamatórios estão indicados do ponto de vista terapêutico (Peterson/Renström, 1987, p. 214).

Síndrome do pronador redondo

Trata-se de um aprisionamento do nervo mediano (que raramente ocorre no esporte); esse nervo parte da articulação do cotovelo e trafega atrás do músculo pronador redondo. Os sintomas típicos são dor e sensibilidade à pressão na porção média e anterior do cotovelo, sensação de adormecimento nos dedos indicador, médio e na metade externa do dedo anular, estados dolorosos com movimentos de pronação do antebraço contra uma resistência, assim como fraqueza durante a flexão do punho.

Do ponto de vista terapêutico, recomenda-se uma imobilização com aplicação de calor local e a administração de medicamentos anti--inflamatórios.

Inflamação da bolsa sinovial na região do olécrano

A bolsa sinovial na região do olécrano (Fig. 3.88) pode se inflamar após quedas sobre o cotovelo em decorrência de hemorragias ou ferimentos abertos. Diversas modalidades esportivas, como luta, rúgbi, futebol americano, futebol, handebol, vôlei, basquete, hóquei no gelo e corrida de orientação, podem causar inflamação da bolsa sinovial.

Como em todos os processos inflamatórios, deve ser observado um período de imobilização de 4 a 7 dias. Inflamações graves da bolsa sinovial requerem, por sua vez, imobilização mais prolongada. Além disso, podem ser administrados medicamentos anti-inflamatórios. Às vezes, recomenda-se a punção da bolsa sinovial para aspiração de sangue ou líquido do derrame sinovial. Caso tenha ocorrido a formação de corpos ósseos livres dentro da bolsa sinovial após repetidas inflamações, deve ser feita uma revisão cirúrgica (Peterson/Renström 1987, p. 216).

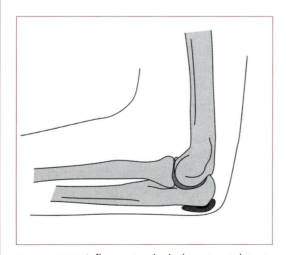

Figura 3.88 Inflamação da bolsa sinovial junto à extremidade do cotovelo (adaptado de Peterson/Renström, 1987, p. 215).

Articulações do punho

A função das articulações do punho deve ser considerada parte do aspecto subordinado da ampliação e diferenciação do órgão de preensão, tato e expressão, representado pela mão, assim como já foi dito sobre a articulação do cotovelo e ombro. Os movimentos da articulação do punho, realizados independentemente dos movimentos dos dedos, representam uma medida de ampliação para a melhoria das capacidades laborais da mão.

A existência de dois ossos no antebraço aumenta a mobilidade da mão e permite movimentos de rotação de mais de 180°.

Articulações proximal e distal do punho

Diferenciam-se uma articulação proximal e uma distal do punho (Fig. 3.91).

A articulação proximal do punho (articulação radiocarpal) é uma articulação condilar que, por um lado, possibilita a flexão palmar e extensão dorsal e, por outro, permite uma abdução radial e ulnar. A articulação é formada pelo rádio, pelo disco articular ulnar, assim como pela série proximal dos ossos carpais. Na articulação distal (articulação mediocarpal), as séries de ossos carpais proximais e distais se articulam na forma de uma superfície articular em formato de S.

Do ponto de vista funcional, as articulações proximal e distal do punho sempre trabalham em conjunto, sendo que a flexão palmar ocorre mais na articulação proximal do punho e a extensão dorsal, mais na articulação distal do punho. Durante os movimentos de abdução, movimentos de inclinação e deslizamento dos ossos carpais permitem movimentos entre si e contrários a partir da direção ulnar de até 40° e a partir da radial de até 15°.

Músculos que atuam sobre as articulações do punho

Os músculos do punho – flexores e extensores ulnares e radiais do carpo – não se inserem na região do carpo, e sim na região do metacarpo. O frágil conjunto funcional dos ossos carpais não permitiria a inserção de músculos.

Flexores da articulação do punho

Músculo flexor ulnar do carpo (Fig. 3.89)

- **Origem:** uma de suas cabeças se origina junto ao côndilo medial da articulação umeral; a outra cabeça se origina junto ao olécrano.

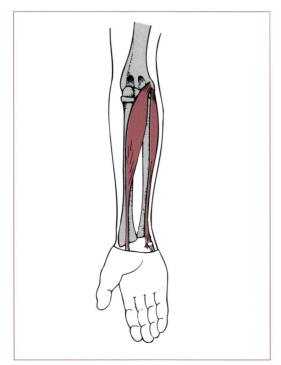

Figura 3.89 Músculo flexor ulnar do carpo (lado do dedo mínimo) e músculo flexor radial do carpo (lado do polegar).

- **Inserção:** base do osso metacarpal V (dedo mínimo). O osso pisiforme está interligado como um osso sesamoide.
- **Inervação:** nervo ulnar.
- **Função:** juntamente com o músculo extensor ulnar do carpo (ver a seguir) ele possibilita a abdução ulnar; com os outros flexores, ele possibilita a flexão palmar (ver sequência do texto). Por meio de sua origem no braço, ele ainda participa da flexão do cotovelo.

Músculo flexor radial do carpo (Fig. 3.89)

- **Origem:** côndilo medial do úmero.
- **Inserção:** base do osso metacarpal II.
- **Inervação:** nervo mediano.
- **Função:** juntamente com o músculo extensor radial do carpo (ver a seguir), promove a abdução radial, por exemplo, durante o movimento final do dedo no momento do lançamento do disco; com o músculo flexor ulnar do carpo e os flexores longos dos dedos (ver anterior), promove a flexão palmar.

Além disso, ele apresenta efeitos colaterais na pronação e nos flexores do cotovelo.

Os flexores da articulação do punho, juntamente com os flexores superficiais e profundos dos dedos, desempenham um papel importante em todas as modalidades esportivas nas quais é necessária uma pressão forte do punho e dos dedos, por exemplo, durante o arremesso de peso, na ginástica artística (p. ex., na partida para a parada de mão ou em todas as saídas do cavalo), na prática de alpinismo etc.

Uma visão geral dos músculos superficiais palmares é fornecida pela Figura 3.93. É possível verificar que a musculatura flexora do antebraço se insere na região do côndilo medial do úmero.

Músculo extensor ulnar do carpo (Fig. 3.90)

- **Origem:** côndilo lateral do braço.
- **Inserção:** base do osso metacarpal V.
- **Inervação:** nervo radial.
- **Função:** juntamente com o já citado músculo flexor ulnar do carpo, promove a abdução ulnar; com os extensores do punho e dos dedos citados a seguir ele promove a extensão dorsal do punho.

Músculos extensores radiais curto e longo do carpo (Fig. 3.90)

- **Origem:** côndilo lateral do úmero.
- **Inserção:** base dos ossos metacarpais II e III.
- **Inervação:** nervo radial.
- **Função:** possibilita a abdução radial, juntamente com o músculo flexor radial do carpo. Com o músculo extensor ulnar do carpo e os extensores longos dos dedos (ver a seguir), ele possibilita a extensão dorsal da mão. A porção do extensor radial longo do carpo, que se dirige do eixo de rotação junto à articulação do cotovelo até o septo intermuscular lateral, também apresenta função flexora adicional do cotovelo.

No espectro esportivo, os extensores do punho geralmente desempenham papel subordinado como músculos de trabalho. Somente no levantamento de peso ou na esgrima esses músculos são altamente solicitados; por isso, geralmente são consideravelmente menos desenvolvidos que os flexores correspondentes.

Todos os extensores do punho se originam junto ao côndilo lateral do úmero. Por isso não é raro que no "cotovelo de tenista" – em decorrência da extensão durante o *backhand* – o epicôndilo lateral se encontre no centro das queixas.

A versatilidade dos músculos do punho se explica por sua posição marginal entre os flexores situados no antebraço em posição palmar e os extensores em posição dorsal. Os músculos do punho participam de todos os movimentos do punho. Uma tensão isométrica concomitante dos grupos dos flexores e extensores leva à fixação da articulação do punho, necessária, por exemplo, para a execução de golpes com a borda da mão e golpes dos punhos, ou seja, de todos os tipos de empunhadura nas modalidades de luta.

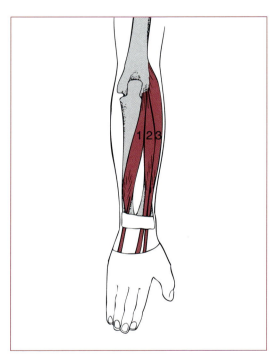

Figura 3.90 Músculo extensor ulnar do carpo (1) e músculo extensor radial do carpo (lado do polegar), músculo extensor radial curto do carpo (2) e músculo extensor radial longo do carpo (3).

Mão

A estrutura característica da mão está relacionada a sua função como instrumento de preensão. Essa função é desempenhada por meio da função de oposição do polegar: como uma pinça de preensão, o polegar e os demais dedos são capazes de trabalhar em conjunto de várias formas. Como contraforte necessitam da palma da mão, na qual o objeto pego pode repousar. A tríplice articulação da mão em carpo, metacarpo e dedos corresponde a essas necessidades funcionais.

A capacidade de oposição de nossos polegares demonstra sua importância, entre outras coisas, pelo fato de que a perda do dedo mínimo significa uma deficiência de somente 1%, e a do polegar, de 20% – o que corresponde à perda de uma perna. A coordenação equilibrada de todos os ossos da mão – ao todo são 27 – permite que a mão possa ser usada para movimentos finos, assim como para movimentos vigorosos de preensão.

Aparelho osteoligamentar

Carpo e metacarpo

Como mostra a Figura 3.91, o carpo é formado por duas séries de ossos. A série proximal é composta pelo osso escafoide (= 1), osso semilunar (= 2), osso piramidal (= 3) e osso pisiforme (= 4); a série distal é composta pelo grande osso trapézio (= 5), pelo pequeno osso trapezoide (= 6), osso capitato (= 7) e osso hamato (= 8). Os ossos carpais, que formam superfícies cartilaginosas nos locais de contato, estão ajustados entre si da mesma maneira que os ossos metacarpais, formando uma abóbada. Essa abóbada – a palma da mão – é segurada por um aparelho ligamentar versátil e coberta por um ligamento de trajeto transversal (o ligamento transverso do carpo), sob o qual trafegam os tendões dos músculos flexores dos dedos dentro de uma bainha tendínea comum. Do lado dorsal da mão, uma faixa comparável (retináculo extensor) fixa todos os tendões extensores ao esqueleto do carpo.

A série distal do carpo encontra-se ligada aos ossos metacarpais por meio de ligamentos

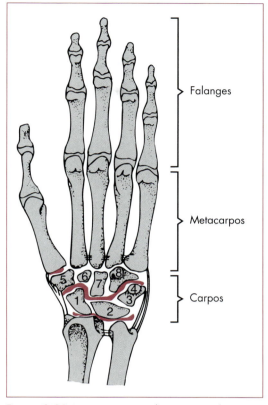

Figura 3.91 Representação dos carpos, dos metacarpos e das falanges (vista palmar). As linhas contínuas mostram o trajeto das articulações proximal e distal, assim como da articulação selar do polegar (para denominação dos ossos carpais).

firmes, o que transforma cada articulação em anfiartroses. A única exceção é a articulação selar do polegar.

Articulação do polegar e dos dedos

Articulações do polegar

Os diversos movimentos do polegar são possibilitados principalmente pela articulação selar do polegar. Nela estão articulados o osso trapézio e a base do osso metacarpal I. A articulação apresenta dois graus de liberdade e possibilita a oposição e o reposicionamento ou abdução e adução do polegar.

A capacidade de oposição do polegar é a condição para a capacidade de preensão da mão. Por meio de um complicado aparelho muscular, o polegar é capaz de entrar em contato com todos os dedos e com uma parte da palma da mão, possibilitando uma preensão diferenciada. Os oito músculos próprios do polegar não serão abordados em detalhes, tendo em vista o escopo deste livro.

Além da articulação em sela, o polegar dispõe ainda de uma articulação proximal e outra distal. Trata-se de articulações do tipo gínglimo. Uma articulação média, como nas falanges dos demais dedos, inexiste no polegar.

Articulações dos dedos

Os dedos dispõem de uma articulação proximal, uma articulação média e uma articulação distal.

A articulação média e a articulação distal são articulações do tipo gínglimo. A articulação proximal é, anatomicamente, esferoide; porém, em decorrência dos firmes ligamentos colaterais, transforma-se funcionalmente em uma articulação com somente dois graus de liberdade: possibilita movimentos de flexão e extensão, assim como movimentos de abdução e adução.

A estrutura especial das articulações proximais dos dedos tem uma importância especial para a função de preensão da mão: elas são estruturadas de modo a apresentar aumento da estabilidade durante a flexão e maior mobilidade durante a extensão. Esse mecanismo é a condição para uma preensão firme da mão. Isso é atingido por meio dos firmes ligamentos colaterais, que se tornam tensos em decorrência de alterações do eixo de rotação do rádio durante a flexão e que relaxam durante a extensão (ver Fig. 3.92).

Músculos dos dedos

Assim como o polegar, os dedos também apresentam músculos próprios. Enquanto a flexão das articulações proximal, média e distal sempre se dá por meio de um único flexor

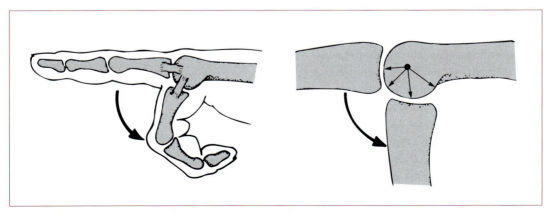

Figura 3.92 A estrutura das articulações proximais dos dedos e a função dos ligamentos colaterais. Durante a flexão, os ligamentos colaterais passam por tensão, porque a distância do corpo articular distal em relação ao eixo de rotação aumenta (Rohen, 1979).

– o que possibilita uma posição de trabalho diferenciada dos dedos –, a extensão é promovida por uma aponeurose dorsal comum, para dentro da qual os extensores irradiam.

> Para evitar edema excessivo na região palmar, limitando assim a função de preensão, os ventres dos músculos dos dedos foram deslocados da mão para a região do antebraço.

O músculo flexor profundo dos dedos é responsável pela flexão das articulações distais dos dedos, e o músculo flexor superficial dos dedos, pela flexão das articulações médias dos dedos (ver Fig. 3.93). A fim de permitir a passagem dos tendões do flexor profundo dos dedos até a articulação distal, os tendões do flexor superficial dos dedos se dividem em seu local de origem. A extensão dos dedos é promovida pelo músculo extensor comum dos dedos.

Para manter a apresentação geral sucinta, não detalharemos esses pequenos músculos dos dedos e de outros abordados a seguir. Descreveremos somente sua função.

Os músculos interósseos (dorsais e palmares) e os músculos lumbricais são responsáveis pela obtenção da maior precisão de movimento possível no espectro dos movimentos dos dedos. Como eles partem do lado flexor na articulação proximal para o lado extensor das falanges média e distal, possibilitam um movimento bem escalonado dos dedos. Se os dedos apresentassem somente os flexores longos, a cada movimento de flexão na articulação proximal ocorreria também uma flexão nas articulações média e distal, o que levaria a uma piora extraordinária dos movimentos, prejudicando a capacidade de preensão da mão. Finalmente, por meio da capacidade de abdução e adução desses músculos (movimentos de abertura), os movimentos dos dedos passam por um aperfeiçoamento adicional.

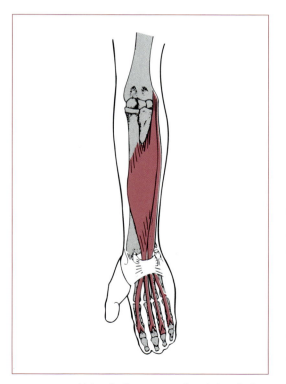

Figura 3.93 Músculo flexor superficial dos dedos.

Traumatismos típicos e lesões decorrentes de sobrecarga da mão e dos dedos

Lesões típicas da mão e dos dedos

Dependendo da modalidade esportiva, os traumatismos dos membros superiores ou da mão perfazem entre 10 (atletismo, futebol) e 40% (modalidades esportivas com bola como handebol, basquete e vôlei).

168 Anatomia aplicada ao esporte

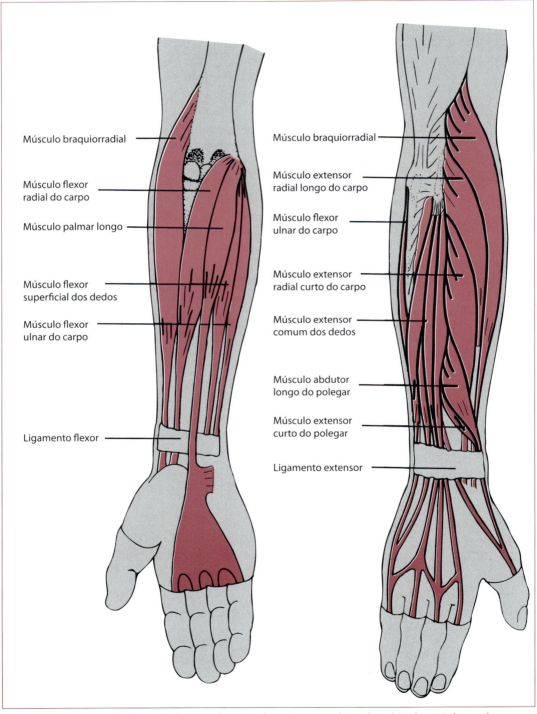

Figura 3.94 Visão geral dos músculos superficiais palmar (à esquerda) e dorsal (à direita) do antebraço.

A maioria dos traumatismos afeta os dedos e o polegar (57%), assim como o punho (28%). Mais raramente, os traumatismos afetam o metacarpo (10%) e a região do carpo (1%) (Menke, 2000, p. 1).

Quanto aos tipos de traumatismo, predominam as distensões (cerca de 60%), seguidas pelas fraturas e pelos arrancamentos ósseos (aproximadamente 30%).

Fraturas

Fratura do osso navicular

Fraturas do osso navicular durante o esporte geralmente ocorrem em decorrência de queda sobre a mão estendida e em hiperextensão dorsal.

Com uma frequência de quase 80%, a fratura do osso navicular é a fratura mais comum na região do carpo (Hoffmann em Rieger/Grünert, 2003, p. 54).

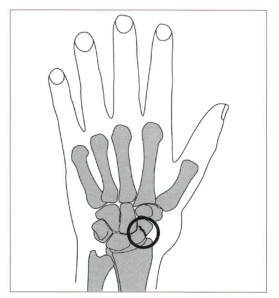

Figura 3.95 Fratura do osso navicular.

O osso navicular desempenha um papel especial entre os ossos carpais. Ele media a transmissão de força entre o rádio – o rádio "dá suporte" à mão – e o polegar.

Diagnóstico

O lado radial do punho (o lado do polegar) dói imediatamente (dor de impacto) e apresenta um edema. Uma fratura pode ser confirmada por meio de radiografia – que sempre deve ser feita quando o paciente se queixa de dor mediante pressão sobre a "tabaqueira anatômica".

No entanto, note que a fratura do osso navicular é a que mais frequentemente passa despercebida, uma vez que as dores, o edema e a limitação da mobilidade do punho podem não ser acentuados, e o atleta afetado geralmente pensa tratar-se de uma contusão "banal".

Tratamento

O tratamento conservador está indicado para fraturas estáveis e sem desvios, tendo em vista que o prognóstico é excelente. Para tal, é feita uma imobilização com uma luva gessada (punho e antebraço) por 10 a 12 semanas. Na presença de uma fratura instável ou com desvios, recomenda-se um procedimento cirúrgico com implante de parafusos. Assim, os fragmentos da fratura são comprimidos, e a estabilização possibilita um tratamento funcional precoce sem gesso ou imobilização de material sintético; isso ajuda a evitar atrofias musculares acentuadas e limitações dos movimentos, assim como a formação de uma pseudartrose ou de uma atrofia da articulação do punho (Rieger/Grünert, 2003, p. 56).

Pequenas fraturas proximais do polo, afetando menos de 10% do comprimento total do osso navicular, devem ser tratadas cirurgicamente, uma vez que estão associadas com o risco mais elevado de necrose asséptica (perda do tecido ósseo na ausência de infecção) e pseudartrose (Miller, Howard, Plancher, 2004, p. 508).

> Em princípio, podemos afirmar: fraturas do osso navicular com desvios acima de 1 mm, devem ser cuidadosamente fechadas ou tratadas com redução aberta em razão do risco elevado de pseudartrose – causado principalmente pela irrigação sanguínea relativamente desfavorável desse osso carpal.

Mais de 90% das fraturas do osso navicular apresentam consolidação não problemática com diagnóstico precoce e tratamento adequado.

Reabilitação pós-operatória

Em decorrência de seu longo período de consolidação (até 3 meses) com tratamento conservador, o osso navicular não pode ser submetido a cargas durante muito tempo. Em razão do alto risco de desenvolvimento de uma pseudartrose, deve-se abdicar de uma mobilização muito precoce.

Fraturas do metacarpo

As fraturas do metacarpo são lesões esportivas frequentes. Diferenciam-se fraturas da diáfise óssea, da cabeça e da base dos ossos metacarpais.

Causalmente, podem ser considerados impactos violentos diretos e indiretos (mais frequentes), por exemplo, impactos decorrentes de modalidades de luta (caratê, boxe, *taekwondo*) ou, no caso de goleiros de hóquei, de uma pancada com o taco, assim como durante uma queda no esqui alpino, no esqui *cross-country*, *snowboard* ou patinação *in-line*.

Diagnóstico

Edema e acentuada sensibilidade dolorosa. Um desvio visível não é raro. A fratura pode ser confirmada por meio de um exame radiológico.

Tratamento

Nas fraturas sem desvios recomenda-se tratamento conservador com auxílio de uma tala gessada ou de material sintético envolvendo a região dorsal do antebraço, sem incluir os dedos. Um período de imobilização de 3 semanas geralmente é suficiente.

Fraturas do metacarpo com desvios, via de regra, são tratadas cirurgicamente. Isso visa a possibilitar postura anatômica correta e pós-tratamento funcional precoce. O prognóstico de fraturas do metacarpo geralmente é bom: após cerca de três meses, geralmente é possível submeter o paciente à carga total (Rieger/Grünert, 2003, p. 67).

Fraturas dos dedos e do polegar

Fraturas dos dedos ocorrem com frequência no esporte. Diferenciam-se fraturas na região de uma articulação (cabeça ou base da falange do dedo), da diáfise ou junto à falange distal na região subungueal.

Do ponto de vista causal, podem ser considerados impactos diretos, por exemplo, por pancada ou pontapé, e traumatismos indiretos, por exemplo, por impacto axial, torção e hiperextensão (p. ex., impacto de uma bola).

Diagnóstico

O atleta se queixa de uma limitação dolorosa dos movimentos e um edema evidente. Frequentemente, em virtude da tração dos tendões flexores e extensores, existe um deslocamento dos fragmentos da fratura. A confirmação da fratura é feita por meio de exame radiológico.

Tratamento

Com uma fratura sem deslocamento, geralmente é feito um tratamento conservador. Uma imobilização muito prolongada – ela raramente é superior a três semanas – deve ser evitada, para prevenir limitações de movimento definitivas. Os deslocamentos devem ser preferencialmente tratados com procedimento cirúrgico, uma vez que este assegura a estabilização da fratura em posição anatômica correta, assim como um tratamento funcional pós-cirúrgico precoce (Rieger/Grünert, 2003, p. 71).

Observação: o aparelho gessado com uma tala de alumínio incorporada em posição de segurança não deve incluir dedos que não tenham sido lesionados, para não limitar desnecessariamente sua mobilidade e força.

Após um tratamento de reabilitação funcional precoce e fortalecimento progressivo da musculatura extensora e flexora dos dedos, os resultados geralmente são bons, e os dedos podem ser submetidos à carga total após cerca de três meses. Fraturas com participação articular podem levar a limitações definitivas da movimentação e a artrose precoce.

Fratura da articulação selar do polegar

Essa fratura, também conhecida como fratura de Bennett, é articular e afeta a base do osso metacarpal I; geralmente, leva a um deslocamento das superfícies articulares.

Diagnóstico

Os sintomas característicos são edema doloroso e limitações funcionais na região da articulação selar do polegar.

Tratamento

Em geral, é feito um tratamento cirúrgico com fixação por meio de fios, parafusos ou placas para pequenos fragmentos, uma vez que é impossível obter uma redução estável na maioria dos casos, em decorrência da tração ligamentar (Menke, 2000, p. 4).

No pós-operatório segue-se uma imobilização gessada durante várias semanas. Prognóstico: mesmo com redução ideal, nem sempre é possível evitar uma posterior artrose da articulação selar do polegar.

Traumatismos articulares

Dedo do lutador de judô

O dedo do lutador de judô se trata de distorções junto às articulações dos dedos. Elas são originadas por tentativas rápidas e súbitas do adversário de se liberar da pegada do quimono por seu oponente. A consequência são microtraumatismos crônicos, principalmente na região das articulações distal e média dos dedos que, a longo prazo, podem levar a lesões por sobrecarga. A sintomatologia e a evolução se assemelham às artroses típicas dos nódulos de Heberden e Bouchard (Menke, 2000 b, p. 76).

Dedo do jogador de boliche

O dedo do jogador de boliche, semelhante ao dedo do lutador de judô, deve-se a uma lesão das articulações dos dedos, desencadeada por sobrecarga crônica e microtraumatismo; ela afeta principalmente as articulações do polegar, sendo causada pelo movimento de rotação da bola de boliche no momento do lançamento (Menke, 2000 b, p. 55).

Ruptura do tendão extensor na região da falange distal do dedo

> A ruptura subcutânea da aponeurose extensora na região da articulação distal do dedo é a lesão tendínea mais frequente nos atletas (Rieger/Grünert, 2003, p. 117).

Mecanismo de lesão: ação violenta sobre a ponta do dedo com impacto longitudinal e flexão abrupta na articulação distal, por exemplo, causados pelo impacto de uma bola com alta energia cinética. Jogos de bola, tais como basquete, handebol ou beisebol, são a principal causa dessa lesão.

No dedo de basquete, assim como no dedo de beisebol, existe uma distensão, ruptura parcial ou ruptura do tendão extensor do dedo na região de inserção da falange distal do dedo (Menke, 2000 b, p. 47).

Em geral, são afetados os dedos médio, anular e mínimo, e, menos frequentemente, o dedo indicador. O polegar raramente está envolvido. O maior risco de lesão é apresentado pelo dedo médio, em razão do seu comprimento.

Sintomas característicos são edema com sensibilidade local à pressão e a impossibilidade de extensão ativa da falange distal do dedo. Como existe uma posição típica em flexão da falange distal, também se fala de um *drop finger* ou, em virtude do quadro semelhante a um martelo, também existem referências a um dedo em martelo (Menke, 2000, p. 5).

Deve ser feito um exame radiológico para diferenciar uma lesão tendínea "pura" e uma fratura com participação tendínea.

Dependendo do grau de lesão, estão indicadas diversas medidas terapêuticas.

Um arrancamento do tendão sem participação óssea é predominantemente tratado de modo conservador. Para a cicatrização dos tendões extensores rompidos, são necessárias cerca de 6 semanas. Para evitar comprometimento posterior da capacidade de extensão, os cotos tendíneos rotos devem ser aproximados ao máximo. Isso é feito com uma tala (a chamada tala de Stack), com a qual a falange distal é imobilizada em hiperextensão para aproximação ideal dos cotos tendíneos. Após o uso ininterrupto da tala durante sete semanas, o atleta começa com exercícios de movimentação autônomos e progressivos. Por motivos de segurança, a tala ainda deve ser usada durante o período da noite por mais quatro semanas. Em geral, quatro semanas após a liberação, o dedo apresenta boa mobilidade, podendo ser submetido a cargas específicas do esporte (Rieger/Grünert, 2003, p. 118-9).

Nos traumatismos dos tendões extensores com participação óssea e com deslocamento mais acentuado dos fragmentos, está indicado primariamente um tratamento cirúrgico.

Polegar do esquiador

O polegar do esquiador – a lesão mais frequente dos praticantes de esqui – se origina de uma sobrecarga de abdução e hiperextensão condicionada por uma queda, com arrancamento do ligamento colateral ulnar do polegar.

Diagnóstico

Os sintomas típicos são edema e dor local mediante pressão na região da articulação metacarpofalângica diretamente sobre o ligamento colateral ulnar. Além disso, existe instabilidade do lado ulnar.

O exame deve diferenciar entre uma ruptura parcial e completa. O diagnóstico é feito por meio de radiografias sob manipulação. Com uma abertura articular (teste de estresse) de mais de 15°, existe uma ruptura ligamentar completa.

Tratamento

Rupturas parciais e rupturas de grau I do ligamento colateral ulnar são tratadas de modo conservador com uma tala de polegar confeccionada sob medida (4 a 6 semanas). Na lesão recente de ligamento colateral ulnar com instabilidade superior a 20°, está indicado o tratamento cirúrgico.

Reabilitação pós-operatória

Após a sutura cirúrgica, segue-se a imobilização com aparelho gessado para o polegar durante 4 semanas. Após isso, é confeccionada uma tala removível para polegar, iniciando-se com movimentos de flexão e extensão da articulação afetada; movimentos de abdução e adução devem ser evitados. Após 6 semanas, seguem-se movimentos de abdução e adução para o restabelecimento da capacidade de oposição. A tala esportiva deve ser usada por até 6 meses, por motivos de segurança.

Luxação das articulações dos dedos

> Entorses e subluxações, assim como luxações completas das articulações dos dedos, são lesões frequentes em todas as modalidades esportivas. Em 80% dos casos, estão envolvidos o dedo mínimo ou o polegar (Peterson/Renström, 1987, p. 234; Menke, 2000, p. 7; Maibaum et al., 2001, p. 60).

Mecanismos frequentes de lesão são a queda sobre o dedo estendido ou um impacto direto (p. ex., bola, golpe).

Do ponto de vista diagnóstico, estão em primeiro plano as dores e a formação de hematoma. A postura pivotante é típica, assim como a perda funcional. Uma radiografia serve para excluir uma fratura adicional.

A medida terapêutica é a recolocação por meio de tração longitudinal cuidadosa do dedo, aquém do local de luxação. Segue-se uma imobilização durante 2 semanas, com posterior tratamento funcional.

Lesões de sobrecarga típicas na região da mão ou dos dedos

Inflamações das bainhas dos tendões

Como já foi apresentado (ver p. 77), as tenossinovites geralmente representam uma situação de sobrecarga aguda ou crônica. Na região da mão, diferenciam-se tenossinovites dos tendões flexores e extensores. Nas modalidades esportivas como alpinismo, golfe, remo ou tênis, nas quais são executados movimentos manuais vigorosos e explosivos com auxílio de uma preensão firme dos flexores, estão frequentemente afetados os músculos flexores do punho. Tendinites dos extensores do punho ocorrem principalmente em modalidades esportivas com movimentos de extensão repetidos, por exemplo, nos jogos de rebater (*backhand* no *squash*, tênis), no levantamento de peso (lançamento) e na luta ou durante a execução de exercícios não habituais para fortalecimento dos extensores do punho (Fig. 3.96).

As Figuras 3.97 e 3.98 mostram a localização das diversas tendinites na região dos tendões flexores e extensores dos dedos ou da mão.

Indicações gerais para o diagnóstico e tratamento das tendinites, ver p. 77.

Uma forma especial de tendinite flexora é a tenossinovite estenosante dos tendões flexores dos dedos longos ou do polegar. Nesse caso, ela também é referida como dedo em gatilho.

A região preferencial dessa tendinite é o primeiro ligamento anular (Fig. 3.99).

> O dedo em gatilho representa um dos distúrbios funcionais mais frequentes da mão. Praticantes de esportes "manuais", como, por exemplo, o alpinismo, são mais suscetíveis a esse tipo de lesão (Rieger/Grünert, 2003, p. 136).

Diagnóstico

Em estágio inicial, o atleta se queixa de dores ao flexionar a região da articulação proximal. Mais tarde, ocorre o movimento característico em gatilho do dedo ou do polegar. Esse fenômeno ocorre em virtude da formação de um nódulo sobre o tendão, levando ao seu aprisionamento antes ou após o ligamento

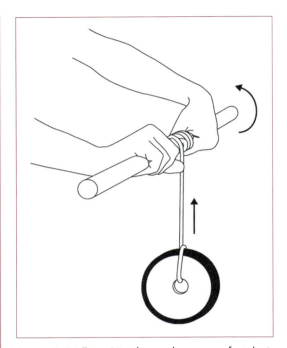

Figura 3.96 Exercício de enrolar para o fortalecimento dos extensores do punho.

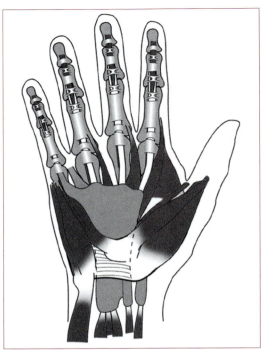

Figura 3.97 Localização das tenossinovites na região dos tendões flexores dos dedos ou da mão.

anular. Esse bloqueio somente é resolvido com emprego de força para vencer a resistência, e o fenômeno é dependente da posição do dedo.

Ao exame, é muito fácil palpar esse nódulo do tendão.

Tratamento

O tratamento conservador consiste em repouso da mão e eventual administração de um medicamento anti-inflamatório. Porém, geralmente se faz necessária uma intervenção cirúrgica, na qual o ligamento anular é cindido e, eventualmente, é preciso retirar uma faixa ligamentar estreita.

Para evitar aderências dos tendões, é importante iniciar precocemente com exercícios voluntários de movimento. A carga esportiva total é possível cerca de 3 semanas após a intervenção.

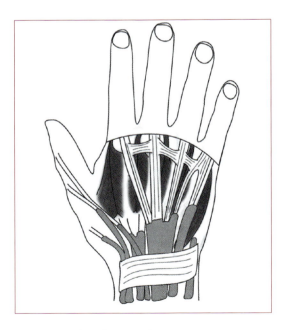

Figura 3.98 Localização das tenossinovites na região dos tendões extensores dos dedos ou da mão.

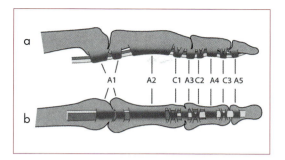

Figura 3.99 Ligamentos anulares (A1 a A5) e ligamentos cruzados (C1 a C3) na região da bainha tendínea flexora de um dedo longo com tendão flexor superficial e profundo (Rieger/Grünert, 2003, p. 15); a) vista lateral; b) vista palmar.

Punho do remador

Uma tenossinovite específica que acomete praticantes de remo é o punho do remador. Trata-se de uma tenossinovite dos tendões da musculatura do antebraço. Com a intensa sobrecarga da mão e das articulações da mão em flexão, ocorre um edema inflamatório das fáscias conjuntivas dos músculos, assim como dos revestimentos sinoviais das bainhas tendíneas (Menke, 2000 b, p. 93). Dependendo da localização, podem ocorrer dores do lado flexor do antebraço ou sintomas de compressão do nervo mediano, quando o processo inflamatório está localizado na região do túnel do carpo.

Síndrome do túnel do carpo

A síndrome do túnel do carpo é uma síndrome de compressão nervosa. Como mostra a Figura 3.100, existe uma estenose do chamado túnel do carpo, do local de passagem do nervo mediano do antebraço para a região da mão. A parte superior do túnel está representada por uma estrutura grosseira, tipo faixa, o retináculo flexor. Além do nervo mediano, os nove tendões flexores dos dedos longos e do polegar também se estendem ao longo do túnel do carpo.

Uma causa frequente da síndrome do túnel do carpo é a tenossinovite crônica dos flexores, anteriormente descrita, na qual o tecido de deslizamento tendíneo inflamado e engrossado comprime o nervo mediano. Modalidades esportivas típicas: levantamento de peso, alpinismo, halterofilismo ou levantamento básico, fisiculturismo, caiaque e canoagem.

Diagnóstico

Os atletas se queixam de dores e sensações desagradáveis ou sensação de adormecimento na região sensível do nervo mediano, ou seja, na palma da mão, assim como no lado flexor do polegar, indicador, dedo médio e na metade radial do dedo anular. Sensação de edema da mão, por vezes, dores irradiadas para o braço e distúrbio do sono noturno são características. Na sequência, ocorrem redução da força e perda da habilidade manual em tarefas diárias (p. ex., destrancar uma porta, abotoar a camisa) em decorrência de um distúrbio da oposição do polegar (Rieger/Grünert, 2003, p. 147).

A confirmação do achado se dá por meio de determinação da velocidade de condução nervosa e eletromiografia.

Tratamento

Como o tratamento conservador raramente leva a sucesso a longo prazo, recomenda-se um procedimento cirúrgico com eliminação do local da estenose. A descompressão do nervo mediano é feita por meio da divisão do retináculo flexor. Com uma cirurgia precoce e correta, os resultados são bons.

Os atletas afetados devem executar exercícios com movimentos voluntários precocemente (extensão, fechamento do punho). O tratamento fisioterapêutico é necessário so-

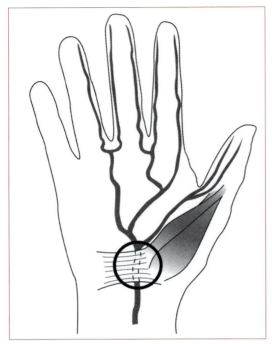

Figura 3.100 Síndrome do túnel do carpo: representação esquemática do aprisionamento do nervo mediano pelo retináculo flexor (Rieger/Grünert 2003, p. 147).

mente em casos excepcionais. Para assegurar o processo de cura, as cargas esportivas somente devem ser retomadas após 8 semanas.

Doença do mestre esgrimista

A doença do mestre esgrimista baseia-se – tal como a síndrome do túnel do carpo – em uma lesão por compressão do nervo mediano. A empunhadura forte, necessária para segurar a arma, leva a uma lesão por compressão desse nervo situado no túnel do carpo, imediatamente abaixo da pele. A sintomatologia típica se resume em dores irradiadas para as pontas dos dedos 1 a 3, distúrbios de sensibilidade e, nos estágios avançados, fraqueza da musculatura da eminência tenar do polegar. Preventivamente, recomenda-se cuidar para otimizar a empunhadura da arma (Menke, 2000 b, p. 63).

Dedo do jogador de boliche

Outra síndrome de compressão nervosa é o chamado dedo do jogador de boliche ou polegar do jogador de boliche. Neste caso, o lançamento intensivo da bola de boliche, com as consideráveis forças de pressão, tração e atrito originadas, leva não só à formação de calos na região do dedo que realiza a empunhadura, mas também ao aumento do tecido conjuntivo e aprisionamento nervoso cicatricial em decorrência de uma irritação crônica.

Sensações desagradáveis na região afetada são características, frequentemente com hipersensibilidade circunscrita e dores, assim como edema de partes moles. O tratamento geralmente é conservador, envolvendo repouso ou pausa esportiva e a administração de um medicamento anti-inflamatório. Uma descompressão nervosa cirúrgica somente é feita na presença de evolução crônica, com queixas significativas (Rieger/Grünert, 2003, p. 153).

Articulação do remador

Por meio de uma sobrecarga aguda ou crônica do tendão do músculo extensor curto do polegar e do músculo adutor do polegar decorrente do constante movimento de rotação da articulação do punho, levando a uma sobrecarga articular radial do punho, pode ocorrer a instalação da chamada articulação do remador. O engrossamento dos tendões afetados, com uma síndrome de afunilamento no primeiro compartimento dos tendões extensores, bem como dor local e dor de sobrecarga acentuada, é característico (Menke, 2000 b, p. 85).

Membro inferior

A estrutura do membro inferior corresponde, em princípio, à estrutura do membro superior. Como decorrência da marcha ereta e das cargas estáticas das pernas a ela associadas, na região dos membros inferiores ocorrem algumas particularidades estruturais que correspondem a essas necessidades funcionais.

O cíngulo do membro inferior, ao contrário do cíngulo do membro superior, extremamente móvel, representa um anel fechado e rígido, que, por um lado, sustenta o tronco e, por outro, serve aos membros inferiores como contraforte para os movimentos da perna.

Em comparação com o membro superior e por motivos estáticos de segurança, as articulações do membro inferior passaram por uma limitação mais ou menos acentuada, que aumenta de cima para baixo.

Os movimentos de pronação e supinação do braço ocorrem na região da perna somente de forma muito alterada, sendo completamente deslocados para o pé; com isso, os dois ossos da perna não são capazes de rodar um ao redor do outro.

Finalmente, na articulação talocrural – que corresponde à articulação proximal do punho – somente são possíveis movimentos de flexão e extensão no sentido de locomoção.

Articulação do quadril

Aparelho osteoligamentar

A articulação do quadril é formada pela cabeça do fêmur e pelo acetábulo. Ao contrário da articulação do ombro, controlada por músculos, a articulação do quadril é esferoide modificada (enartrose) com controle ósseo, ligamentar e muscular.

O controle ósseo é obtido por meio de um posicionamento profundo da cabeça do fêmur dentro do acetábulo. Além disso, a borda óssea do acetábulo ainda é suprida por um lábio articular fibrocartilaginoso (lábio glenoidal), que leva a uma ampliação adicional da superfície de contato dos corpos articulares e, com isso, a uma ligação óssea mais forte. O controle ligamentar se dá por um aparelho ligamentar extraordinariamente firme que, em sua estrutura global, assemelha-se a uma estrutura em parafuso: durante a extensão da articulação do quadril, esse parafuso ligamentar roda e se abre e, durante sua flexão, roda e fecha. Por isso, o espacato lateral é mais facilmente realizável com o quadril flexionado que com o quadril em extensão.

Dos quatro ligamentos que participam da estrutura ligamentar em parafuso (Fig. 3.101) – ligamento iliofemoral, ligamento pubofemoral, ligamento isquiofemoral e zona orbicular – o ligamento iliofemoral é o mais importante. Esse ligamento, o ligamento mais forte do corpo, com uma força de tração de mais de 300 kg, é composto de duas porções dispostas em V; uma delas, a vertical, inibe a retroversão, e a porção horizontal inibe a adução da perna.

O propósito desses ligamentos da articulação do quadril – eles recebem um apoio ativo por parte da musculatura da articulação do quadril – não é tanto a inibição dos movimentos da perna, e sim assegurar a postura da pelve e, com isso, a postura do tronco. Assim,

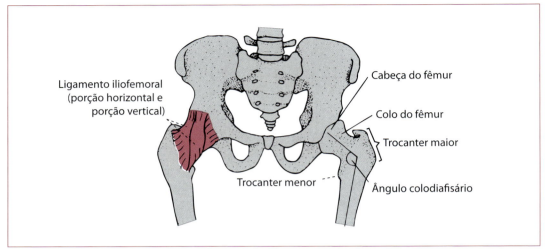

Figura 3.101 O aparelho osteoligamentar da articulação do quadril.

a tração vertical do ligamento iliofemoral impede a queda do tronco para trás na posição em pé; a tração horizontal durante o caminhar impede a queda do tórax para o lado da perna em movimento no momento em que a pelve precisa estar equilibrada sobre a cabeça femoral da perna de apoio (durante a transição entre perna de apoio para perna em movimento).

O osso femoral apresenta uma leve angulação para fora, contrária à linha de carga e, junto com o colo do fêmur, forma o ângulo colodiafisário (Fig. 3.102), que no lactente apresenta um ângulo de cerca de 150° e no adulto, de somente 120°. Por meio dessa alavanca angular, são alcançadas as relações de alavanca mais favoráveis para a musculatura do quadril, que ali se insere.

Como mostra a Figura 3.102, na presença dos diversos tipos de malformação do quadril (displasias do quadril), como coxa valga (quadril alto com aumento do ângulo colodiafisário acima de 125°) ou coxa vara (quadril plano, ângulo inferior a 125°), podem ocorrer alterações do ângulo do fêmur, levando a uma sobrecarga da articulação do quadril.

A estrutura do acetábulo (cavidade articular), com sua incongruência fisiológica, é construída de tal maneira que, com aumento da carga, ocorre o aumento das superfícies submetidas às cargas. Isso faz com que, concomitantemente, para cada medida de carga, uma outra porção da superfície esteja situada dentro da zona que sustenta a carga. Isso é possibilitado pela elasticidade do acetábulo,

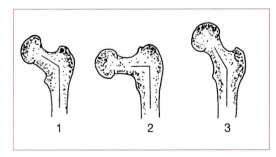

Figura 3.102 Articulação do quadril com diferentes ângulos colodiafisários. 1 = articulação normal do quadril; 2 = coxa vara; 3 = coxa valga.

fazendo com que as diversas áreas cartilaginosas sempre possam se beneficiar de fases de recuperação, prevenindo assim os fenômenos de desgaste (Fig. 3.103).

Nas displasias de quadril, como decorrência da redução das superfícies que suportam cargas, a pressão de carga aumenta, levando a fenômenos de desgaste precoces. Assim, segundo Pauwels (em Groh, 1975, p. 73), na presença de uma coxa valga, a carga do quadril durante a marcha representa 10 a 20 vezes a carga normal, ou seja, 225 kg/cm^2 frente a 18 kg/cm^2. Com grande probabilidade, após 20 a 30 anos, isso leva ao desenvolvimento de uma artrose do quadril. Na coxa vara, com um ângulo colodiafisário de 90°, durante a marcha se instalam forças de carga 3 a 4 vezes mais altas frente à carga normal (Staus, em Kaiser, 1976, p. 418).

A Figura 3.104 fornece uma visão geral das relações entre os eixos e ângulos da articulação do quadril e do joelho e da articulação talocrural.

Como mostra a Figura 3.105, durante a infância os eixos das pernas passam por algumas alterações: em geral, as crianças nascem com pernas levemente em O (joelho varo). Com a postura ereta (começando por volta de 1 ano de idade), as pernas em O do lactente via de regra se transformam em pernas levemente em X (joelho valgo) de uma criança de tenra idade. A perna em X fisiológica das crianças de 2 a 5 anos geralmente passam por uma compensação no decorrer do crescimento e, até o final da puberdade, estão retas (Debrunner, 1983, p. 530).

Portanto, alterações da posição de uma articulação sempre influenciam também outras estruturas articulares. De modo geral, pode-se dizer:

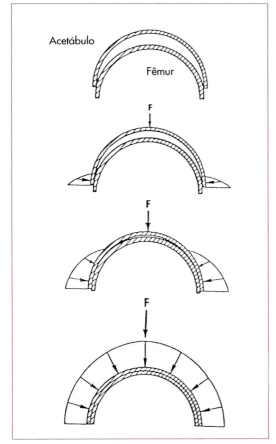

Figura 3.103 Modelo da transição entre incongruência e congruência de acetábulos e cartilagens da cabeça femoral sob carga crescente. O aumento do contato cartilaginoso corresponde ao aumento da carga de peso axial (F) (segundo Steinberg, em Elke/Marugg, 1992, p. 52).

> Lesões da articulação do quadril são menos frequentes que na articulação do joelho. A taxa tão alta das alterações degenerativas na articulação do quadril (aproximadamente a metade das alterações no joelho) (Wright, em Groher, Noack, 1982, p. 237) deve-se ao fato de as articulações do pé, tornozelo e joelho assumirem, como "amortecedores" precedentes, a maioria das forças atuantes.

No entanto, mesmo na articulação do quadril a carga pode ser tão alta – isso é válido principalmente para o esporte de alta *perfor-*

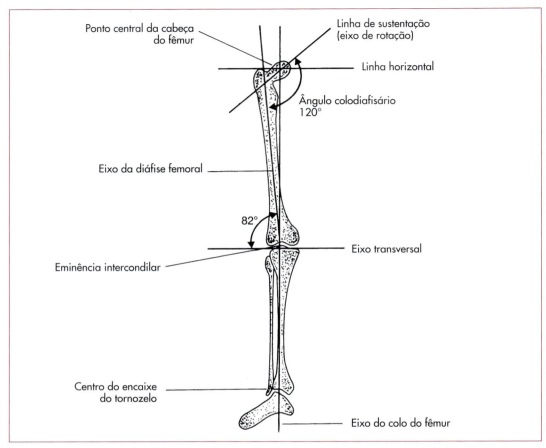

Figura 3.104 Relações de eixos e ângulos na articulação do quadril e o trajeto das linhas de sustentação na região da perna (modificado de Schiebler, 1977, p. 250).

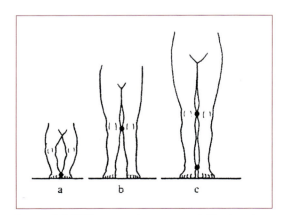

Figura 3.105 Os eixos da perna na infância: a) no bebê; b) na criança; c) no adolescente. Os pontos de contato das pernas estão marcados (segundo Debrunner, 1983, p. 530).

mance – que fenômenos de desgaste também podem se instalar nessa região.

Durante a marcha, a carga da articulação do quadril é de aproximadamente 2,5 a 5 vezes o peso corporal (Hamacher, Roesler, 1972, p. 105), e durante o apoio em uma perna só, cerca de quatro vezes o peso corporal (Fürmaien, 1953/54, p. 182).

Músculos que atuam sobre a articulação do quadril

O escopo do movimento da perna situa-se predominantemente na região do campo visual. Assim, todos os movimentos da perna que se afastam do campo visual passam por uma limitação, para que a coluna de suporte do tronco, com sua superfície de apoio (o pé), não se afaste demais do campo de controle dos olhos.

Músculos ventrais do quadril

Músculo iliopsoas (Fig. 3.106)

Esse músculo é composto por duas partes distintas com regiões de origem diferentes, ou seja, o músculo psoas e o músculo ilíaco.

- **Origem:** o músculo psoas se insere na última vértebra torácica e da I até a IV vértebra lombar, assim como nos processos costais; o músculo ilíaco se insere junto à borda interna da asa do osso ilíaco (crista ilíaca anteroinferior).
- **Inserção:** trocanter menor do fêmur.
- **Inervação:** plexo lombar.
- **Função:** o músculo iliopsoas possui uma ação de anteversão, rotadora lateral e adutora na perna em movimento. Na perna de apoio, ele é capaz de inclinar o tronco para o lado ou para a frente.

O músculo iliopsoas também apresenta importantes funções para a estabilização da posição da pelve: ele roda a pelve para a frente e, juntamente com outros flexores do quadril, atua de modo antagonista às musculaturas abdominal e glútea (Fig. 3.107 à esquerda).

Se o músculo iliopsoas está encurtado, é possível que ocorra uma hiperlordose lombar mais ou menos acentuada (Fig. 3.107).

Um encurtamento do músculo iliopsoas pode ser verificado de modo relativamente fácil por meio do teste de Janda, apresentado na Figura 3.108. Tracionando a coxa para cima, em direção ao tórax, ocorre uma extensão da coluna vertebral. Com isso, o músculo iliopsoas do lado contralateral passa por uma tração mais acentuada e a coxa da perna que está sendo testada sobe, na dependência do grau de encurtamento.

A Figura 3.108 mostra a execução do exercício de teste, assim como do exercício correspondente, apropriada para um alongamento do músculo encurtado. O músculo iliopsoas é o típico músculo da marcha, uma vez que ele faz a elevação anterior da coxa anteriormente: sua força ou sua resistência é determinada de modo decisivo pelo comprimento da passada ou pela constância desse comprimento de passada, por exemplo, durante a corrida de

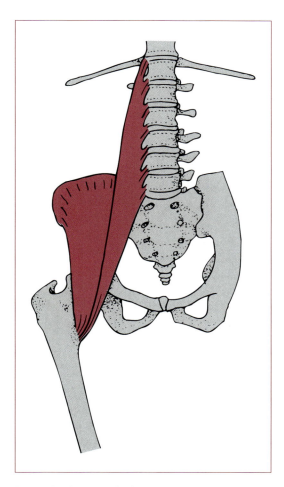

Figura 3.106 Músculo iliopsoas.

400 m. Ao mesmo tempo e com a mesma função, é um dos músculos mais importantes no chute a gol com o arco ou peito do pé. Esse músculo desempenha um papel importante em todos os exercícios de ginástica artística nos quais as pernas devem ser trazidas para uma posição em ângulo na frente do corpo, a partir de uma extensão do quadril (p. ex., durante a execução do esquadro).

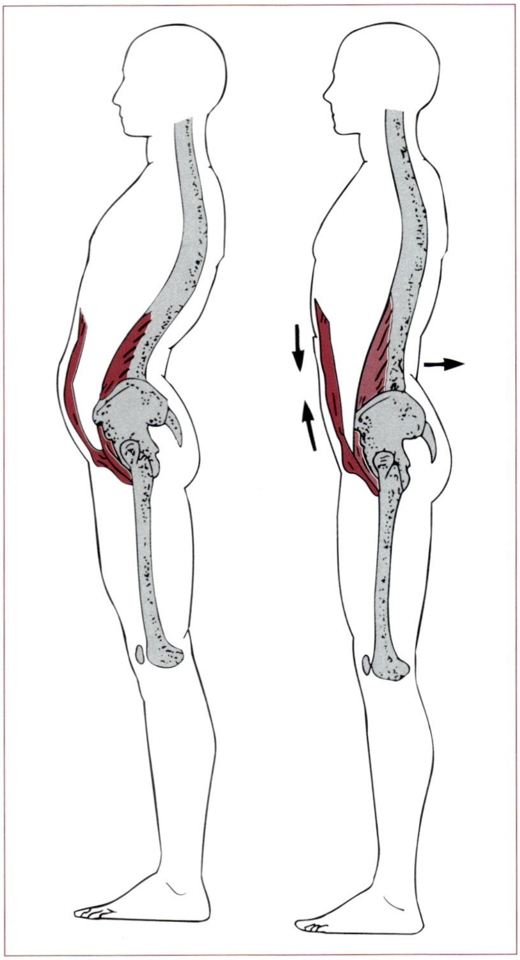

Músculo tensor da fáscia lata (Fig. 3.109)

- **Origem:** espinha ilíaca anterossuperior.
- **Inserção:** tuberosidade do trato iliotibial junto ao côndilo tibial lateral.
- **Inervação:** nervo glúteo superior.
- **Função:** ele leva a coxa da perna em movimento para a frente, aduzindo-a. Na perna de apoio, ele auxilia a flexão do tronco, assim como a rotação da pelve para a frente.

Além disso, por meio da tensão ativa do tensor da fáscia lata, para dentro do qual também se irradia o músculo glúteo máximo, o músculo tensor da fáscia lata tem uma função importante no sistema de tração junto à coxa. Como já foi citado, o fêmur está sujeito a forças de flexão mais intensas como consequência da posição angulada em relação à linha de sustentação da perna. Essa tensão pode ser contrabalançada por meio da tração do tensor da fáscia lata, que passa para o trato iliotibial. A importância da tensão ativa desse aparelho de tração para proteger contra cargas estáticas de flexão sobre a coxa é demonstrada pelo exemplo a seguir: todos os saltos, de diversas alturas, dão origem a forças variáveis de flexão na região da coxa. Por isso, é necessário que todas as forças de flexão esperadas para cada altura de salto sejam compensadas por uma força contrária pré-programada. No entanto, isso só é possível com um aparelho muscular capaz de passar por adaptações. Um sistema de tração rígido e imutável isoladamente não é adequado às necessidades, dando origem a um risco aumentado de fratura, como ocorre quando há um erro de avaliação da altura em quedas – por exemplo, quando um degrau de escada passa despercebido.

Figura 3.107 Os efeitos de uma musculatura abdominal fraca ou de um músculo iliopsoas encurtado sobre a posição da pelve e da coluna vertebral (à esquerda). Correção da hiperlordose na região lombar da coluna vertebral por meio de fortalecimento da musculatura abdominal e um alongamento do músculo iliopsoas (à direita) (de F. U. Niethard/J. Pfeil: *Orthopädie. HLP Duale Reihe*, 2. ed. Hippokrates Verlag, Stuttgart, 1992).

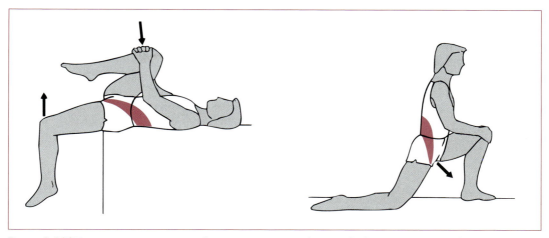

Figura 3.108 Teste para comprovação de um encurtamento do músculo iliopsoas (à esquerda); exercício para o alongamento (à direita).

Músculo reto femoral (Figs. 3.127 e 3.132)

O músculo reto femoral representa uma parte do músculo quadríceps femoral, que, por ser um músculo biarticular, também atua flexionando a articulação do quadril; com isso, ele também participa da rotação da pelve para a frente e contribui para a estabilização da postura do quadril.

Músculo sartório (Figs. 3.131 e 3.132)

Esse músculo biarticular (que será discutido mais detalhadamente na seção sobre músculos da articulação do joelho, ver p. 204) tem uma ação flexora, rotadora lateral e abdutora na articulação do quadril.

O grupo dos adutores

O grupo dos adutores situa-se na parte interna da coxa e encontra-se posicionado em forma de cunha entre os grupos flexor e extensor da coxa. Os adutores estão dispostos em três camadas.

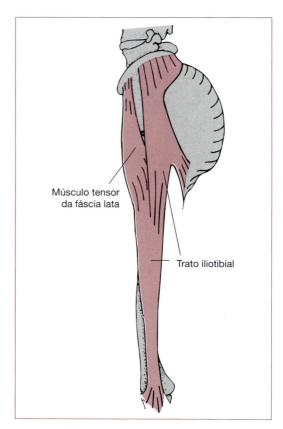

Figura 3.109 Músculo tensor da fáscia lata e trato iliotibial.

Camada superficial

A camada superficial (Fig. 3.110) é formada pelos músculos pectíneo, adutor longo e grácil, o único adutor biarticular.

Músculo pectíneo (Fig. 3.110)
- **Origem:** linha pectínea do púbis.
- **Inserção:** linha pectínea femoral.
- **Inervação:** nervo femoral e nervo obturador.
- **Função:** o músculo aduz a coxa e auxilia na flexão e rotação lateral junto à articulação do quadril.

Músculo adutor longo (Fig. 3.110)
- **Origem:** abaixo do tubérculo púbico.
- **Inserção:** terço médio da linha áspera medial.
- **Inervação:** nervo obturatório.
- **Função:** o músculo aduz a coxa e auxilia na flexão da articulação do quadril.

Músculo grácil (Fig. 3.110)
- **Origem:** borda do ramo inferior do osso púbico.
- **Inserção:** borda medial da tuberosidade da tíbia junto à "pata de ganso".
- **Inervação:** nervo obturatório.
- **Função:** na articulação do quadril, esse músculo biarticular atua como adutor e, na articulação do joelho, sua ação é flexora e rotadora medial.

Camada média

Músculo adutor curto (Fig. 3.111)
- **Origem:** ramo inferior do osso púbico.
- **Inserção:** terço proximal da "linha áspera".
- **Inervação:** nervo obturatório.
- **Função:** o músculo aduz e roda lateralmente o fêmur.

Camada profunda

Músculo adutor magno (Fig. 3.112)
- **Origem:** ramo do ísquio e borda inferior do tubér isquiático.
- **Inserção:** uma parte se insere no lábio medial da "linha áspera", a outra, junto ao epicôndilo femoral medial.
- **Inervação:** nervo obturatório e nervo tibial.
- **Função:** o músculo adutor magno é o músculo adutor mais forte da coxa; sua inserção tendínea inferior apresenta ainda uma ação rotadora medial; esse componente de rotação medial se forma porque sua área de origem se expande até o ísquio e, com isso, se estende atrás do eixo de rotação.

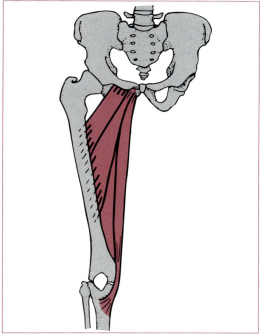

Figura 3.110 A camada superficial dos adutores da coxa: músculo pectíneo (acima), músculo adutor longo (no centro) e músculo grácil (embaixo).

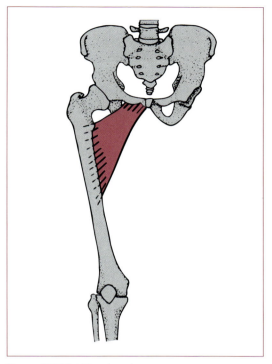
Figura 3.111 Músculo adutor curto.

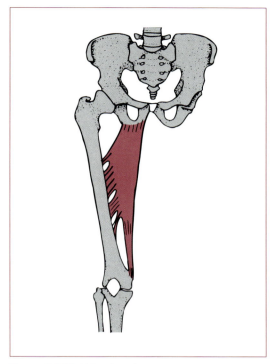
Figura 3.112 Músculo adutor magno.

A Figura 3.113 (à esquerda) mostra como determinar o grau de distensibilidade dos adutores com o teste de Janda. Uma adução de 60° é classificada como distensibilidade boa. Uma adução de 40 a 60° significa um encurtamento leve, e uma adução de 25 a 40°, um encurtamento acentuado. O exercício de alongamento apresentado na Figura 3.113 (à direita) é apropriado como contramedida.

Observando de modo abrangente os cinco adutores anteriormente apresentados, deve-se ressaltar a ação dinâmica e estática. A principal função dinâmica dos adutores é aduzir (ou trazer para perto) as pernas afastadas. Também é importante notar que os adutores também podem ser fortes extensores ou flexores da articulação do quadril, dependendo de sua posição anterior ou posterior ao eixo de rotação durante os movimentos de flexão e extensão.

Portanto, durante a marcha e a corrida, a contração dos adutores apoia a propulsão ou retropulsão da perna em movimento.

> A principal ação estática dos adutores consiste em equacionar a carga do tronco, que se encontra em equilíbrio lábil em razão da constante regulação da posição da pelve: por meio de seus componentes adutores de rotação medial e lateral, impedem o desvio do quadril.

Os músculos adutores fazem parte dos grupos musculares que tendem ao encurtamento.

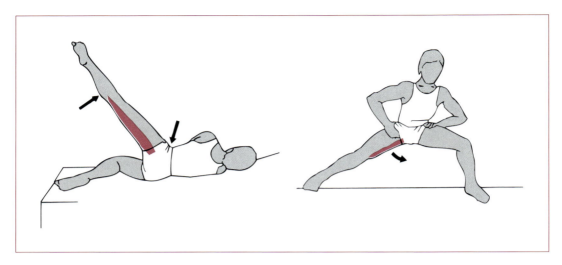

Figura 3.113 Teste para comprovação de um encurtamento dos adutores (à esquerda); exercício de alongamento (à direita).

As lesões de adutores são mais frequentes principalmente em atletas. Em primeiro plano encontra-se, geralmente, uma distensão dos adutores. Causa: corridas súbitas com mudança de direção sem um condicionamento prévio suficiente (p. ex., trabalho de alongamento insuficiente ou não realizado), movimentos extremos de afastamento das pernas durante o jogo de futebol etc. As localizações preferenciais são a região da inserção muscular-tendínea junto ao púbis e o terço inferior dos adutores.

No entanto, a causa também pode ser uma insuficiência da capacidade de alongamento (decorrente de um treinamento de alongamento insuficiente) desses grupos musculares.

Músculos laterais do quadril

Os antagonistas dos adutores são os abdutores, encontrados do lado externo do quadril. Esse grupo muscular – coberto parcialmente pelo músculo glúteo máximo – tem grande importância para a locomoção normal.

Músculo glúteo médio (Fig. 3.114)

- **Origem:** superfície externa do osso ilíaco.
- **Inserção:** trocanter maior.
- **Inervação:** nervo glúteo superior.
- **Função:** sua função mais importante é a abdução da coxa (p. ex., na abertura das pernas sobre a barra fixa). Com a coxa fixa (perna de apoio) e inervação unilateral, esse músculo inclina o tronco para o lado. Durante a marcha e a corrida, ele impede a queda do tórax do lado da perna de apoio e, com isso, mantém o tronco ereto. A paralisia desse músculo prejudica a marcha consideravelmente, levando a uma "marcha bamboleante".

Além dessa ação principal, o músculo glúteo médio, com sua porção ventral, apresenta um componente de rotação medial e, com sua porção dorsal, um componente de rotação lateral. Além disso, com sua porção anterior, participa da anteversão e, com sua porção posterior, participa da retroversão. A contração concomitante de todas as suas fibras leva à abdução inicialmente citada.

Músculo glúteo mínimo (Fig. 3.115)

- **Origem:** este músculo situado debaixo do músculo glúteo médio se origina da superfície externa do osso ilíaco.
- **Inserção:** trocanter maior.
- **Inervação:** nervo glúteo superior.
- **Função:** suas funções são comparáveis às do músculo glúteo médio. Ele abduz a coxa, rodando-a medialmente e tracionando-a um pouco para a frente por meio de sua porção situada na frente do eixo de rotação.

Músculos dorsais do quadril

Músculo glúteo máximo (Fig. 3.116)

- **Origem:** osso ilíaco, osso sacro e cóccix, ligamento sacrotuberal.
- **Inserção:** fáscia lata, tuberosidade glútea do fêmur.
- **Inervação:** nervo glúteo inferior.
- **Função:** a função principal do músculo – que é um dos músculos mais fortes do ser humano – é a extensão na articulação do quadril, por exemplo, durante o levantamento a partir de uma posição agachada, durante a corrida e o salto. Além disso, sua porção superior tem ação abdutora, e sua porção inferior apresenta ação adutora. Por fim, o músculo possui também uma forte ação rotadora lateral.

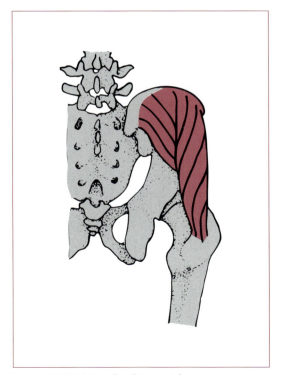

Figura 3.114 Músculo glúteo médio.

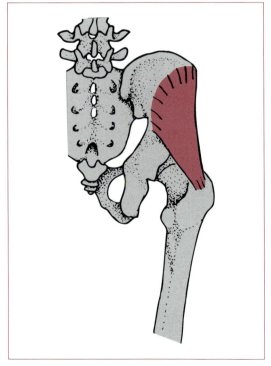

Figura 3.115 Músculo glúteo mínimo.

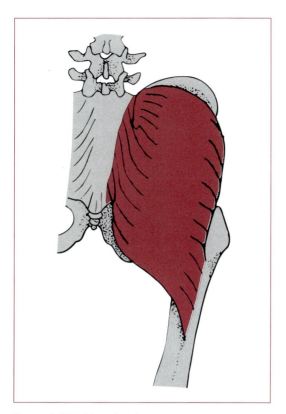

Figura 3.116 Músculo glúteo máximo.

Além dessas funções dinâmicas, o músculo glúteo máximo apresenta ainda duas importantes funções estáticas: por um lado, por meio de sua irradiação tendínea para o trato iliotibial, participa da tensão de tração da coxa e, por outro lado, impede que a parte superior do tronco se projete para a frente, por exemplo, na modalidade *downhill* do esqui alpino e na patinação de velocidade sobre o gelo. O músculo glúteo máximo ainda tem uma grande importância na estabilização da posição do quadril: ele trabalha em conjunto com o músculo reto do abdome e inclina o quadril para trás; uma musculatura glútea fraca pode levar a uma acentuação da lordose lombar e formação de uma hiperlordose.

Músculos isquiocrurais

Esse grupo de músculos biarticulares (que será abordado mais detalhadamente na seção sobre músculos da articulação do joelho, ver p. 203) atua no movimento de extensão da articulação do quadril. Ele apoia o músculo glúteo máximo.

Abaixo do músculo glúteo máximo encontra-se o grupo dos rotadores laterais que, oriundos do quadril, se estendem na fossa trocantérica ou na crista intertrocantérica.

Trata-se dos músculos a seguir (Fig. 3.117):
- músculo piriforme;
- músculo gêmeo superior;
- músculo obturador interno;
- músculo gêmeo inferior;
- músculo obturador externo;
- músculo quadrado femoral.

Esses músculos têm em comum a função principal de rotação lateral. Além disso, também têm função abdutora (músculo piriforme) ou adutora (todos os demais). Com o membro inferior fixo (perna de apoio), esses músculos inclinam o quadril para o lado e o flexionam para trás.

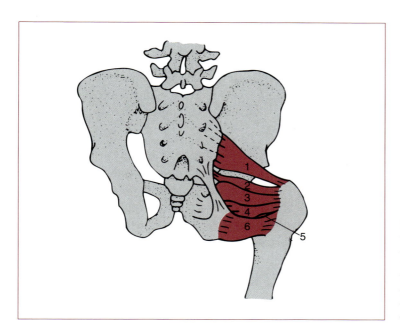

Figura 3.117 O grupo dos rotadores laterais da coxa: músculo piriforme (1); músculo gêmeo superior (2); músculo obturador interno (3); músculo gêmeo inferior (4); músculo obturador externo (5); e músculo quadrado femoral (6).

Traumatismos típicos e lesões por sobrecarga na região da articulação do quadril ou da coxa

Traumatismos típicos

Dependendo da modalidade esportiva, até 80% de todos os traumatismos podem ocorrer no membro inferior.

Traumatismos musculares

Traumatismos musculares na região da coxa perfazem até 60% de todos os traumatismos musculares (Menke, 2000, p. 65).

Como mostra a Tabela 3.4, os traumatismos musculares da coxa afetam principalmente o músculo quadríceps femoral, os músculos iliocrurais e os adutores.

Tabela 3.4 Distribuição das lesões musculares da coxa em praticantes de diferentes modalidades esportivas (Menke, 2000, p. 65)

Grupo muscular	Atletismo	Futebol	Ginástica artística com aparelhos
Músculo quadríceps femoral	43,9%	53,5%	35,0%
Músculos isquiocrurais	46,2%	26,7%	41,7%
Músculos adutores	7,6%	18,6%	21,7%

Como já foi mencionado, os músculos mais suscetíveis a traumatismos são os biarticulares, por exemplo, os músculos isquiocrurais e o músculo reto femoral. Ambos estão sujeitos a grandes forças, especialmente as forças excêntricas decorrentes da atuação conjunta da articulação do quadril e do joelho.

Traumatismos tendíneos

Fraturas ósseas com ruptura de tendão

Na região do quadril predominam, como traumatismos agudos do tendão, as fraturas ósseas com ruptura de tendão; estas ocorrem principalmente nas idades infantil e juvenil. Nessa faixa etária, as saliências ósseas na região de inserção de estruturas tendíneas, as chamadas apófises, ainda não estão fechadas e, por isso, podem ser facilmente lesionadas por meio de forças intensas. Os últimos anos que antecedem o fechamento das placas de crescimento são tidos como os mais propensos a traumatismos. Meninos são os mais frequentemente afetados por uma fratura óssea com ruptura de tendão, porque sua maturação esquelética é mais lenta que a das meninas.

> Observação: nas crianças e nos jovens, as fraturas com ruptura apofisária são características. Na idade adulta, as rupturas tendíneas são típicas, pois nessa idade o tendão é menos resistente que a apófise óssea totalmente calcificada.

Localizações típicas de fraturas ósseas com arrancamento tendíneo:

- Espinha ilíaca anterossuperior com a inserção do músculo sartório.
- Espinha ilíaca anteroinferior com a inserção do músculo reto femoral.
- Tuberosidade do ísquio com a inserção dos músculos isquiocrurais (músculo bíceps femoral, músculo semitendíneo e músculo semimembranáceo).
- Trocanter menor do fêmur com a inserção do músculo iliopsoas (raro).

Diagnóstico

Sintomas típicos são dor súbita com carga total, dor mediante pressão local, perda de força e perda funcional completa. Na sequência, pode ocorrer a formação de um hematoma (Haaker 1998, p. 135; Menke 2000, p. 70).

A medida diagnóstica decisiva é a comprovação radiográfica do arrancamento ósseo.

Tratamento

Em geral, é feito um tratamento conservador com redução da carga e tratamento fisioterapêutico. Uma fixação cirúrgica com parafusos somente está indicada na presença de desvio acentuado do fragmento apofisário.

Fraturas ósseas

Fraturas do colo do fêmur

O mecanismo acidental como causa das fraturas femorais geralmente é uma queda lateral sobre o maciço trocantérico. Em pessoas mais idosas, geralmente portadoras de osteoporose, a frequência de fraturas do colo do fêmur é mais alta. Em crianças e jovens, em contrapartida, esse tipo de fratura é mais raro (Menke, 2000, p. 59).

Sintomas característicos de uma fratura do colo do fêmur são dor funcional e incapacidade de carga, assim como erros de posicionamento ou encurtamento da perna. Uma radiografia é capaz de evidenciar o tipo exato da fratura do colo do fêmur.

Em atletas jovens, geralmente é feito um tratamento cirúrgico com reposicionamento e osteossíntese. Em indivíduos com idade mais avançada, também pode estar indicada uma endoprótese.

Fraturas da diáfise femoral

Com impacto violento direto, mas também em decorrência de forças de torção e flexão extremas, pode ocorrer uma fratura da diáfise femoral.

Os sintomas dominantes são edema maciço da perna, erro de postura e incapacidade de carga. A grande perda sanguínea, por vezes de até 2 litros, pode também desencadear uma sintomatologia de choque (Menke, 2000, p. 61). Dependendo do tipo de fratura, existem diversos procedimentos de osteossíntese à disposição.

Lesões típicas decorrentes de sobrecarga

Nas lesões por sobrecargas crônicas estão em evidência as tendinopatias de inserção.

Outras lesões típicas por sobrecarga são a tendinopatia dos adutores, a dor inguinal crônica, o quadril do praticante de *jogging* e a artrose da articulação do quadril.

Tendinopatia dos adutores

A tendinopatia dos adutores é uma irritação crônica dos adutores em sua porção tendínea ou na região da transição osseotendínea após microtraumatismos recorrentes. Podem atuar como causas adicionais: erro postural do quadril ocasionado, por exemplo, por diferenças no comprimento das pernas, bloqueio da articulação sacroilíaca, irritações da articulação do quadril com limitação de movimentos, irritação da sínfise púbica, focos inflamatórios no corpo (dentes não tratados, processos crônicos afetando os seios paranasais etc.) (Maibaum et al., 2001, p. 12). Sintomas típicos são dores na região do osso púbico e aos movimentos de adução contra uma resistência. Do ponto de vista terapêutico, está indicada a redução das cargas (podendo chegar a uma pausa esportiva durante uma semana), tratamento fisiátrico (banhos de assento, aplicações de calor) e fisioterapia (p. ex., fricção profunda ou transversal às fibras musculares na região dolorida, alongamentos livres de dor, exercícios de resistência na alavanca longa para condicionar a capacidade esportiva).

Osso do cavaleiro

Uma lesão de sobrecarga típica na equitação é o chamado osso do cavaleiro. Trata-se de uma ossificação da musculatura dos adutores decorrente de sobrecargas crônicas com microlesões, rupturas de fibras musculares e derrames sanguíneos no terço superior da coxa que, a longo prazo, podem levar à ossificação das porções musculares afetadas (Menke, 2000 b, p. 91).

Dor inguinal crônica

A dor inguinal crônica é um dos quadros patológicos mais frequentes em jogadores de futebol, mas também em muitos outros atletas de elite (Hess, 2004, p. 108).

Essa condição também é conhecida como pubalgia do atleta e hérnia do esporte.

Nos atletas praticantes de esportes de equipe, principalmente nos jogadores de futebol, com suas técnicas de defesa altamente dinâmicas, como o "carrinho", entre outras, mas também na ginástica artística e na ginástica rítmica esportiva, com seu grande número de movimentos extremos, como espacato transversal e lateral, a dor inguinal crônica geralmente afeta os adutores e os músculos retos do abdome com suas inserções tendíneas junto ao osso púbico (ver Fig. 3.118) e, mais raramente, o músculo iliopsoas.

> Na dor inguinal crônica existe, na maioria dos casos, uma sobrecarga das inserções tendíneas dos adutores (principalmente do músculo grácil), que ocorre com cargas musculares excessivas e específicas da modalidade esportiva na região das zonas de transição das inserções tendíneas ósseas junto ao púbis e ao ísquio. Uma síndrome de sobrecarga do músculo reto do abdome e sua inserção junto ao púbis também é encontrada com frequência (Hess, 2004, p. 108).

As causas da dor inguinal crônica são, quase sempre, sobrecargas a curto ou longo prazo de uma musculatura insuficientemente preparada (aquecimento insuficiente), mas também um erro postural do quadril com pernas de comprimento diferente, um bloqueio da articulação sacroilíaca ou, ainda, processos reativos ósseos nos locais de inserção da musculatura (p. ex., osteíte púbica ou osteonecrose púbica) (Schwerdtner/Fohler, 1994, p. 95; Haaker, 1998, p. 134; Maibaum et al., 2001, p. 204). Movimentos do tipo arrancada, chute a gol, recepção da bola com a margem interna do pé ou "carrinho" solicitam demasiadamente os adutores, os flexores do quadril e a musculatura abdominal, incluindo o canal inguinal.

Sintomáticas são as dores que predominam na região inguinal e que, ao longo do ligamento inguinal, se irradiam para a musculatura

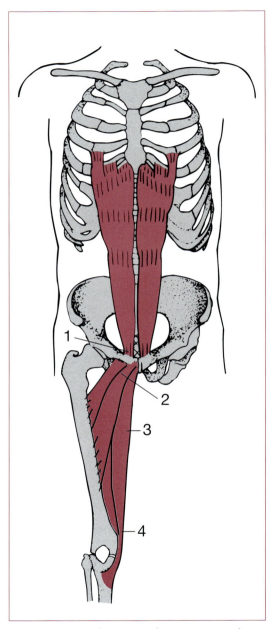

Figura 3.118 A dor inguinal crônica como lesão musculotendínea dos músculos que se inserem junto ao púbis. 1. Distensão na região do local de inserção dos músculos retos do abdome; 2. Distensão do local de inserção dos músculos adutores; 3. Ruptura da musculatura adutora (eventualmente, somente ruptura parcial ou ruptura da fibra); 4. Distensão da inserção muscular tendínea da musculatura adutora junto ao côndilo femoral interno.

abdominal, os adutores e os testículos. Além disso, existe ainda a dor mediante pressão na região de origem dos adutores, próxima ao púbis, assim como junto à inserção dos músculos retos e transversos do abdome, e dor durante movimentos do quadril e do tronco.

Junto ao púbis estão acometidas principalmente as inserções tendíneas dos músculos adutores longo e curto e do músculo grácil, assim como o músculo reto do abdome; junto ao ísquio, costumam ser afetados os músculos isquiocrurais (encontrados na região posterior da coxa) e o músculo adutor magno (região anterior interna da coxa) (Menke, 2000 b, p. 66). As demandas de tensão são mais altas na região da inserção tendínea, pois ali ocorrem as cargas mais altas e variadas decorrentes da constante mudança na direção da tensão, que ocorrem, por exemplo, nos movimentos de salto, corrida de curta distância, chute a gol e recepção da bola (Maibaum et al., 2001, p. 204).

Na dor inguinal crônica, as causas externas são mais frequentes, por exemplo, cargas de treinamento intensivas ou não usuais e coberturas de solo inadequadas (terreno congelado no inverno em muitos países, solos duros de quadras cobertas). Como fatores internos, consideram-se desequilíbrios musculares, resíduos de traumatismos na região dos adutores, assim como limitações de movimento de articulações vizinhas (p. ex., uma flexão deficitária na região do pé) (Hess, 2004, p. 108).

> A pubalgia do atleta engloba canal inguinal dilatado, fraqueza do músculo reto do abdome e das intersecções tendíneas associadas, inflamação crônica da origem tendínea dos adutores e, por vezes, envolvimento adicional do flexor do quadril, bem como instabilidade da articulação do púbis (Maibaum et al., 2001, p. 204).

A pubalgia do atleta é a causa ou o cofator da dor na região inguinal em cerca de 20% dos casos. Com uma súbita tensão da musculatura abdominal, como ocorre em todas as arrancadas, saltos e movimentos de chute a gol, o peritônio (camada externa da parede intestinal) pode "escorregar" para a lacuna entre o músculo abdominal interno e o ligamento inguinal, o que desencadeia uma dor súbita intensa, que se diferencia claramente das demais dores de tendinopatia de inserção (Hess, 2004, p. 109).

Típicas para a dor inguinal crônica, ou pubalgia do atleta, são também dores na região inguinal que podem irradiar ao longo do ligamento inguinal para a musculatura abdominal, articulação do quadril ou testículos. Também são características a dor ao pressionar a região da origem dos adutores ou da inserção dos músculos reto ou transverso do abdome, assim como a dor durante o movimento do quadril e do tronco.

O diagnóstico de uma tendinopatia de inserção é feito a partir da dor característica e da localização correspondente. No entanto, as dores inguinais que se instalam também podem ser provocadas por diferenças no comprimento das pernas, inclinação do quadril, bloqueio da articulação sacroilíaca, assim como irritações nervosas e vasculares, podendo ainda ser provocadas por doenças abdominais e urológicas com projeção para a região inguinal.

Do ponto de vista terapêutico, dependendo do achado, podem ser usadas medidas conservadoras – eliminação de causas desencadeantes, tratamento fisioterapêutico (p. ex., aplicação de calor, alongamento dos músculos afetados) e intervenções medicamentosas (p. ex., aplicação de cortisona, infiltrações na região de inserção dos adutores), assim como procedimentos cirúrgicos.

> No caso de resistência ao tratamento conservador por mais de três meses, deve ser feito um procedimento cirúrgico, ou seja, um quadro de anel inguinal doloroso mais complexo deve ser encaminhado para correção cirúrgica (Maibaum et al., 2001, p. 204).

Quadril do jogador de boliche

O quadril do jogador de boliche representa uma tendinopatia de inserção do músculo iliopsoas na região do trocanter menor, originada pelo padrão de movimento repetitivo de hiperextensão e rotação da articulação do quadril (Menke, 2000 b, p. 55).

Quadril do praticante de jogging

Na prática do *jogging*, os traumatismos musculares são raros em decorrência da execução controlada e suave dos movimentos. Com a prática prolongada e principalmente excessiva do *jogging*, porém, podem ocorrer quadros clínicos com queixas características, por exemplo, o quadril do praticante de *jogging*.

> O quadril do praticante de *jogging* engloba queixas localizadas nessa articulação, na região do *trocanter maior* e da bolsa trocantérica, desencadeadas, por exemplo, por diferenças no comprimento das pernas ou por corridas em terreno íngreme.

Por meio dos estados irritativos dolorosos da bolsa sinovial e do trocanter, o trato iliotibial somente consegue deslizar sobre o trocanter maior sob tensão durante movimentos de flexão e extensão do quadril. Isso leva a um ruído audível típico (síndrome do ressalto do quadril), que pode ser tratado com ginástica de alongamento, medidas fisiátricas e infiltrações locais (Menke, 2000, p. 74).

Quadril de dançarino

No quadril de dançarino – semelhante ao quadril do praticante de *jogging* – existe um estado irritativo nessa articulação, na região do trocanter maior, da bolsa trocantérica e do trato iliotibial, desencadeado por sobrecargas crônicas (Menke, 2000 b, p. 61).

Artrose da articulação do quadril

A artrose da articulação do quadril faz parte das possíveis sequelas de sobrecarga e erros de carga. Ela aparece principalmente em modalidades esportivas com cargas do tipo impacto (p. ex., no levantamento de peso, na ginástica artística, nos saltos atléticos) ou nas modalidades esportivas do tipo *stop and go*, por exemplo, nos jogos esportivos como handebol, futebol etc., mas também no tênis, tênis de mesa e *squash*.

Atletas com displasia congênita de quadril (p. ex., na forma de uma coxa valga) são os mais vulneráveis a esse tipo de lesão.

A artrose da articulação do quadril se caracteriza por dores na região do quadril, em parte com irradiação para a região dorsal ou coxa, limitação de movimentos chegando até a incapacidade de deambulação.

Do ponto de vista terapêutico, está em primeiro plano o tratamento cirúrgico com auxílio de uma prótese, segundo McMinn – indicada principalmente para pessoas mais jovens – ou endoprótese total.

> A prótese total do quadril é o substituto articular mais frequentemente usado. Das 150.000 articulações artificiais anualmente colocadas na Alemanha, cerca de 100.000 são próteses para essa articulação (Menke, 2000, p. 166).

Observação: como o limite de idade para a substituição articular cai cada vez mais – antigamente o limite mínimo de idade era de 60 anos –, em pacientes mais jovens, e em razão da maior atividade física e esportiva, após cinco anos já se observa em 50% dos casos uma soltura das endopróteses que pode ser radiologicamente comprovada e que, na sequência, requer uma cirurgia para troca da prótese.

Articulação do joelho

Aparelho osteoligamentar

Articulação femorotibial

Na região do joelho, os côndilos femorais se articulam com as superfícies articulares da tíbia (côndilo medial e lateral da tíbia). Para maior segurança do "pilar de sustentação da perna", ao contrário da articulação do cotovelo, com seus três ossos, aqui se articulam somente dois ossos.

A articulação do joelho é uma articulação gínglimo com dois graus de liberdade: ela permite movimentos de flexão, extensão e rotação. Esse último movimento, no entanto, só é possível em flexão.

A articulação do joelho promove intermediação entre o elevador angular da perna e do pé e a coxa, cujo raio de movimento determina o campo de movimento do pé que, em razão da segurança estática, é consideravelmente menor que o da mão. Por um lado, por meio da articulação do joelho, é conferida uma segurança para a unidade funcional coxa-perna em extensão. Por outro lado, ao pé em extensão é conferida uma ampliação de seu espaço de movimento por meio de movimentos de rotação.

Os côndilos femorais têm a forma de uma espiral logarítmica (Fig. 3.119). Na região anterior, os côndilos são pouco curvados e, na região posterior, apresentam uma forte curvatura. Isso condiciona grandes superfícies de contato na posição em extensão e pequenas superfícies de contato em posição de flexão.

Nas superfícies articulares da tíbia, os côndilos femorais realizam movimentos de rolamento e deslizamento. Por esse motivo, não existem eixos fixos: durante o movimento, os centros de rotação e os eixos trafegam em trajetórias (ver Fig. 3.119). Isso possibilita uma flexão completa do joelho e, por outro lado, condiciona diferentes estados de tensão dos ligamentos nas diversas posições de flexão do joelho.

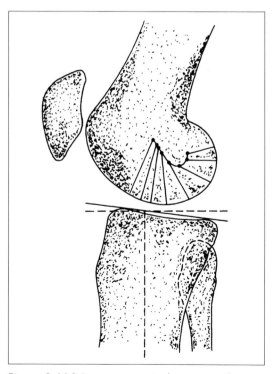

Figura 3.119 Forma em espiral e centros de rotação móveis dos côndilos femorais (segundo Baumgartl, 1964, p. 5).

Articulação femoropatelar

A introdução da patela no tendão terminal do músculo quadríceps femoral leva à formação da articulação femoropatelar. A patela – que representa o maior osso sesamoide do corpo – desempenha basicamente quatro funções importantes, descritas a seguir:

Funções da patela

Condução da musculatura da coxa

A patela desliza em seu côndilo femoral como em uma canaleta-guia, com pouca capacidade de deslocamento; com isso, ela assegura os movimentos de flexão e extensão na articulação do joelho.

Otimização das condições de alavanca

A patela tem a função de manter o tendão do quadríceps o mais afastado possível do ponto de rotação da articulação do joelho, colaborando assim com a melhora das condições de alavanca nessa região. Como mostra a Figura 3.120, a falta da patela levaria a uma redução considerável do braço de alavanca, e o músculo quadríceps femoral necessitaria de cerca de 20% a mais de força.

Com essa ação de aumento do braço de alavanca – condicionada pelo perfil dos côndilos femorais, a distância máxima só é obtida com flexão progressiva – para a tração do extensor do joelho, a pressão patelar diminui consideravelmente, e o atrito entre a patela e a superfície articular do fêmur é assim reduzido a um mínimo.

Função de frenagem

Como mostra a Figura 3.121, a patela representa um elemento importante para a redução da execução de um movimento.

Com a transmissão da força do quadríceps e dos tendões flexores do joelho para o fêmur, a patela passa a desempenhar um papel importante na desaceleração de movimentos para a frente. Isso também explica por que, após a retirada da patela, atividades esportivas associadas com mudanças rápidas de posição (p. ex., no jogo de futebol, handebol ou basquete) raramente são praticadas. O fator limitante da capacidade, nesse caso, não é a incapacidade de correr rapidamente, e sim a incapacidade de frenagem.

Função protetora

Finalmente, a patela desempenha certa função protetora para a região interna da articulação do joelho. A face patelar femoral, assim como seu côndilo de deslizamento femoral, está revestida por uma cartilagem hialina para redução da resistência à fricção. O fato de que o subir e descer escadas dá origem a forças no tendão patelar correspondentes a 3,3 vezes o peso corporal (o que corresponde praticamente a 7 vezes a força durante uma

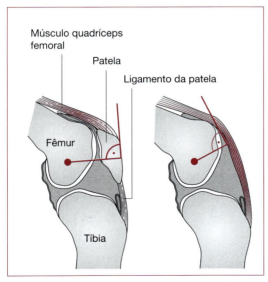

Figura 3.120 A alteração dos braços de alavanca com patela presente (à esquerda) ou em sua ausência (à direita).

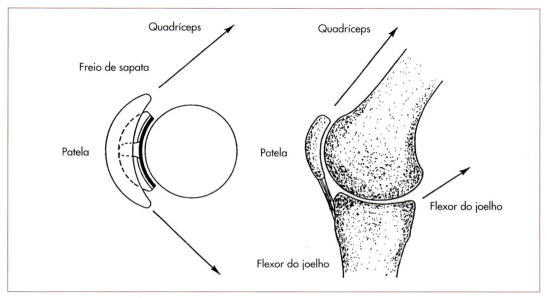

Figura 3.121 A função de frenagem da patela, comparável a um freio de sapata (Smillie, 1985, p. 6).

marcha normal) torna compreensível a necessidade de uma redução drástica do atrito (Reilley/Martens, 1972, in Smillie, 1985, p. 6). Logo, desproporções entre a carga e a capacidade de carga nessa articulação levam rapidamente a fenômenos degenerativos. Com a flexão profunda do joelho – um exercício-padrão no treinamento de força da perna em muitas modalidades esportivas – a força originada no ligamento da patela sem carga adicional já aumenta em 7,6 vezes o peso corporal. Logo, exercícios desse tipo realizados cronicamente ou com aumentos inadequados de carga colaboram com o desenvolvimento de uma condropatia patelar.

Meniscos

Para contrabalançar a incongruência ou o contato puntiforme do corpo articular do fêmur e da tíbia, existem dois discos articulares entre seus côndilos articulantes – o menisco medial e o lateral –, que, em conjunto com o aparelho ligamentar e a patela, transformam a articulação do joelho em uma articulação complexa e bastante estável (Fig. 3.122).

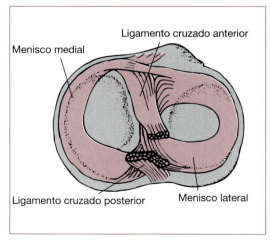

Figura 3.122 Vista superior dos meniscos medial e lateral.

Os meniscos estão firmemente posicionados sobre os côndilos tibiais, mas não estão fixados a seu revestimento cartilaginoso. Eles estão em contato com a eminência intercondilar. Na borda externa, os meniscos são grossos, junto à escavação central, e apresentam uma forma mais aguda (em cunha). O menisco medial é mais fraco que o lateral e seu formato em meia-lua é somente aproximado. O menisco lateral tem um formato praticamente circular (três quartos do círculo), e somente em seu local de inserção, junto à protuberância intercondilar, o anel está aberto.

Com movimento, os meniscos se deslocam de modo a assegurar a maior superfície de apoio possível junto ao côndilo articular.

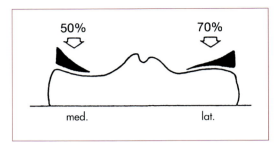

Figura 3.123 Recepção da carga de peso (segundo Smillie, 1985, p. 77).

Funções dos meniscos

Absorção da carga de peso

Como mostra a Figura 3.123, os meniscos participam da absorção do peso.

Exames biomecânicos mostraram que os meniscos absorvem cerca de 50% da carga de compressão que atua sobre o joelho na posição em extensão e que, com uma flexão de 90°, 85% da carga passa pelos meniscos como consequência da redução do raio de curvatura condilar (Menke, 1997, p. 84).

Absorção do impacto

Os meniscos participam da absorção do impacto ao preencherem o espaço entre os côndilos. Essa função tem importância considerável, uma vez que a cartilagem articular sabidamente não é capaz de absorver forças de contração súbitas. A Figura 3.124 mostra que os locais de inserção dos meniscos sobre o côndilo tibial sofrem os efeitos de pressão quando uma pressão dá origem a forças dirigidas para fora.

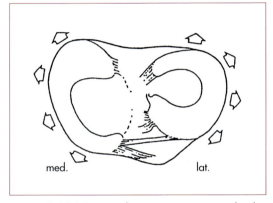

Figura 3.124 Tensão de tração na região dos locais de inserção do menisco sob pressão (segundo Smillie, 1985, p. 76).

A formação preferencial de uma artrose da articulação do joelho na região do côndilo tibial medial pode ser explicada, entre outras coisas, por essas forças dirigidas para fora durante a carga de pressão e pelo fato de que o côndilo tibial medial é côncavo e o lateral é convexo (Fig. 3.125).

Estabilização ligamentar

Os meniscos aumentam a estabilidade da articulação, pois ampliam as superfícies articulares do platô tibial. Com isso, distribuem a carga para uma superfície maior e também atuam de modo a absorver energia. Em razão de sua forma, capacidade de deslocamento e deformação, são capazes de distribuir o fluxo de força originado por movimentos para uma superfície mais ampla.

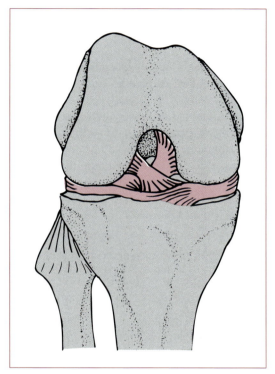

Figura 3.125 Ligamentos cruzados anterior e posterior (a patela foi retirada).

Contribuição com a rotação

Os movimentos complexos da articulação do joelho, especialmente a rotação final, são possibilitados pelos meniscos.

Propriocepção

Os meniscos são elementos importantes para a propriocepção – isso vale especialmente para as regiões dos cornos posterior e anterior –, uma vez que portam terminações nervosas.

Ligamentos cruzados

Os dois ligamentos cruzados (Figs. 3.125 e 3.126) são os ligamentos de fixação dos dois côndilos articulantes; eles impedem, principalmente na posição lábil em flexão, na qual os ligamentos colaterais relaxam, um deslizamento anterior (ligamento cruzado anterior) e um deslizamento posterior (ligamento cruzado posterior) da cabeça da tíbia. Para cada posição do joelho, porções diversas do aparelho de ligamentos cruzados encontram-se sob tensão. O controle do movimento de rolamento da articulação do joelho faz parte das funções mais importantes do aparelho de ligamentos cruzados. Esse controle é obtido com a torção do ligamento cruzado nas diferentes posições funcionais, já que uma parte das fibras se encontra sob tensão. Adicionalmente, o ligamento cruzado anterior impede, com cargas correspondentes, a rotação lateral não fisiológica e a abdução da perna na articulação do joelho. Com a rotação medial da perna, os dois ligamentos se enrolam um ao redor do outro; ocorre um bloqueio precoce desse movimento de rotação. Como durante a rotação medial os ligamentos se desenrolam um do outro, é possível realizar um movimento de rotação bem mais abrangente. Rupturas do ligamento cruzado anterior geralmente estão associadas com lesões do menisco interno, do ligamento colateral medial e da cápsula, em decorrência dos mecanismos de lesão já descritos.

Na presença de uma insuficiência do ligamento cruzado anterior e com carga propulsiva, estando o joelho em flexão, os côndilos femorais rolam em sentido dorsal sobre o platô tibial, e a cabeça da tíbia se desloca correspondentemente para a frente. Essa diversidade de funções é a base para que, nos diferentes mecanismos de acidentes – ou seja, com cargas de propulsão nas arrancadas e paradas e movimentos de abdução-rotação na finalização de um salto –, ocorram rupturas parciais e completas com base nas diversas solicitações pelas quais passa o ligamento (Menke, 2000, p. 83-4).

Em geral, o local de ruptura situa-se próximo à inserção na fossa intercondilar.

Outra função importante do ligamento cruzado anterior é a função receptora: dentro do ligamento encontram-se receptores de força e tensão, que guiam a musculatura como estabilizadores ativos por meio de círculos de regulação neuromotores. Esse é o motivo pelo qual, após a ruptura de um ligamento cruzado, existe insegurança mais ou menos acentuada na marcha.

Ligamentos colaterais

Os dois ligamentos colaterais (Fig. 3.126a,b) servem para garantir a extensão da articulação do joelho; durante a flexão do joelho, eles estão relaxados e, durante a extensão do joelho, apresentam tensão máxima.

> Observação: o ligamento colateral medial está aderido ao menisco medial. O ligamento lateral, por sua vez, não está aderido ao menisco lateral, o que não deixa de ter consequências nos diversos traumatismos típicos do joelho (ver p. 215, Fig. 3.142, "tríade infeliz").

Em todos os locais especialmente solicitados da articulação do joelho existem bolsas sinoviais.

Finalmente, outro dispositivo que melhora a mecânica da articulação do joelho é a patela, já apresentada (ver p. 196). O prolongamento do tendão do quadríceps, situado distalmente à patela, é denominado ligamento da patela (ver Fig. 3.126a); a inserção do músculo à tuberosidade da tíbia se dá por esse ligamento.

A rotação final na articulação do joelho

Na articulação do joelho, a rotação final representa uma segurança adicional da per-

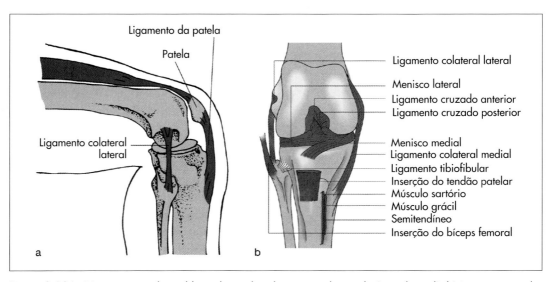

Figura 3.126 a) Ligamento colateral lateral, patela e ligamento da patela (vista lateral); b) Ligamentos colaterais laterais e elementos estruturais da articulação do joelho (vista anterior).

na de apoio por meio do aparelho ligamentar: seguindo a extensão completa do joelho, ocorre uma extensão adicional (de aproximadamente 10°), possibilitada por uma rotação lateral precedente da perna (cerca de 5°). Esse "bloqueio" final da perna de apoio – que impossibilita qualquer movimento de rotação – é promovido pelo ligamento cruzado anterior, que, na extensão completa da articulação do joelho, fica tão tenso que a tíbia roda para fora ou a coxa roda para dentro. Uma flexão do joelho somente ocorre depois que essa rotação final tenha sido suspensa.

> Resumindo, pode-se notar que as estruturas óssea e ligamentar da articulação do joelho visam à segurança do membro de apoio, somente possibilitando um jogo de movimentos mais amplo quando a marcha não corre riscos; isso somente é possível durante uma flexão da articulação do joelho, ou seja, no estado livre de cargas.

Musculatura da articulação do joelho

> Como a musculatura extensora do joelho precisa suportar todo o peso corporal e a musculatura flexora suporta somente o peso da perna, pode-se verificar que nos membros inferiores existe predomínio da musculatura extensora. Tal predomínio dos extensores é indispensável para a manutenção da postura corporal ereta ou da marcha normal.

Musculatura da região anterior da coxa

Músculo quadríceps femoral (Fig. 3.127)

O principal extensor da articulação do joelho é o músculo quadríceps femoral.

> O músculo quadríceps femoral é o maior e mais potente músculo do ser humano.

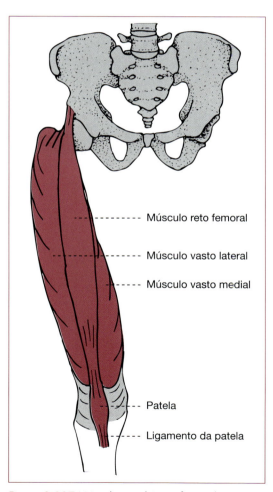

Figura 3.127 Músculo quadríceps femoral.

Ele é composto pelo músculo reto femoral biarticulado e pelos músculos vastos medial, lateral e intermédio.

- **Origem:** a porção biarticulada do músculo, o músculo reto femoral, origina-se da espinha ilíaca anteroinferior e da borda superior do acetábulo da articulação do quadril; as três outras porções se originam do lábio medial ou lateral da "linha áspera", assim como da superfície anterior e lateral da tíbia.
- **Inserção:** por meio do ligamento da patela, junto à tuberosidade da tíbia.
- **Inervação:** nervo femoral.
- **Função:** o músculo quadríceps femoral desempenha um papel predominante dos pontos de vista dinâmico e estático. A função estática consiste em impedir a flexão súbita da articulação do joelho ao ficar em pé. A dinâmica consiste em uma extensão vigorosa do joelho, como ocorre em todos os corredores e saltadores. O músculo reto femoral possui ainda uma função flexora do quadril.

Uma peculiaridade do músculo quadríceps femoral, decorrente das necessidades funcionais, é o fato de ser composto por dois tipos musculares diferentes: no músculo reto femoral, que consiste em um músculo com função de força rápida – a altura de levantamento ou a extensão de seu encurtamento desempenha um papel importante –, encontra-se um predomínio das fibras de contração rápida e um ângulo de fibras mais agudo. Nas outras três porções – sua função consiste principalmente no esforço estático de retenção para assegurar a coluna de sustentação da perna –, existe um predomínio das fibras de contração lenta e um ângulo de fibras mais obtuso (ver Fig. 3.128).

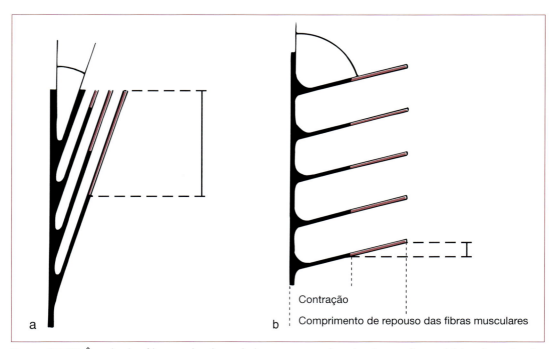

Figura 3.128 Ângulo das fibras e da altura de levantamento do músculo reto femoral (a) e dos músculos vastos (b). (Em preto = estado de contração; em vermelho = estado de repouso).

Dentre todos os músculos dos membros, a porção biarticulada do músculo quadríceps femoral, o músculo reto femoral, é aquela que apresenta maior tendência ao encurtamento (Tab. 3.5).

Tabela 3.5 Músculos com maior tendência ao encurtamento em atletas e que, de forma correspondente, apresentam uma maior suscetibilidade a lesões (Weber et al., 1985, p. 149)

Músculo reto femoral	70%
Músculo tríceps sural	37%
Músculo eretor do tronco	32%
Músculos isquiocrurais	22%
Músculo iliopsoas	16%
Músculo tensor da fáscia lata	15%
Músculo peitoral maior	10%

A Figura 3.129 mostra com qual teste de Janda é possível diagnosticar um músculo reto femoral encurtado e o exercício de alongamento capaz de tratar esse encurtamento.

Se o calcanhar alcançar a nádega com uma pequena ajuda passiva, o músculo apresenta um alongamento ideal. Quando a distância entre o calcanhar e a nádega for de até 15 cm, mesmo com ajuda passiva, existe um encurtamento muscular leve. Distâncias superiores a essa significam um encurtamento acentuado, que deve ser corrigido com exercícios de alongamento correspondentes (Fig. 3.129) (Schmidt et al., 1983, p. 272-3).

O músculo quadríceps femoral tem uma importância extraordinária para a estabilização da articulação do joelho. No caso de um traumatismo, ocorre rapidamente uma perda de massa e tônus musculares; o controle dos movimentos na articulação do joelho é, em grande parte, perdido. Na sequência, apenas com a ação do peso corporal, a articulação do

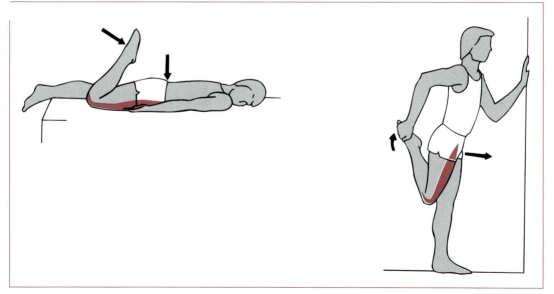

Figura 3.129 Teste para a comprovação de encurtamento do músculo reto femoral (à esquerda); exercício de alongamento (à direita).

joelho apresenta uma proteção insuficiente contra sobrecargas. Essa proteção insuficiente submete os ligamentos e a cápsula articular constantemente a cargas, podendo levar a uma lesão sinovial, com formação de derrame articular no joelho. O derrame leva automaticamente a uma postura de defesa, que favorece o desaparecimento do edema, mas leva a uma maior perda muscular. Cargas de peso adicionais impediriam a atrofia muscular, mas aumentariam a formação do derrame. A Figura 3.130 mostra o círculo vicioso da força muscular insuficiente e a formação de derrame.

> O círculo vicioso somente pode ser interrompido quando é possível trabalhar o músculo quadríceps femoral sem cargas dinâmicas e com exercícios isométricos de tal maneira que ele passe a proteger a articulação durante a carga normal exercida pelo peso corporal.

Músculo tensor da fáscia lata (Fig. 3.109)

Esse músculo, já discutido anteriormente (ver p. 182), contribui com a extensão da articulação do joelho, mesmo que de maneira muito limitada.

Músculo sartório (Fig. 3.131)

O músculo sartório é o músculo mais longo do corpo humano (dependendo do tama-

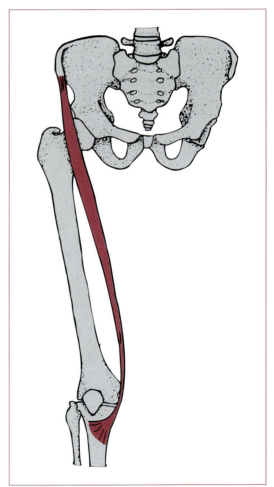

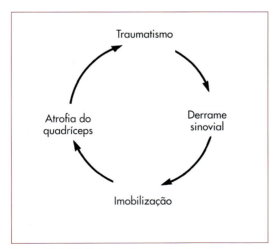

Figura 3.130 Origem de um círculo vicioso na lesão do músculo quadríceps femoral (segundo Smillie, 1985, p. 3).

Figura 3.131 Músculo sartório.

nho corporal, atinge um comprimento de cerca de 50 a 60 cm).

- **Origem:** espinha ilíaca anterossuperior.
- **Inserção:** borda medial da tuberosidade da tíbia (pata de ganso = local comum de inserção juntamente com o músculo grácil e com o músculo semitendíneo).
- **Inervação:** nervo femoral.
- **Função:** como músculo biarticulado, por um lado auxilia durante a flexão, abdução e rotação lateral da coxa e, por outro, apoia a flexão da perna (perna em movimento) rolando-a para trás em estado de flexão.

> O músculo sartório é o único que atua como flexor tanto na articulação do quadril como na articulação do joelho.

A Figura 3.132 fornece uma visão geral dos músculos da região anterior da coxa e do quadril.

Musculatura da região posterior da coxa

> Os músculos da região posterior da coxa – também denominados músculos isquiocrurais – têm principalmente tarefas musculares dinâmicas e, por isso, são estruturalmente mais diferenciados que os músculos extensores da articulação do joelho, que têm funções predominantemente estáticas, visando à estabilidade.

A Figura 3.133 fornece uma visão geral desse grupo muscular.

Músculo bíceps femoral (Fig. 3.134)

- **Origem:** a cabeça longa se insere junto ao túber isquiático, e a cabeça curta, junto ao lábio lateral da "linha áspera".

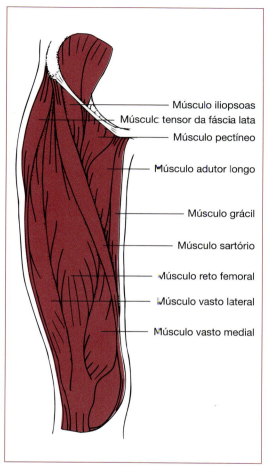

Figura 3.132 Visão geral dos músculos da coxa e da região anterior do quadril.

- **Inserção:** cabeça da fíbula.
- **Inervação:** a cabeça longa é inervada pelo nervo tibial, a cabeça curta, pelo nervo fibular.
- **Função:** o músculo biarticular auxilia, por um lado, na extensão do quadril (perna de apoio) e, por outro, flexiona a perna (perna em movimento), rolando-a para fora durante a flexão da articulação do joelho. No praticante de esqui alpino, por exemplo, essa rotação da perna – que

é complementada pelos músculos a seguir – desempenha um papel importante para a direção e o controle dos esquis.

Músculo semitendíneo (Fig. 3.135)

- **Origem:** espinha isquiática.
- **Inserção:** lateral à tuberosidade da tíbia, junto à pata de ganso.
- **Inervação:** nervo tibial.
- **Função:** como músculo biarticulado, apoia a extensão do quadril do lado da perna de apoio e, por outro lado, flexiona a articulação do joelho (perna em movimento), rodando medialmente a perna flexionada.

Músculo semimembranáceo (Fig. 3.135)

- **Origem:** espinha isquiática.
- **Inserção:** côndilo tibial medial.
- **Inervação:** nervo tibial.
- **Função:** o músculo, situado debaixo do músculo semitendíneo, tem as mesmas funções deste, mas é um pouco mais forte.

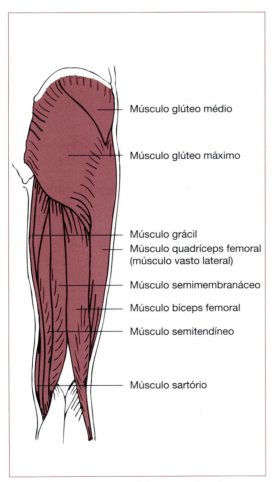

Figura 3.133 Visão geral dos músculos da coxa e da região posterior do quadril.

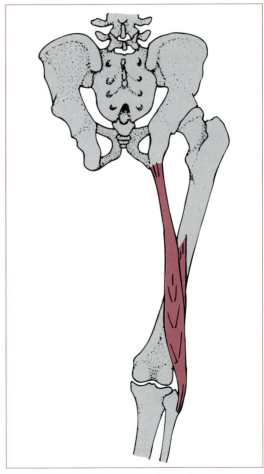

Figura 3.134 Músculo bíceps femoral.

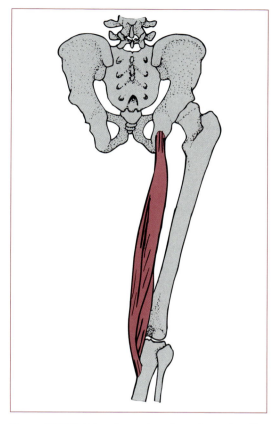

Figura 3.135 Músculo semitendíneo (superficial) e músculo semimembranáceo (situado abaixo).

Durante a marcha, os músculos isquiocrurais são importantes para o posicionamento vertical do pé sobre o solo. Como evidencia a Tabela 3.5, os músculos isquiocrurais pertencem aos músculos que mais frequentemente apresentam encurtamentos. Com o teste de Janda apresentado na Figura 3.136, é possível diagnosticar um encurtamento existente. A distensibilidade do grupo muscular é boa quando uma perna estendida até 90° pode ser levantada sem dor por tensão na região posterior do joelho, com a perna contralateral fixa. Um encurtamento leve ocorre com um ângulo de flexão do quadril entre 80 e 90°; um encurtamento acentuado, com um ângulo entre 60 e 80° (sempre sem dor causada por tensão) (Schmidt et al., 1983, p. 273).

O exercício apresentado na Figura 3.136 é apropriado para o alongamento da musculatura isquiocrural: com uma coxa sobre o tórax, deve-se tentar estender a perna ao máximo.

Músculo poplíteo (Fig. 3.137)

- **Origem:** epicôndilo femoral lateral.
- **Inserção:** região posterior da tíbia.

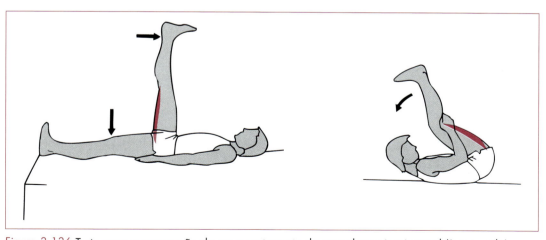

Figura 3.136 Teste para comprovação de um encurtamento da musculatura isquiocrural (à esquerda); exercício de alongamento (à direita).

- **Função:** o músculo poplíteo flexiona a perna na articulação do joelho, rodando-a medialmente.

Traumatismos típicos e lesões de sobrecarga na articulação do joelho

Traumatismos típicos

Traumatismos musculares agudos

Entre os extensores e flexores que atuam sobre a articulação do joelho, os músculos biarticulares são especialmente suscetíveis a lesão. Pelo fato de atuarem sobre a articulação do quadril e também sobre a articulação do joelho, e, como durante movimentos esportivos característicos, frequentemente trabalham de modo concomitante e oposto – ou seja, são estendidos e contraídos ao mesmo tempo –, esses músculos estão sujeitos a cargas especialmente altas.

Na região anterior da coxa, isso envolve principalmente o músculo reto femoral (como uma cabeça do músculo quadríceps femoral), que é o mais importante flexor e extensor do joelho; na região posterior da coxa, são os músculos isquiocrurais que atuam antagonicamente como extensores do quadril e flexores do joelho.

> A lesão dos músculos isquiocrurais faz parte das lesões mais frequentes (principalmente no sentido de distensões musculares e rupturas de fibras musculares) nas modalidades esportivas de arrancada e salto (inclusive em todos os grandes jogos esportivos, como futebol, rúgbi etc.).

Em razão da função extensora do quadril e flexora do joelho dos músculos isquiocrurais (ver Fig. 3.138), durante a extensão da perna de propulsão (perna de apoio) na arrancada, por exemplo, ocorre uma contração decorrente da extensão do quadril, e, por outro lado, a extensão do joelho leva a um alongamento desse grupo muscular. A contração e extensão concomitantes levam rapidamente a distensões ou rupturas de fibras musculares e a outros quadros lesionais, principalmente quan-

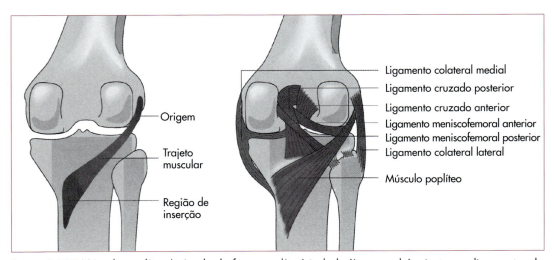

Figura 3.137 Músculo poplíteo (músculo da fossa poplítea) isolado (à esquerda) e junto aos ligamentos da articulação do joelho (vista posterior) (à direita).

do o trabalho de aquecimento e alongamento prévio foi insuficiente. A perna de propulsão dos velocistas é menos frequentemente afetada – apesar da existência de um mecanismo semelhante – porque a flexão do joelho e a flexão concomitante do quadril (= extensão) ocorre de modo mais passivo que ativo.

Outro mecanismo de lesão típico ocorre quando o tronco, estando o joelho estendido, é flexionado violentamente para a frente (p. ex., durante o "carrinho" na ação de contra-ataque no futebol) com hiperextensão dos músculos isquiocrurais.

Chama a atenção o fato de o músculo bíceps femoral ser bastante afetado enquanto os músculos semitendíneo e semimembranáceo são menos afetados (Thelen et al., 2005, p. 108). O motivo para isso é que, principalmente no lado da perna de propulsão (na fase tardia da propulsão), o quadril está acentuadamente flexionado e o joelho pouco flexionado, levando a uma carga mais acentuada de alongamento para o músculo bíceps femoral do que para os dois outros músculos, trazendo um risco maior de lesão. Isso é especialmente importante quando existem músculos encurtados e um estado de aquecimento insuficiente (Thelen et al., 2005, p. 112).

Lesões agudas de estruturas ósseas, cartilaginosas e ligamentares

> Lesões da articulação do joelho fazem parte das lesões esportivas mais frequentes, principalmente no futebol e em modalidades esportivas de força e luta, além do esqui alpino (Menke, 2000, p. 77).

Em primeiro plano estão as chamadas lesões internas do joelho, como as lesões dos meniscos, da cartilagem articular, assim como do aparelho capsuloligamentar.

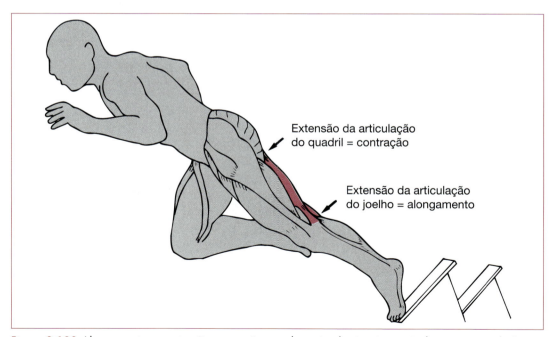

Figura 3.138 Alongamento e contração concomitantes dos músculos isquiocrurais durante a corrida (perna de apoio).

Também se diferenciam lesões agudas e lesões crônicas por sobrecarga; estas se manifestam principalmente na forma de lesões degenerativas da cartilagem na região da patela, dos côndilos femorais e do platô tibial, podendo assim levar a artrose da articulação do joelho.

Fraturas nas regiões da articulação do joelho e da perna

São divididas em fraturas do fêmur, da patela e da cabeça da tíbia, assim como as da diáfise tibial, que apresentam maior incidência em adolescentes e adultos jovens e que fazem parte das fraturas mais frequentes no esporte (Menke, 2000, p. 78).

Fraturas distais do fêmur/fraturas da cabeça da tíbia

Por meio de ação violenta direta (pancada, golpe), mas também de torção e flexão (saltos de alturas mais elevadas, quedas durante o esqui alpino etc.), podem ocorrer fraturas dos côndilos com as linhas de fratura típicas em T ou em Y, ou até mesmo uma fratura cominutiva (Menke, 2000, p. 78).

Dor local, edema da articulação do joelho e vários distúrbios da função e limitações da carga são sintomas típicos da fratura distal do fêmur. O tipo de fratura é determinado por meio de uma radiografia.

Nas fraturas sem desvios, o procedimento é conservador (imobilização). Nas fraturas intra-articulares e na presença de desvios dos elementos da fratura, é feito um reposicionamento preciso com posterior fixação por meio de osteossíntese.

> Observação: mesmo pequenos degraus que se formam na região das superfícies articulares levam precocemente a uma artrose da articulação do joelho.

Em geral, a completa reabilitação com ajuda de tratamento fisioterapêutico e mobilização criteriosa, assim como do treino sistemático de força, dura até 3 meses (Menke, 2000, p. 80).

Fraturas da patela

As fraturas de patela geralmente são provocadas por um traumatismo direto, por exemplo, uma queda sobre o joelho ou uma pancada (chute na patela). Quando a fratura não apresenta desvios, uma dor local à pressão pode ser o único resultado do exame físico. Em geral, a tração exercida pelo músculo quadríceps femoral leva a um desvio dos elementos da fratura. Uma radiografia convencional fornece a informação sobre a extensão e o tipo de fragmentação da patela. A Figura 3.139 mostra os diversos tipos de fratura da patela.

O tipo de fratura mais frequente é a fratura transversal (Menke, 2000, p. 78).

Fraturas sem deslocamentos podem ser tratadas de modo conservador, com imobili-

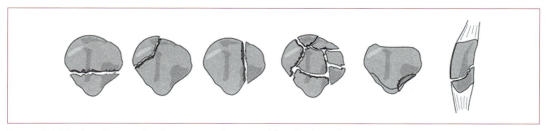

Figura 3.139 Classificação das fraturas patelares (modificado de Miller, Howard, Plancher, 2004, p. 144).

zação. Fraturas com deslocamentos devem ser tratadas cirurgicamente. Para tal, os fragmentos da fratura devem ser fixados por meio de fios metálicos sob tração e/ou parafusos.

> Observação: uma fratura patelar que não tenha sido precisamente reposicionada e com formação de degraus remanescentes favorece a formação de uma artrose da articulação femoropatelar.

Estão indicadas cargas de peso em extensão sob acompanhamento e exercícios ativos e passivos precoces. Com um tratamento conservador, a consolidação da fratura leva cerca de 8 a 10 semanas.

Fraturas da diáfise tibial

> As fraturas da diáfise tibial fazem parte das fraturas mais frequentes entre adolescentes e adultos mais jovens (Menke, 2000, p. 78).

Cargas de flexão e torção como as que ocorrem nas quedas durante a prática do esqui alpino, assim como as cargas de ação direta de impactos no futebol (chute na tíbia) podem levar a fraturas da diáfise femoral.

Dor aguda com incapacidade total de carga e formação de hematoma são as características da fratura da diáfise tibial. O tipo de fratura – dividem-se em fraturas por torção, flexão ou fraturas oblíquas, assim como fraturas de múltiplos segmentos e fraturas cominutivas – é determinado por meio de radiografia.

> Observação: em razão da discreta cobertura com partes moles – medialmente até a região anterior da borda tibial, a tíbia é revestida somente pelo periósteo –, as lesões cutâneas, e por conseguinte as fraturas expostas, são comuns (Menke, 2000, p. 80).

Na fratura tibial e/ou na fratura da fíbula sem deslocamentos, recomenda-se um procedimento conservador com imobilização gessada ou um tratamento funcional com órteses, o que possibilita uma mobilização precoce. Fraturas isoladas da fíbula geralmente são tratadas de modo conservador-funcional. Procedimentos de osteossíntese, como pregos medulares, placas ou parafusos, são apropriados para fraturas com deslocamentos.

Com base nas diversas possibilidades de complicações – que vão desde erros de posicionamento, passando por lesões locais por pressão, pseudartroses, infecções (em fraturas expostas) até a síndrome compartimental (Menke, 2000, p. 81) – e também nas diferentes formas de fraturas, a reabilitação pode durar 3 meses ou mais.

Lesões ligamentares na região da articulação do joelho

As lesões capsuloligamentares, dos meniscos e da cartilagem articular fazem parte das lesões articulares típicas, e, frequentemente, podem ocorrer como lesões combinadas. As estruturas mais frequentemente afetadas são os meniscos, os ligamentos colaterais e o ligamento cruzado anterior.

Ruptura do ligamento cruzado anterior

> Atualmente, a ruptura do ligamento cruzado anterior é uma das lesões esportivas mais frequentes e de tratamento mais complexo. Somente na Alemanha são feitas cerca de 25.000 cirurgias anualmente (Menke, 2000, p. 83).

A anamnese clássica de uma ruptura do ligamento cruzado anterior (LCA) em um atleta ocorre na presença de uma lesão por torção sem contato, quando se consegue ouvir ou sentir um clique e o joelho edemacia imediatamente (formação de hematoma). Pacientes não tratados se queixam de que seus joelhos "falham" com frequência. Uma lesão do LCA pode ser evidenciada por um "sinal de gaveta anterior" (teste de Lachmann, Fig. 3.140) ou com auxílio de uma ressonância magnética.

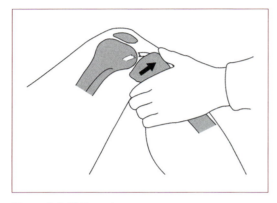

Figura 3.140 Teste da gaveta anterior.

Medidas terapêuticas: em pessoas com pouca atividade esportiva e submetidas a um teste de Lachmann que mostra pouca frouxidão (menos de 5 a 7 mm em comparação com o lado oposto), pode ser tentado um tratamento conservador.

Em pacientes jovens e desportivamente ativos – especialmente em jogadores – com frouxidão evidente (mais de 5 a 7 mm em comparação com o lado contralateral), deve ser realizado um tratamento cirúrgico na forma de uma reconstrução do ligamento cruzado anterior. Para tal, o ligamento cruzado anterior rompido é substituído por um transplante autólogo (proveniente do próprio paciente). O tecido usado é o tendão patelar (terço médio), o tendão do músculo semitendíneo ou do músculo grácil e o tendão do músculo quadríceps femoral. Atualmente, usa-se preferencialmente o tendão do semitendíneo como transplante – ele possui uma resistência à ruptura semelhante a do tendão patelar –, uma vez que estudos retrospectivos (estudos realizados após dez anos) demonstraram destruições intratendíneas e peritendíneas no transplante com tendão patelar (Lüring et al., 2004, p. 122; Järvelä et al. em Hausmann, 2005, p. 19). Esses transplantes são posicionados de maneira primariamente estável por meio de técnicas especiais, tornando desnecessária uma imobilização no pós-operatório e possibilitando um treinamento precoce de movimentos, assim como a carga mais precoce possível (Menke, 2000, p. 85; Miller, Howard, Plancher, 2004, p. 59).

No pós-operatório, imediatamente após a cirurgia, inicia-se o fortalecimento acentuado do músculo quadríceps femoral por meio de exercícios isométricos. Seu fortalecimento é de importância decisiva para o restabelecimento da função do joelho e para a recuperação rápida de uma marcha segura e independente (Morrissery et al., 2004, p. 360). A deambulação com auxílio de muletas e carga de peso dependente das queixas já é permitida no primeiro dia de pós-operatório. Após cerca de seis meses, é possível retomar uma atividade esportiva sem limitações, desde que a movimentação plena esteja restabelecida e o joelho, estável, e que a força na perna operada corresponda àquela da perna saudável (Miller, Howard, Plancher, 2004, p. 59).

Ruptura do ligamento cruzado posterior

O ligamento cruzado posterior (LCP) é consideravelmente mais forte que o anterior e, por isso, está mais raramente exposto a uma ruptura.

Uma pancada contra a borda anterior da tíbia geralmente é citada como causa de uma ruptura do ligamento cruzado posterior durante a anamnese. Porém, traumatismos de hiperextensão e de hiperflexão também podem lesionar o ligamento cruzado posterior (LCP). Os atletas afetados frequentemente se queixam de sintomas vagos, como leves desconfortos, edemas ou a sensação de que "alguma coisa está errada com o joelho". A ruptura do ligamento cruzado posterior é determinada por meio do "teste da gaveta" posterior, apresentado na Figura 3.141.

Outro sintoma cardinal da ruptura do LCP é a hiperextensibilidade na região da articulação do joelho.

No centro de um tratamento conservador das lesões do LCP – até de uma instabilidade de 10 mm é possível esperar por bons resultados funcionais – está uma reabilitação intensiva do músculo quadríceps femoral. Desvantagem desse tratamento: com base na pressão de contato alterada entre o côndilo femoral medial e a patela, pode ocorrer uma alteração degenerativa da cartilagem patelar (condrose).

Em pessoas com um grau 3 de frouxidão ou com lesões ligamentares combinadas, lesões meniscais ou cartilaginosas associadas, assim como em todos os arrancamentos ósseos, deve ser feito um tratamento cirúrgico precoce. Nas lesões crônicas dos estágios 2 e 3 que não respondem a um tratamento fisiátrico prolongado (> 6 meses), também deve ser considerado um tratamento cirúrgico (Miller, Howard, Plancher, 2004, p. 75). Os procedimentos indicados são a técnica artroscópica anterior, a reconstrução tibial com *inlay* e a técnica de duplo feixe. Os autotransplantes correspondem àqueles da ruptura do ligamento cruzado anterior.

Durante o tratamento pós-operatório, os pacientes recebem uma órtese de joelho em extensão completa. Durante os exercícios de movimentação passiva, a tíbia é apoiada posteriormente para impedir um deslocamento para trás. Logo após a cirurgia, inicia-se o tratamento com uma tala CPM, o levantamento da perna em extensão e o fortalecimento isométrico do músculo quadríceps femoral. A mobilização com auxílio de muletas de apoio para os antebraços já é permitida no primeiro dia pós-operatório, e as cargas dependem da sintomatologia. Na fase de reabilitação precoce, estão em evidência os exercícios de flexão do joelho de até 90° e os exercícios em cadeia fechada para fortalecimento do músculo quadríceps femoral. Cerca de 9 a 12 meses após a cirurgia, o atleta pode estar completamente ativo, desde que os movimentos originais estejam restabelecidos, o joelho, estável e a força da perna operada corresponda à força da perna não operada (Miller, Howard, Plancher, 2004, p. 85).

Ruptura do ligamento colateral medial

As rupturas dos ligamentos colaterais são bem mais frequentes no ligamento colateral medial que no lateral.

Com um impacto lateral, a articulação do joelho é atingida a partir de fora e é empurrada para dentro em uma posição valga ou em X da perna, levando à ruptura do ligamento colateral medial.

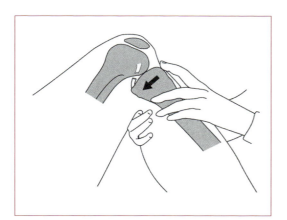

Figura 3.141 Teste da gaveta posterior.

Os atletas afetados relatam um traumatismo de contato do tipo valgo, durante o qual podem ter escutado um clique. Na sequência ocorre frequentemente um edema circunscrito, mas não um derrame acentuado como o observado na ruptura do ligamento cruzado anterior.

Diferenciam-se 3 graus de gravidade: a distensão ligamentar sem interrupção de continuidade (grau 1), a ruptura parcial (grau 2) e a ruptura completa (grau 3) (Menke, 2000, p. 88).

Uma ruptura do ligamento colateral medial pode – dependendo do mecanismo do impacto – levar a lesão concomitante de outros elementos estruturais do joelho, por exemplo, na tríade infeliz – também denominada lesão de rotação e "valgização".

Como mostra a Figura 3.142, nesse caso ocorre uma ruptura do ligamento cruzado anterior, do ligamento colateral medial e do menisco interno a ele coalescido.

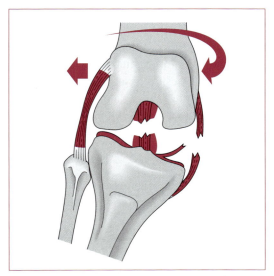

Figura 3.142 Representação esquemática do mecanismo de lesão da "tríade infeliz".

O exame diagnóstico mais importante é a comprovação de uma amplitude aumentada (> 10 mm na ruptura completa) sob estresse valgo (perna em X) no joelho flexionado (30°).

Quando o joelho completamente estendido pode ser aberto, há uma grande probabilidade de existir concomitantemente uma lesão ligamentar adicional, além da ruptura do ligamento colateral medial. Na maioria dos casos trata-se de uma ruptura do ligamento cruzado posterior (Miller, Howard, Plancher, 2004, p. 92).

Atualmente, na presença isolada de uma lesão grau 2 do ligamento colateral medial, recomenda-se um tratamento conservador (taxa de sucesso > 90%). Após uma imobilização inicial, segue-se um tratamento funcional com órteses e talas.

Somente nas lesões ligamentares múltiplas e na lesão grau 3 pode estar indicado um procedimento cirúrgico com uma sutura ligamentar primária.

Em geral, basta usar uma órtese para o joelho durante 6 a 8 semanas. Durante as três primeiras semanas, recomenda-se uma limitação dos movimentos (30 a 60°). Depois disso, são permitidos movimentos ilimitados. Cerca de 2 a 3 meses após a lesão, devem ser iniciados a carga total e o treinamento físico progressivo específico para o esporte.

O mesmo é válido para lesões isoladas do ligamento colateral lateral.

Luxação da patela

A luxação da patela pode decorrer de um impacto externo excessivo, por exemplo, por uma pancada/pontapé durante o rúgbi ou futebol sobre uma patela normal ou como consequência de um impacto indireto ou menos intenso sobre uma patela pequena e subdesenvolvida.

Na maioria dos casos existe uma luxação patelar para fora, que acomete principalmente atletas jovens com idades entre 14 e 18 anos.

Os sintomas típicos de uma luxação patelar são edemas da articulação do joelho (em decorrência de um derrame sanguíneo traumático), sensibilidade à pressão sobre a borda interna da patela e um deslocamento da patela (Peterson/Renström, 1987, p. 305-6).

Do ponto de vista terapêutico, está indicado um reposicionamento sob narcose, caso a patela não tenha retornado espontaneamente à sua posição original. Uma radiografia é indispensável para excluir arrancamentos ósseos e para uma avaliação precisa da lesão existente. Recomenda-se uma imobilização temporária da articulação do joelho por meio de tala ou aparelho gessado.

Rupturas dos tendões patelares e dos tendões do quadríceps

Apesar de esse tipo de lesão ocorrer tipicamente em pessoas mais idosas – principalmente após tratamento prolongado com cortisona –, ela também ocorre com frequência em atletas.

É característico nessa lesão um ruído súbito durante cargas sobre o joelho em extensão. Geralmente, pode ser identificado um deslocamento patelar, um derrame sanguíneo e um bloqueio em extensão no joelho.

Um tratamento conservador não está indicado para esse tipo de lesão. Recomenda-se exclusivamente uma reparação cirúrgica.

A reabilitação pós-operatória consiste em carga cuidadosa em extensão e exercícios passivos e ativos precoces visando à ampliação dos movimentos.

Lesões dos meniscos

As lesões dos meniscos fazem parte das lesões de joelho mais frequentes em atletas.

Cerca de 50% das lesões dos joelhos que devem ser tratadas cirurgicamente são rupturas dos meniscos. O menisco afetado geralmente é o interno. Muitas lesões meniscais estão associadas a lesões ligamentares e cartilaginosas.

> Observação: com o avanço da idade, aumenta-se o risco de alterações degenerativas dos meniscos, reduzindo sua resistência a rupturas. Enquanto até o trigésimo ano de vida praticamente não existem lesões degenerativas acentuadas, a partir do quinquagésimo elas podem ser encontradas em praticamente metade das pessoas. Por isso, na meia-idade e na idade avançada é possível que ocorram rupturas mesmo sem um traumatismo correspondente, com predomínio de rupturas horizontais na região do corno posterior (Menke, 2000, p. 89).

Sempre que um menisco precisa ser removido, sua superfície de carga se torna menor: a área de contato remanescente é sobrecarregada. Com isso, os meniscos corresponsáveis por uma distribuição uniforme da pressão sobre uma área de contato cartilaginosa maior possível deixam de exercer sua função distribuidora da pressão de maneira ideal; ocorre a formação de uma artrose da articulação do joelho. Por esse motivo, nas lesões dos meniscos, deve-se sempre tentar a sua preservação.

Nas lesões dos meniscos podem ocorrer mecanismos de torção, nos quais a perna gira lateralmente – lesão do menisco interno – ou medialmente – lesão do menisco externo.

> O menisco interno é vinte vezes mais lesionado que o externo, uma vez que ele é incapaz de se esquivar de efeitos traumáticos em razão da sua aderência ao ligamento colateral interno.

Com lesões degenerativas prévias, pode ocorrer uma lesão provocada por fenômenos minimamente traumáticos (p. ex., levantar a partir de uma posição agachada) (Maibaum, 2001, p. 120).

Diagnóstico

Após um traumatismo de torção aparecem dores na fenda articular, geralmente associadas com edema, limitação/bloqueio dos movimentos, além de queixas associadas com cargas. Com auxílio de uma TRM (tomografia por ressonância magnética), é possível comprovar rupturas meniscais com alta confiabilidade.

Tratamento

Como pequenas rupturas meniscais curam-se espontaneamente com tratamento conservador e rupturas degenerativas causam menos queixas a longo prazo ou passam a ser assintomáticas, recomenda-se inicialmente um tratamento conservador de curto prazo, com um programa de treinamento para o fortalecimento do músculo quadríceps femoral. Somente com a persistência das queixas e com suspeita fundamentada de uma lesão meniscal deve ser realizada uma artroscopia.

Nas rupturas centrais ou degenerativas, o tratamento cirúrgico consiste na ressecção meniscal parcial e na sutura meniscal das rupturas periféricas.

Em pacientes jovens deve-se tentar corrigir uma lesão meniscal por meio da sutura do menisco.

Em pacientes mais idosos – nesse caso existe grande probabilidade de ocorrerem rupturas degenerativas, difíceis de reparar –, está indicada uma ressecção parcial do menisco. A ressecção necessária baseia-se no tipo da lesão meniscal existente.

A Figura 3.143 apresenta uma classificação das rupturas meniscais e a ressecção recomendada.

Dependendo da tolerância e extensão da intervenção artroscópica, na primeira semana pós-operatória a carga já pode ser iniciada com auxílio de muletas, sendo aumentada o mais rapidamente possível, juntamente com fortalecimento do músculo quadríceps femoral. A prática de esporte é permitida assim que o joelho tiver atingido novamente sua movimentação completa, quando não existe um derrame e assim que a musculatura extensora e flexora do joelho tenha atingido sua força normal.

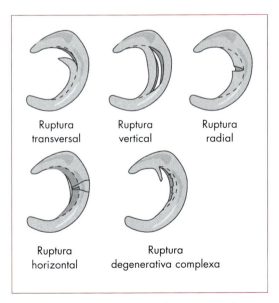

Figura 3.143 Nomenclatura das rupturas dos meniscos e ressecção recomendada (linha tracejada) (segundo Miller, Howard, Plancher, 2004, p. 8).

Cicatrização do menisco

Como o suprimento vascular dos meniscos se resume, basicamente, à borda periférica do menisco, na presença de uma ruptura situada somente na zona avascular a cura ocorre por uma cicatriz fibrovascular. Na zona avascular central, no entanto, não existe qualquer tendência à cura, o que requer a extirpação de um menisco que apresente uma ruptura nessa localização.

Lesões da cartilagem articular

Como a cartilagem não tem um suprimento nervoso, as lesões cartilaginosas frequentemente são diagnosticadas tardiamente.

As lesões cartilaginosas ocorrem como consequência de sobrecargas transversais, de rotação ou impacto, podendo manifestar-se como contusões da cartilagem com amolecimento cartilaginoso, como rupturas cartilaginosas, ou ainda como fraturas de cisalhamento osteocartilaginosas (Menke, 2000, p. 90).

Nas lesões agudas da cartilagem articular existem, do ponto de vista diagnóstico, dores funcionais, edema e, eventualmente, bloqueios.

Nas lesões cartilaginosas degenerativas crônicas, predominam dores dependentes da carga, com derrames articulares recidivantes.

Na presença de fragmentos osteocartilaginosos, é feita uma fixação cirúrgica. Elementos cartilaginosos lesionados podem, ainda, ser extirpados, e o crescimento regenerativo pode ser estimulado com perfurações subcondrais. Finalmente, para casos apropriados, é possível fazer um transplante de cartilagem.

> Observação: como a cartilagem articular hialina é um tecido braditrófico, as lesões cartilaginosas necessitam de mais tempo para sua cura completa; esse processo pode durar vários meses até um ano e requer um controle cuidadoso da evolução para impedir uma degeneração articular precoce e, com isso, a formação de uma artrose articular.

Como já foi apresentado, na cartilagem, a nutrição ou o transporte de metabólitos (lactato) ocorre somente durante cargas de pressão variável, ou seja, o processo de cura deve ser apoiado por exercícios de movimentação suaves a moderados.

Lesões por sobrecarga na região da articulação do joelho ou da perna

Inflamação da bolsa sinovial (bursite)

Como mostra a Figura 2.8, a região da articulação do joelho apresenta várias bolsas sinoviais, que podem ser lesionadas ou que podem inflamar em decorrência de sobrecargas.

Traumatismos como uma queda sobre o joelho durante um jogo de handebol ou futebol levam, frequentemente, a irritações ou inflamações da bolsa sinovial pré-patelar e, com isso, a edema e dor à palpação, principalmente com movimento ou carga. Como já foi apresentado (ver p. 75), o atleta deve tentar eliminar as queixas por meio de imobilização correspondente, aplicação de gelo e medicamentos anti-inflamatórios.

Aumento de tamanho da bolsa sinovial (cisto de Baker)

Um aumento de tamanho da bolsa sinovial na região posterior do joelho é o resultado de um derrame na articulação do joelho. Como mostra a Figura 3.144, a formação desse edema na região posterior do joelho, também conhecido como cisto de Baker, ocorre porque a bolsa sinovial tem contato com a articulação, sendo preenchida com líquido articular quando ocorre uma sobrecarga do joelho.

A sintomatologia mais importante é uma sensação de pressão na região posterior do joelho, um aumento de volume que frequentemente atinge o tamanho de uma bola de tênis e, com isso, a limitação da flexão e extensão na região do joelho.

O tratamento indicado é uma pausa esportiva que, principalmente em crianças, leva a um rápido desaparecimento do cisto.

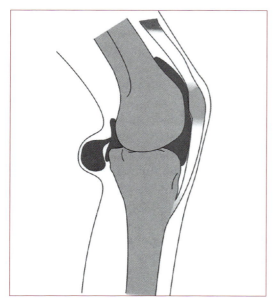

Figura 3.144 Bolsa sinovial na região poplítea com formação de um cisto de Baker (modificado de Peterson/Renström, 1987, p. 312).

Síndrome de Osgood-Schlatter

Por síndrome de Osgood-Schlatter entende-se uma irritação inflamatória na região de inserção do tendão patelar com dissolução da estrutura óssea, acometendo principalmente meninos com idades de 10 a 16 anos (Peterson/Renström, 1987, p. 309).

Basicamente, a síndrome representa uma lesão por sobrecarga da apófise do tendão patelar junto à tuberosidade da tíbia de atletas de alto nível em idade de crescimento.

Os sintomas típicos são dores na região de inserção do tendão patelar durante e após a carga, edema e sensibilidade à palpação.

O tratamento de escolha é a redução da carga ou o repouso do joelho, com orientação para evitar movimentos que desencadeiem a dor. Com o término da fase de crescimento geralmente ocorre uma cura espontânea.

Joelho do saltador

Atualmente, sob a denominação "joelho do saltador" são resumidas todas as síndromes dolorosas crônicas por sobrecarga na região do aparelho extensor do joelho, ou seja, do tendão do músculo quadríceps femoral, do polo proximal ou distal da patela, do tendão patelar ou da tuberosidade da tíbia (Tibesku/Pässler, 2005, p. 64).

O joelho do saltador é provocado pelo efeito cumulativo de múltiplas sobrecargas do aparelho extensor do joelho. Modalidades esportivas com saltos e pousos frequentes – em primeiro plano situam-se modalidades de jogos com bola e de salto; mas também os praticantes de remo, esgrima e levantamento de peso são frequentemente afetados – podem levar a uma demanda excessiva do aparelho extensor do joelho (Goertzen et al., 1989, p. 32; Britner/Kacmar, 1997, p. 65; Cook et al., 1997, p. 332; Bull, 1998, p. 216; Bailey et al., 2003, p. 649; Tibesku/Pässler, 2005, p. 64-5).

Com as constantes aceleração e frenagem durante o salto e pouso se formam rupturas mínimas e inflamações na região do tendão do quadríceps ou junto à inserção do tendão patelar da tuberosidade da tíbia.

Sintomatologia: inicialmente, o atleta sente dores somente após carga esportiva, sem limitação funcional (fase 1). Mais tarde, as dores passam a ser percebidas durante a atividade esportiva, mas o atleta ainda é capaz de realizar o treinamento (fase 2). Somente na fase 3 o atleta perde sua capacidade esportiva, ficando impossibilitado de prosseguir com o treinamento (Tiling, 2000, p. 18).

A perda da organização normal do colágeno do tendão pode ocorrer no início do desenvolvimento de um joelho do saltador, ou seja, no período de seis meses, levando a "degeneração mucoide", formação de cartilagem fibrosa e, finalmente, o tecido ósseo se deposita nos tendões – o risco de ruptura aumenta.

> Clinicamente, instala-se uma dor isolada à palpação com o joelho em extensão total, que aumenta com a tentativa de flexão passiva da perna. Em casos isolados, é possível palpar os espessamentos tendíneos ou edemas.

Fatores predisponentes podem ser de natureza endógena e exógena (Tibesku/Pässler 2005, p. 64-5).

Fazem parte dos fatores endógenos:

- Idade: enquanto a doença aparece raramente em idades abaixo de 15 anos, ela mostra uma distribuição uniforme na faixa etária acima de 15 anos.
- Histórico de doença de Osgood-Schlatter. Nesse caso, trata-se de uma osteocondrose juvenil no sentido de uma necrose asséptica do osso na região da tuberosidade da tíbia.
- Patela alta.
- Diferença no comprimento das pernas: a perna mais comprida é a mais frequentemente afetada.
- Frouxidão ligamentar funcional.
- Musculatura de difícil alongamento.

Fazem parte dos fatores exógenos:

- Frequência de saltos aumentada por unidade de treinamento (blocos de salto).
- Aumento do número de unidades de treinamento por semana.
- Jogos ou saltos frequentes sobre solos duros (asfalto ou cimento).

Como medidas preventivas, além de evitar os fatores predisponentes, são utilizadas bandagens e palmilhas macias.

Tratamento: para o tratamento conservador recomenda-se uma pausa esportiva de seis semanas, uma vez que o tecido tendíneo bradiotrófico necessita de períodos de cura mais prolongados (Fredberg/Bolvig, 1999, p. 66).

Além disso, são administrados medicamentos anti-inflamatórios. Como medidas fisiátricas, estão em evidência as massagens profundas e a eletroestimulação, ultrassonografia e hipertermia.

Depois do desaparecimento da dor, o atleta pode iniciar com a carga lentamente progressiva, iniciando com um treino moderado sem saltos (p. ex., natação, ciclismo, *jogging* leve sob solo macio) antes de reassumir cargas esportivas específicas (Tiling, 2000, p. 18; Fredberg/Bolvig, 1999, p. 66; Tibesku/Pässler, 2005, p. 68).

Após o insucesso com um tratamento conservador a longo prazo, a revisão cirúrgica representa a última alternativa no estágio 3. Nesse caso, pode-se dizer: grau 1 – dor após o término da carga; grau 2 – dor no início da carga, desaparecendo após o aquecimento e reaparecendo após o término da carga; grau 3 – dor permanente, obrigando ao abandono do esporte; grau 4 – ruptura do tendão patelar (Tibesku/Pässler, 2005, p. 68).

Joelho do corredor

O joelho do corredor – também conhecido como síndrome de atrito do ligamento iliotibial – trata-se de um estado doloroso na região do côndilo articular lateral, provocado pelo atrito do ligamento iliotibial junto ao epicôndilo femoral lateral.

Como mostra a Figura 3.145, o ligamento iliotibial representa a terminação espessada da fáscia lata, que trafega distalmente junto ao côndilo femoral lateral, fazendo sua inserção junto à tuberosidade da tíbia.

A síndrome do ligamento iliotibial é uma síndrome de sobrecarga em pessoas que praticam predominantemente esportes de resistência (corredores, ciclistas). Ela se manifesta com dores na região do côndilo femoral lateral. A síndrome aparece predominantemente em homens com idades entre 20 e 40 anos, que durante pelo menos três anos correram semanalmente trechos longos (entre 32 e 64

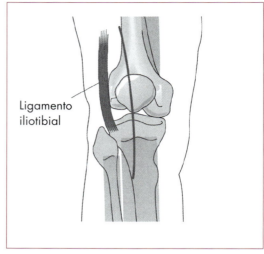

Figura 3.145 Trajeto do ligamento iliotibial com inserção junto à tuberosidade da tíbia (modificado de Stanish/Wood, 1998, p. 686).

km). Em geral, a síndrome tem como base um erro de posicionamento de eixo, como as pernas em "O", levando a um aumento do atrito do ligamento iliotibial junto ao côndilo femoral e, com isso, ao início de um processo inflamatório. Como mostra a Figura 3.146, durante a flexão do joelho (com um ângulo de flexão do joelho de 30°) ocorre um deslocamento para trás do ligamento iliotibial na região do côndilo femoral lateral que, em casos isolados, pode levar aos efeitos de atrito anteriormente descritos e ao desenvolvimento de dor local.

Condropatia patelar

Os diversos conceitos médicos utilizados – "joelho do corredor", "condropatia patelar", "síndrome da compressão patelar", "síndrome do mau alinhamento patelar", "instabilidade patelar" e "dor anterior do joelho" – documentam a complexidade desse quadro patológico. Por condropatia patelar entende-se uma alteração degenerativa do lado posterior da cartilagem patelar, no sentido de uma alteração artrótica. Ela ocorre com frequência em

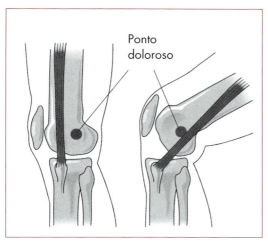

Figura 3.146 Os posicionamentos anterior e posterior do ligamento iliotibial durante flexão e extensão da articulação do joelho (modificado de Stanish/Wood, 1998, p. 686).

pessoas mais idosas, mas também pode ser encontrada em atletas jovens, levando a uma sintomatologia dolorosa difusa, com projeção retropatelar e peripatelar frequente, que aumenta continuadamente com cargas de treinamento.

Causas

As causas podem ser variadas. É possível considerar traumatismos do joelho (p. ex., uma pancada ou queda sobre a patela), atividade repetitiva dos joelhos (como a do ladrilhador), distúrbios da mecânica articular femoropatelar (síndrome de hiperpressão), por exemplo, por um ângulo de quadríceps aumentado (normal 10°) ou desequilíbrios musculoligamentares na região do vasto e dos retináculos (estruturas ligamentares), variantes patelares geneticamente condicionadas (malformação patelar, incongruência da articulação femoropatelar, patela alta, frequentemente combinada com um contraforte femoropatelar muito raso e côndilos femorais laterais hipoplásticos), desarranjos no interior do joelho, subluxações patelares repetidas, má rotação do fêmur sobre a tíbia, erros de posicionamento dos eixos com disfunção dos mecanismos extensores, erros de estática não compensados na região do arco longitudinal do pé (pronação excessiva), erro de relação entre a carga atual e a capacidade de carga da cartilagem articular (aumento muito rápido da carga de treinamento, excesso de treinamento em terrenos com desníveis, corridas em declive, treinamento não adaptado ao indivíduo (Ziegler, 1996, p. 185; Stanish/Wood, 1998, p. 683).

Como mostra a Figura 3.147, com a sobrecarga crônica ocorre uma degeneração progressiva da cartilagem articular da patela.

Os passos de tratamento primariamente conservadores se orientam de acordo com a extensão, o grau de gravidade e a sintomatologia das queixas. No estado doloroso agudo recomenda-se (Ziegler, 1996, p. 185):

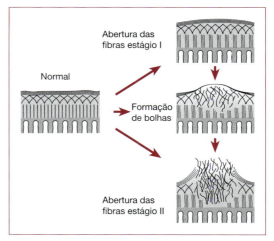

Figura 3.147 Alterações degenerativas progressivas na região da cartilagem articular com abertura das fibras e alterações estruturais das diversas camadas cartilaginosas (segundo Goodfellow em Stanish/Wood, 1998, p. 682).

- compressas de água gelada;
- curativos noturnos com pomada de ictiol alternando com compressas de confrei;
- administração sistemática de AINH;
- duas a três administrações intra-articulares de glucocorticosteroides injetáveis para bloquear a sintomatologia dolorosa condicionada pela inflamação ("qualquer fogo articular deve ser imediatamente combatido").

Do ponto de vista causal ou preventivo, podem ser empregados a longo prazo:
- mudanças na manufatura do calçado;
- fisioterapia com treinamento focado no vasto medial;
- uso intermitente de uma bandagem de joelho não envolvendo a patela.

Joelho de ciclista

O joelho de ciclista é uma lesão típica de sobrecarga no ciclismo: uma lesão da cartilagem patelar provocada por carga excessiva – movimentos de extensão uniformes da articulação do joelho na região da articulação femoropatelar (especialmente em trechos montanhosos). Essa lesão por sobrecarga é favorecida por variantes assimétricas da forma da patela geneticamente condicionadas (Menke, 2000 b, p. 51).

Síndrome compartimental

Diferenciam-se uma síndrome compartimental medial e uma lateral (Bull, 1998, p. 217; Menke, 2000 a, p. 105 e 2000 b, p. 104; Maibaum et al., 2001, p. 82).

Síndrome compartimental medial

A causa exata da síndrome compartimental medial – também conhecida como síndrome do estresse tibial medial, tibialgia ou periostite – ainda não foi esclarecida (Blackman, 2000, p. 4; Bradshaw, 2000, p. 34; Koszewski, 2000, p. 39; Appell/Menke, 2001, p. 190).

Geralmente se trata de uma síndrome dolorosa condicionada por sobrecarga na perna, que pode ter diversas causas.

Como diagnóstico diferencial, podem-se citar:
- sobrecarga mecânica da tíbia com irritação do periósteo relacionada com corridas, saltos, arrancadas em solos duros (pista de atletismo), aumentos abruptos de carga, exercícios não habituais etc.;
- estado de treinamento ruim;
- treinamento com calçado inadequado ou novo;
- formas defeituosas do pé (p. ex., pé plano acentuado);
- distúrbios circulatórios locais;
- distensão muscular;
- tendinite;
- hérnias da fáscia muscular;
- ruptura da membrana interóssea (camada tendínea entre a tíbia e a fíbula);
- fratura por estresse.

Praticantes de esportes de resistência são os mais afetados (especialmente corredores de meia e longa distâncias, esquiadores praticantes de *cross-country* e praticantes de corrida de orientação), dançarinos, praticantes de esqui alpino e atletas que apresentam alta incidência de saltos e arrancadas em seu programa de treinamento.

A síndrome compartimental medial pode apresentar-se em forma aguda ou crônica.

Na forma aguda geralmente existe uma dor forte contínua no terço médio e distal da tíbia, com duração de horas ou dias.

Na forma crônica, a intensidade da dor é menor e as dores geralmente desaparecem após curtos períodos de repouso.

Os sintomas predominantes são hipersensibilidade e dores junto à borda interna da tíbia. Com a continuidade do treinamento – no decorrer do trabalho de aquecimento – as dores geralmente desaparecem, mas voltam com maior intensidade após o término do treinamento. Uma periostite ocorre principalmente após séries de saltos sobre solos duros, com calçados sem amortecimento suficiente ou com os pés descalços.

A periostite pode ser evitada com cargas lentamente progressivas, com a utilização de calçados apropriados e evitando treinamento muito intenso ou abrangente sobre solos duros.

Do ponto de vista terapêutico está indicado evitar todas as cargas que provoquem dores na perna durante vários dias, por exemplo, indica-se modalidades esportivas que causam menos estresse sobre a tíbia, como natação ou ciclismo. O *jogging* pode ser praticado diariamente por até 20 minutos em solo macio, desde que seja indolor.

Para combater a inflamação, deve-se fazer aplicação local de gelo várias vezes ao dia. Além disso, devem ser tomados anti-inflamatórios – na forma de pomadas de uso tópico ou medicamentos administrados por via oral. A cortisona somente deve ser aplicada localmente quando as medidas anteriores não surtirem o efeito desejado.

Na periostite tibial recomenda-se, como medida terapêutica, reduzir o treinamento ou a carga desencadeante (redução de treinamento e até proibição da prática esportiva), com duração de alguns dias ou semanas, dependendo da situação. Como medidas suplementares podem ser feitas aplicações de gelo e medidas antiedematosas, assim como podem ser administrados medicamentos ou pomadas anti-inflamatórias.

> Observação: nas dores muito fortes ou com duração superior a 4 semanas, deve ser excluída uma fratura por estresse ou uma síndrome compartimental (aumento da pressão muscular interna, condicionada por traumatismo ou edema, dentro de uma fáscia que não comporta a presença de processos expansivos) (Mayo Clinic, 2000; Koszewski, 2000, p. 39-40).

Síndrome compartimental lateral

A síndrome compartimental lateral, ou síndrome do compartimento anterior, é uma limitação do músculo tibial anterior em seu envoltório pouco elástico de tecido conjuntivo, que está preso à tíbia e à fíbula (Fig. 3.148).

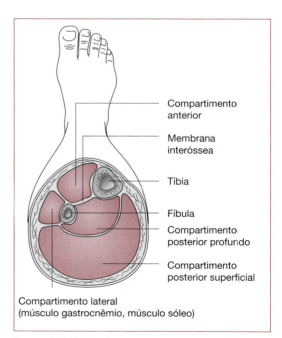

Figura 3.148 Os diversos compartimentos do membro inferior (corte transversal) (segundo Brukner, 2000, p. 1).

A Figura 3.148 mostra os diferentes compartimentos musculares do membro inferior.

A síndrome compartimental lateral pode ser aguda ou crônica.

Na síndrome compartimental lateral aguda, a sobrecarga – por exemplo, por corridas sobre solos duros sem preparação ou condicionamento correspondente –, assim como por meio de diversos traumatismos como fraturas, lesões vasculares, hemorragias, tromboses ou inflamações, pode ocorrer um aumento de líquidos dentro de um compartimento muscular, nesse caso, do músculo tibial anterior. Com isso, a pressão tissular interna aumenta e a irrigação sanguínea dos tecidos diminui. Isso se faz acompanhar de um distúrbio da função neuromuscular (Peterson/Renström, 1987, p. 319; Helal/King/Grange, 1992, p. 269; Maibaum et al., 2001, p. 14).

A síndrome compartimental lateral crônica pode ser provocada por um treinamento acentuado para hipertrofia muscular durante um treinamento de força abrangente – especialmente com um treinamento intermitente muito intenso (ver Weineck, 2007, p. 298). Nos corredores de longa distância, a causa pode ser um excesso de irrigação sanguínea, condicionado pela carga ou a existência de um processo inflamatório. O crescimento muscular ou o aumento do líquido intramuscular causado pela carga ou pela inflamação pode ser tão intenso que o espaço disponibilizado pelas fáscias musculares firmes e pouco elásticas deixa de ser suficiente. Assim, uma pressão compartimental interna crescente e um envoltório muscular muito justo ocasionam uma redução da irrigação sanguínea com déficit de oxigênio, desencadeando as queixas (Peterson/Renström, 1987, p. 321; Hela/King/Grange, 1992, p. 269; Maibaum et al., 2001, p. 14).

Em princípio, toda síndrome compartimental crônica pode passar a aguda.

As síndromes compartimentais medial e lateral, do ponto de vista do diagnóstico diferencial, além das dores relacionadas à carga, apresentam as seguintes peculiaridades: na síndrome medial, a dor geralmente bem circunscrita na região óssea tibial medial. Os sintomas típicos para a síndrome do compartimento lateral são, inicialmente, queixas semelhantes a cãibras, principalmente na região tibial anterior, que, mais tarde, transformam-se em uma dor profunda, obrigando o atleta (geralmente um corredor) a uma pausa. O compartimento muscular se encontra tenso, está endurecido e reage ao alongamento com aumento da dor (Peterson/Renström, 1987, p. 321; Helal/King/Grange, 1992, p. 269; Menke, 2000 a, p. 98; Maibaum et al., 2001, p. 82).

Medidas terapêuticas na síndrome compartimental lateral:

- Como na forma aguda da síndrome compartimental pode ocorrer uma lesão permanente do músculo e dos nervos que trafegam no compartimento tibial (especialmente do nervo fibular profundo), em casos extremos está indicada uma abertura cirúrgica da fáscia muscular.
- Na forma crônica, o tratamento conservador encontra-se em primeiro plano, com utilização de medicamentos que visam a reduzir o edema, e anti-inflamatórios, assim como medidas fisiátricas e fisioterapêuticas. Adicionalmente, o treinamento e a intensidade do treinamento devem ser reduzidos e, como já foi citado, devem ser excluídos outros fatores causais (Menke, 2000 b, p. 104-5; Maibaum et al., 2001, p. 82).

Artrose da articulação do joelho

Após cerca de 15 anos, a extirpação cirúrgica dos meniscos leva a uma artrose da articulação do joelho.

Uma artrose do joelho, no entanto, também pode se desenvolver sem a retirada primária de um menisco. Formas desfavoráveis dos eixos da perna, por exemplo, a perna em X (joelho valgo) ou perna em O (joelho varo), também pode levar à sobrecarga das estruturas articulares do joelho e, com isso, a uma destruição articular degenerativa (Fig. 3.149).

Alterações artríticas na articulação do joelho também podem ser consequência de uma insuficiência do trato iliotibial: quando essa "faixa de tensão" deixa de funcionar, a fenda articular lateral se abre, de modo que as superfícies articulares laterais deixam de participar da transmissão da carga. Na sequência, somente a superfície articular medial (ou seja, uma área cartilaginosa com a metade do tamanho) assume toda a carga de pressão; a consequência é uma artrose do joelho com perna em "O" (Otte, 1985, p. 41) (Fig. 3.149c).

Esse mecanismo de artrose pode se desenvolver principalmente em modalidades esportivas com carga em uma só perna: na perna de apoio e, especialmente, durante a marcha, corrida e salto (p. ex., passada saltada, salto triplo, entre outros), e em consequência de

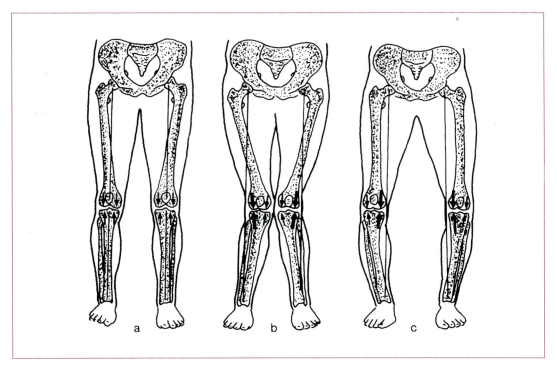

Figura 3.149 Distribuição de cargas com eixos de perna normais e com desvios: a) articulação normal com carga equilibrada; b) perna em X (joelho valgo) com sobrecarga das superfícies articulares laterais; c) perna em O (joelho varo) com sobrecarga das superfícies articulares mediais (segundo Schmidt, 1972, p. 154).

um centro de gravidade corporal com posição excêntrica, forma-se um momento de flexão que faz com que a articulação do joelho tenda a uma postura de perna em O; isso leva a um aumento de tensão na região do ligamento colateral externo e a uma concentração da pressão sobre a fenda articular medial.

Finalmente, pode ocorrer também uma artrose da articulação do joelho como decorrência de um desequilíbrio muscular (Fig. 3.150).

A Figura 3.151 mostra esquematicamente a formação de uma artrose da articulação do joelho após diferentes traumas dessa região.

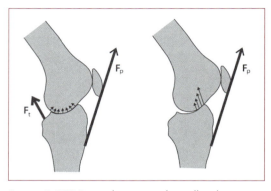

Figura 3.150 Risco de artrose do joelho decorrente de um desequilíbrio muscular (a força do músculo quadríceps femoral é maior que a força dos músculos isquiocrurais) e a sobrecarga articular associada.

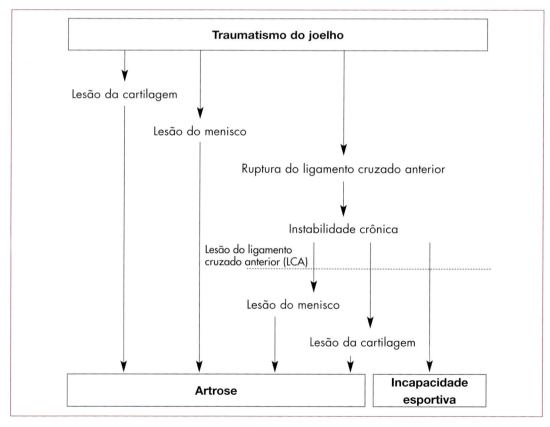

Figura 3.151 Representação esquemática de lesões que levam a uma artrose da articulação do joelho (segundo Petersen/Zantop et al., 2005, p. 158).

O pé e suas articulações

Durante a descrição do pé ou da unidade funcional da perna e do pé, é importante fazer uma comparação com os membros superiores. Ao contrário destes, nos membros inferiores estão em primeiro plano principalmente funções estáticas. Por esse motivo, a liberdade de movimento de cada articulação do membro inferior diminui de cima para baixo. A articulação talocrural é uma articulação do tipo gínglimo com um grau de liberdade que permite somente movimentos de flexão e extensão: a articulação proximal da mão, por sua vez, possui dois graus de liberdade. No pé, as possibilidades de rotação, mesmo que limitadas, existem somente na articulação talotarsal: os movimentos de pronação e supinação, em comparação com o membro superior, encontram-se deslocados em sentido mais dorsal no pé e foram correspondentemente modificados.

Os dedos dos pés, que também assumem tarefas predominantemente estáticas, são mais curtos e robustos que os dedos das mãos. Os ossos tarsais, ao contrário dos ossos carpais – nos quais a mobilidade desempenha um papel importante –, apresentam uma estrutura extremamente forte e característica para a alavanca de levantamento do pé.

Ao contrário da mão, que é uma espécie de prolongamento do antebraço e que serve para a preensão, o pé forma uma alavanca em ângulo com a perna e serve para a locomoção. Quanto maior o prolongamento do calcanhar, mais favorável é a alavanca angular: esse parece ser um dos motivos da maior capacidade de *sprint* e salto dos africanos negros.

A perna – assim como o cíngulo do membro inferior, por exemplo – forma uma construção em arco, capaz de amortecer o peso corporal de modo elástico.

A musculatura do pé também está estruturada visando à função estática. Enquanto no membro superior os dois flexores dos dedos da mão ainda se situam na região do antebraço – interferindo minimamente no jogo de movimentos da mão –, no membro inferior somente o flexor longo dos dedos encontra-se na região da perna; o flexor longo situa-se na região da sola do pé e apoia o tendão do arco do pé.

Estrutura do pé

A composição do pé em tarso, metatarso e falanges é parecida com a da mão. Ao contrário do polegar – a capacidade diferenciada de oposição torna necessário seu encurtamento –, o hálux é mais longo e forma o pilar principal para o arco de apoio do pé (Fig. 3.152).

> O maior osso do tarso é o calcâneo, que, medialmente, apresenta uma protuberância óssea (sustentáculo do tálus), que serve como apoio do tornozelo.

Os ossos distais do tarso estão ligados com os ossos metatarsais por anfiartroses; com isso, nessas articulações são possíveis somente movimentos elásticos. Os ossos do pé são dispostos de maneira a formarem um raio medial do pé e outro lateral. O raio medial do pé consiste nos três primeiros dedos, dos três ossos cuneiformes, assim como do osso navicular, e termina no tálus; o lateral é composto pelos dois dedos laterais, pelo osso cuboide e pelo calcâneo. Como o raio medial do pé está assentado obliquamente sobre o raio lateral, isso dá origem ao arco longitudinal do pé, enquanto o raio medial está levantado do solo – somente a articulação proximal do hálux volta a ter contato com o solo – e o raio lateral está assentado no solo em toda a sua extensão. A disposição dos raios do pé ou a estrutura de suas construções em arco pode ser exemplificada por meio de bastões de madeira colocados um sobre o outro de forma oblíqua (ver Fig. 3.153).

Como se depreende da Figura 3.153, ocorre uma sobreposição de ambos os raios, não somente para formar um arco longitudinal, mas também para a formação de um arco transversal. A formação do arco transversal do pé é atingida por meio de uma disposição especial dos três ossos cuneiformes ou do osso cuboide (Fig. 3.154).

Como mostra a Figura 3.155, a construção do arco do pé é, por um lado, definida pelos

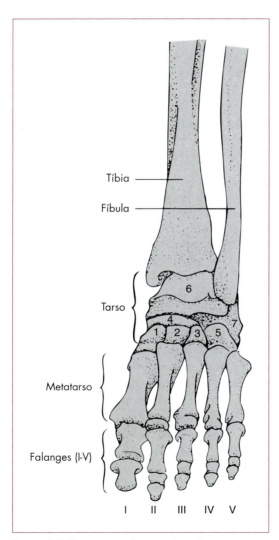

Figura 3.152 Estrutura do esqueleto do pé (vista superior). O metatarso é formado por 7 ossos: 1 = osso cuneiforme medial; 2 = osso cuneiforme intermédio; 3 = osso cuneiforme lateral; 4 = osso navicular; 5 = osso cuboide; 6 = tálus; e 7 = calcâneo.

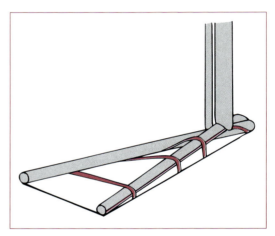

Figura 3.153 Representação esquemática dos raios medial e lateral do pé, que formam os arcos longitudinal e transversal para amortecimento da pressão.

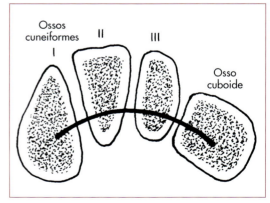

Figura 3.154 Arranjo do arco transversal do pé, representado em um corte transversal do esqueleto do pé na região dos ossos distais do tarso.

ossos e, por outro lado, submetida a tensão e estabilizada de modo passivo e ativo. Isso será exemplificado com o arco longitudinal.

A tensão passiva do arco longitudinal é feita por meio de três ligamentos potentes: a aponeurose plantar (superficial), o ligamento plantar longo (camada média) e o ligamento calcaneonavicular (situado profundamente) e que também participa da estrutura da articulação subtalar ou talotarsal.

A tensão ativa do arco longitudinal, por meio da musculatura da sola do pé ou dos músculos longos do pé na região da perna, é regulada de modo reflexo quando a sola do pé pisa o solo: dependendo da pressão de tensão existente, ocorre uma alteração correspondente da força de tração ou de contração dos músculos que participam da tensão longitudinal. Isso também explica por que ficar em pé por períodos prolongados cansa mais do que caminhar ou correr: ao ficar em pé, ocorre uma contração duradoura do aparelho muscular, levando a uma fadiga mais rápida. Nas profissões que exigem um trabalho predominantemente em pé, pode ocorrer um achatamento da construção em arco do pé, processo que pode ser acelerado por uma eventual fraqueza ligamentar coexistente.

> Com o rebaixamento do arco longitudinal – geralmente associado com um deslocamento do tálus contra o calcâneo em sentido medial – ocorre a formação do pé plano, o mais frequente dos problemas ortopédicos. Quando ocorre um rebaixamento do arco transversal, fala-se de um pé transverso plano.

Funções do pé

Como mostra a Figura 3.156, o pé preenche um grande número de funções que, em conjunto, conferem a ele uma funcionalidade global exclusiva.

O pé apresenta as importantes funções relacionadas a seguir.

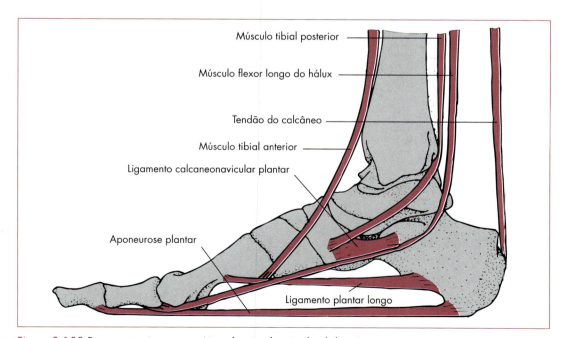

Figura 3.155 Representação esquemática do arco longitudinal do pé.

Função de rotação

Com base em sua estrutura anatômica, o pé apresenta a possibilidade de movimentos independentes nas regiões anterior e posterior, o que lhe confere uma extraordinária capacidade de torção.

Função de amortecimento

A pele e o tecido adiposo trabalham em conjunto com a forma natural do pé, visando à sua adaptação às mais diversas condições ambientais e para amortecer forças externas de maneira eficaz.

Na planta do pé, o tecido adiposo subcutâneo está subdividido em câmaras menores por meio de lamelas de tecido conjuntivo. Cada uma atua como um minicoxim, dando origem a um amortecimento excelente, capaz de distribuir a pressão de modo uniforme em toda a superfície de apoio.

Função de adaptação da forma

Apesar de o esqueleto do pé apresentar uma firmeza extraordinária, ele tem condições de se adaptar de acordo com as necessidades por meio do auxílio de suas estruturas conjuntivas associadas, para depois retornar a sua forma original.

Função de sustentação

Com base na grande estabilidade do esqueleto ósseo do pé e de seu aparelho ligamentar firme, o pé é capaz de exercer de maneira inimitável sua função de sustentação para a totalidade do peso corporal.

Função de fixação ao solo

O assentamento ideal da superfície do pé sobre o solo é conferido por meio da pele e do coxim adiposo subcutâneo, assim como da adaptação ideal da posição do pé a cada superfície.

Função de flexibilidade

A disposição exclusiva dos ossos do pé, aliada à maneira como estão ligados às articulações, e suas estruturas conjuntivas deslocáveis e deformáveis, conferem ao pé a mobilidade funcional máxima.

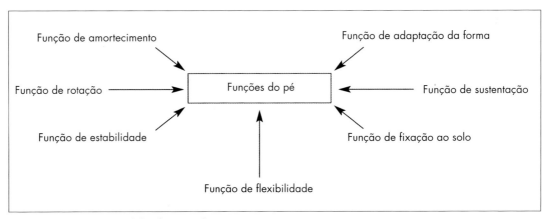

Figura 3.156 Visão geral das funções do pé.

Função de estabilidade

A forma arredondada do pé impede movimentos extremos de supinação e pronação. Ligamentos, tendões e músculos conferem ao pé firmeza e estabilidade em direção horizontal, lateral e vertical. Isso é necessário, uma vez que – dependendo da velocidade de corrida – a cada passo 2,2 a 4,8 vezes o peso corporal atuam sobre as articulações do tornozelo (Matthias, 1999, p. 136).

A aponeurose plantar é a âncora de tensão do arco longitudinal e, ao mesmo tempo, serve para proteção mecânica dos músculos, dos vasos e dos nervos da sola do pé.

Os músculos curtos do pé servem, ao mesmo tempo, para movimentar os dedos do pé e para tracionar o arco do pé, mantendo sua estática.

Articulação talocrural e articulação talotarsal

Os principais movimentos do pé ocorrem na articulação do tornozelo. As demais articulações do pé (sem contar as articulações dos dedos), as pequenas articulações do pé, são articulações mais rígidas, com ligamentos também mais rígidos, que permitem somente movimentos mínimos. Elas conferem ao pé uma flexibilidade elástica, que absorve as cargas de impacto originadas durante o apoio do pé sem causar danos. Além disso, possibilitam que o pé se adapte bem a solos irregulares. Do ponto de vista biomecânico, nas diversas anfiartroses do pé as cargas de pressão do esqueleto são transformadas em tensões de tração ligamentares. Essa construção composta por materiais resistentes a tração e pressão é mais leve e menos volumosa que uma estrutura puramente óssea com a mesma capacidade de carga.

A amplitude dos movimentos da articulação do tornozelo varia muito de pessoa para pessoa, sendo dependente da idade e do treinamento do pé. O espaço comum de ambas as articulações do tornozelo é consideravelmente maior do que a soma dos espaços comuns de movimentos isolados. Portanto, os movimentos das articulações se complementam. O motivo principal para isso é que ambas têm em comum uma série de ligamentos. O grau de tensão desses ligamentos é influenciado por movimentos das articulações vizinhas, que relaxam ou tracionam os ligamentos.

Articulação talocrural

Como a articulação talocrural, com base em sua função dinâmica de locomoção e em consequência de sua atividade estática de suporte e apoio, tem grande importância na maioria das modalidades esportivas, ela será aqui apresentada de maneira bem detalhada.

A articulação talocrural é formada pela tíbia e pela fíbula, assim como pela tróclea do tálus. A tíbia e a fíbula envolvem a tróclea como uma pinça por meio de seus maléolos (medial e lateral), formando o "encaixe do tornozelo".

A tróclea do tálus assume um papel fundamental na recepção e distribuição de carga, lembrando que 60% de sua superfície total é composta de superfícies articulares.

A Tabela 3.6 fornece informações sobre o diâmetro longitudinal das superfícies articulares da tróclea do tálus e da superfície articular inferior da tíbia (face articular inferior do tálus), deixando claro o quão pequena é a superfície de carga sobre a qual se assenta todo o peso do corpo; isso também explica porque cada tipo de erro de posição do pé ou erro do eixo da perna pode levar rapidamente a sobrecargas acentuadas no sentido de alterações degenerativas. Por isso, um diagnóstico precoce de distúrbios do crescimento e deformidades do esqueleto do pé tem uma importância especial nessa área.

A distribuição de carga se dá pela atuação conjunta de todos os estabilizadores ativos e passivos na forma de uma alavanca de dois braços desiguais para trás, em direção à tuberosidade do calcâneo, e para a frente, em direção às cabeças dos metatarsos (Fig. 3.157).

Os efeitos colaterais dos sapatos de salto alto

Todas as alterações da posição normal do pé ou do esqueleto do pé não atuam somente sobre a carga que atua sobre os pés; por meio das pernas, elas também provocam "efeitos a distância" sobre a coluna vertebral ou sobre a pelve. Assim, calçar sapatos de salto alto não leva somente a uma sobrecarga não fisiológica do antepé (Fig. 3.158), mas também a alterações na posição do quadril – o quadril se inclina para a frente – e, com isso, a uma lordose lombar mais acentuada da coluna vertebral, o que pode levar a "dores sacrais" (Schwope, 1997, p. 17).

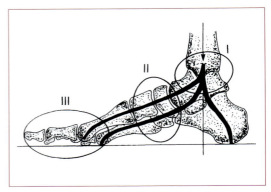

Figura 3.157 Recepção e distribuição da carga na forma de uma alavanca com dois braços de comprimentos diferentes (I-III: áreas de distribuição da pressão) (segundo Tittel, 1983, p. 7).

Ambos os ossos da perna são mantidos unidos não somente pela membrana interóssea, que se estende entre a tíbia e a fíbula e que também serve de origem para músculos, mas também por uma sindesmose resistente (sindesmose tibiofibular). Essa sindesmose representa a continuação distal da membrana interóssea, passando anteriormente para o ligamento tibiofibular anterior e posteriormente para o ligamento tibiofibular posterior. A

Tabela 3.6 Diâmetros transversal e longitudinal da tróclea do tálus e da face articular inferior da tíbia (Tittel, 1997, p. 174)

Tróclea do tálus		Face articular inferior da tíbia	
Diâmetro transversal		Diâmetro transversal	
Ventral	28,5 mm	Ventral	29,0 mm
Centro	27,5 mm	Centro	27,7 mm
Dorsal	21,0 mm	Dorsal	23,8 mm
Diâmetro longitudinal	34,0 mm	Diâmetro longitudinal	
		Tibial	25,3 mm
		Centro	28,0 mm
		Fibular	26,0 mm

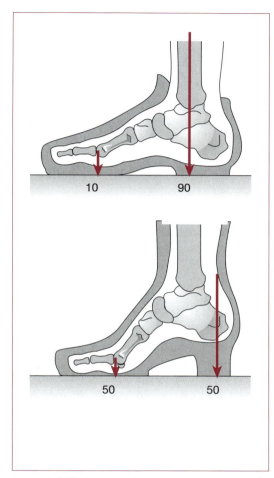

Figura 3.158 Aumento da carga no antepé em decorrência do uso de saltos altos (Schwope, 1997, p. 17).

importância dessa sindesmose para a mecânica articular se dá pelo fato de que mesmo um alargamento da sindesmose (a "divulsão da articulação do tornozelo") de 1 mm reduz à metade as superfícies de contato do tálus (Weber/Berthold, 1983, p. 26).

Aparelho capsular e aparelho ligamentar da articulação talocrural

A cápsula ligamentar da articulação talocrural se insere na fronteira osteocartilaginosa dos ossos da perna. Ela envolve a totalidade da articulação do tornozelo, exceto os maléolos lateral e medial, que se situam fora da cápsula articular com exceção de suas superfícies articulares. Nas direções anterior e posterior, a cápsula é frouxa. Nessas localizações ela é reforçada pelas bainhas tendíneas dos extensores e flexores do pé. Dos lados, a parede capsular é apoiada por ligamentos direcionais e de sustentação fortes. Do lado fibular (externo) encontra-se o ligamento lateral, que se subdivide em três ligamentos, os quais se originam da terminação distal da fíbula (Fig. 3.159a):

- Ligamento fibulotalar anterior (1): com seu trajeto de direção quase horizontal a partir da borda anterior do maléolo lateral até o lado externo do colo do tálus, esse ligamento encontra-se relaxado durante a extensão dorsal do pé, ficando sob tensão durante um aumento da flexão plantar.
- Ligamento fibulotalar posterior (2): parte do maléolo fibular para trás e para baixo, em direção ao tálus, sendo submetido a tensão especialmente durante a extensão dorsal.
- Ligamento fíbulocalcâneo (3): em decorrência de seu trajeto praticamente vertical, é responsável principalmente por manter o tálus e o calcâneo firmemente unidos, e atua inibindo a supinação.

No lado tibial encontra-se o ligamento medial (ligamento deltoide), que, com suas quatro partes (porção tibiotalar posterior [1], porção tibiocalcânea [2], porção tibiotalar anterior [3] e porção tibionavicular [4]), se irradia do maléolo tibial para os ossos tarsais e desacelera principalmente o movimento de pronação do pé (Fig. 3.159b).

O ligamento mais importante na região da articulação subtalar é o ligamento calcaneonavicular, que parte do sustentáculo do tálus até o corpo do tálus e para a superfície plantar e medial do osso navicular (ver Fig. 3.155). Ele fecha a lacuna entre o osso navicular e o calcâneo e impede que os dois ossos sejam separados pela cabeça do talo mesmo na presença de cargas altas de tração e pressão. Além disso, ele impede um deslizamento medial do tálus.

> A tróclea do tálus é presa entre o encaixe do tornozelo por meio desses ligamentos colaterais. O trajeto "em leque" dos ligamentos faz com que parte dos ligamentos permaneça tensa a cada movimento articular, atuando como estabilizador articular.

No caso de uma insuficiência dos fatores de sustentação ativos e passivos, ocorre a formação de um pé plano. Quando somente o arco transversal está afetado, ocorre a formação de um pé transverso plano. Quando o arco longitudinal e o arco transversal estão rebaixados, existe uma combinação de pé plano e pé transverso plano, conhecida como pé chato.

Em posição ortostática, cerca de 40% do peso corporal é sustentado pelos dedos dos pés e cerca de 33% é sustentado pelo calcanhar. O resto se distribui sobre a borda lateral do pé e sobre as polpas dos dedos do pé (Uhlmann, 1996, p. 16). Essa distribuição não uniforme da carga baseia-se na estrutura abobadada do pé. Nos pés deformados, a carga incide sobre outros locais daqueles previstos pela construção em arco. Isso dá origem a sobrecargas absolutas, podendo levar a dores típicas.

Mecânica articular

Pelas articulações do quadril, joelho e tornozelo pode-se notar uma redução da mobilidade em favor da estabilidade. A articulação talocrural é, antes de mais nada, uma articulação do tipo gínglimo, cujo eixo apresenta um trajeto transversal por meio do encaixe do tornozelo e da tróclea do tálus.

A partir da posição média do pé, é possível realizar uma extensão dorsal de cerca de 20° e uma flexão plantar de aproximadamente 30°.

Na extensão dorsal – na qual o diâmetro anterior mais largo da tróclea articular do tálus se "prende" ao encaixe do tornozelo (ver Fig. 3.160) – a sindesmose, que mantém a tí-

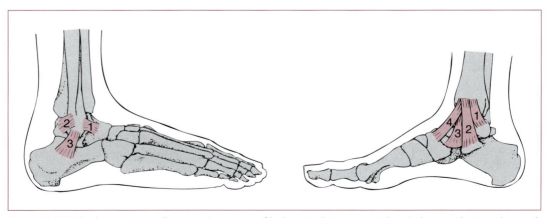

Figura 3.159 Os ligamentos colaterais a) externos (fibulares) e b) internos (tibiais) da articulação talocrural.

bia e fíbula unidas, passa por um alongamento de cerca de 2 mm. Com isso, semelhante a um disco de freio, obtém-se uma frenagem gradual e macia do movimento e um amortecimento móvel (Tittel, 1997, p. 172). O pé em extensão dorsal assegura um fechamento articular estável, tal qual é necessário para iniciar o movimento de andar ou o de correr/saltar. Durante a flexão plantar, o diâmetro posterior menor da tróclea do tálus entra no encaixe do tornozelo, e a articulação obtém um espaço mais amplo para movimentação que, em razão da forma especial da tróclea do tálus e seus diversos raios de curvatura, engloba também uma leve rotação no sentido de um movimento de supinação, adução e inversão, com o aumento da flexão plantar.

A forma da tróclea do tálus se assemelha a um cone com uma base do lado fibular e uma ponta do lado tibial; na vista lateral, os raios de curvatura apresentam um trajeto circular praticamente constante, enquanto na vista medial apresentam anteriormente um raio de curvatura maior do que posteriormente; isso leva a um

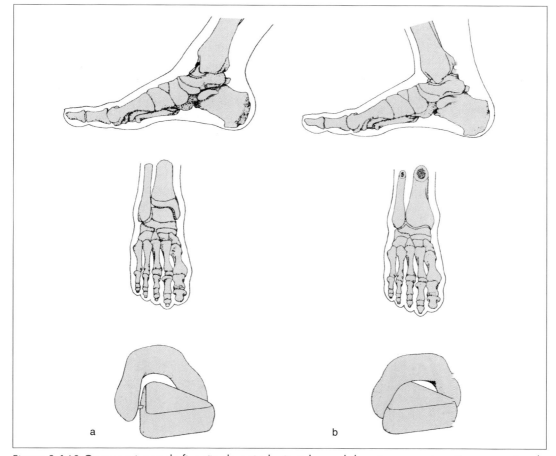

Figura 3.160 Os mecanismos de fixação da articulação talocrural durante a aproximação progressiva da perna em relação ao dorso do pé. Na posição (a) ainda existe uma determinada margem de espaço na articulação talocrural; na posição (b) a alavanca do pé está completamente sobrecarregada, ou seja, fixada.

movimento de pronação durante a extensão dorsal e a um movimento de supinação durante a flexão plantar do antepé (Mann, 1983, p. 18; Tittel, 1983, p. 5-6). Durante a extensão final do pé junto à articulação talocrural – e isso é importante para a compreensão dos mecanismos de lesão típicos dessa região – ocorre uma certa instabilidade: nessa posição do pé, a estabilidade óssea é substituída pela faixa de tensão do ligamento fibular externo da articulação talocrural (Fig. 3.159), assim como pela força de contração do músculo tríceps sural e uma série de flexores de apoio.

A observação de evoluções de movimentos esportivos (Sommer, 1984, p. 65; Albrecht, 1972, p. 67) mostra que o movimento de supinação-inversão-abdução da região anterior do pé aumenta com redução da dinâmica (p. ex., após saltos verticais ou com velocidades de corrida mais altas) (Fig. 3.161).

Essa posição da perna e do pé é mais acentuada durante o *sprint*. Por isso, distúrbios da evolução do movimento na fase de impulsão do pé com irregularidades do solo ou atuações adversárias em modalidades esportivas de jogos representam um perigo constante de lesão para o aparelho capsular e ligamentar da fíbula. A carga que atua sobre a articulação talocrural é predominantemente uma carga de pressão. Além dela, também atuam forças de propulsão, cisalhamento e rotação, assim como uma carga decorrente de inclinação valga.

Condicionadas pelas relações de alavanca junto ao pé – a região anterior do pé em relação à região posterior é de 2,5:1 (Fig. 3.162) –, as elevadas forças de contração dos flexores plantares (extensão do pé) dão origem a fortes cargas sobre a articulação talocrural.

As forças de compressão da articulação do pé durante a marcha equivalem a 3,5 vezes o peso corporal. As forças articulares horizontais (forças de propulsão) perfazem cerca de 10% do peso corporal e são absorvidas pelos ligamentos (Groh, 1977, p. 37).

Sobrecargas da articulação subtalar ocorrem em maior número em razão das grandezas de carga elevadas. No entanto, não são tão

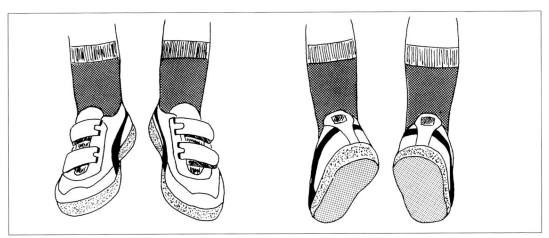

Figura 3.161 Os movimentos de supinação-inversão-adução da região anterior do pé após o salto (posição do pé em relaxamento) (alterado segundo Sommer, 1984, p. 65).

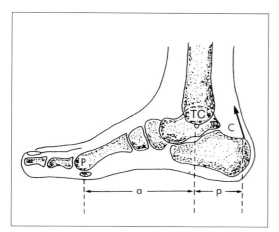

Figura 3.162 As relações de alavanca no pé; a = região anterior do pé, p = região posterior do pé, TC = eixo da articulação talocrural, P = apoio da polpa do pé, C = tendão do calcâneo (segundo Debrunner, 1974, p. 131).

numerosas como na articulação do joelho, pois as grandezas de carga são amortecidas e, com isso, distribuídas pelas numerosas ligações articulares.

A causa das queixas por sobrecarga durante a corrida muitas vezes é um distúrbio da condução do movimento.

> Um distúrbio da condução articular tem um efeito extraordinário, mesmo com os menores desvios: na presença de um alargamento do encaixe do tornozelo de aproximadamente 1 mm, ocorre uma redução das superfícies de contato articular de cerca de 50% (Riede, 1978, p. 20).

A insuficiência ligamentar também pode levar a uma redução considerável das áreas de contato articular e, com isso, a um aumento de carga unilateral da cartilagem articular.

Como mostra a Figura 3.163, o valor das grandezas de carga esportiva sobre o sistema "pé" depende consideravelmente do tipo de calçado ou da consistência do solo.

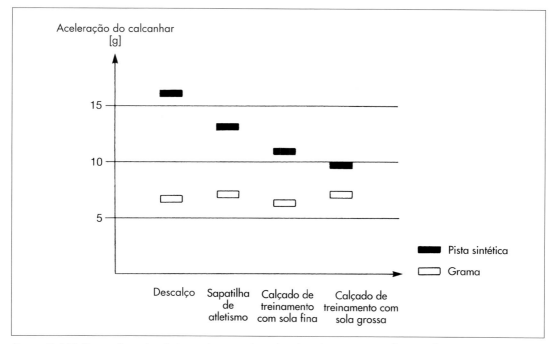

Figura 3.163 Forças "passivas" de aceleração do calcanhar durante a corrida com diversos tipos de calçados sobre uma pista sintética ou grama (Unold; in Nigg, 1980, p. 52).

Articulação talotarsal

A articulação talotarsal é formada por duas articulações completamente independentes, mas que representam uma unidade funcional. Como o tornozelo se articula anteriormente com o osso navicular ou se encontra apoiado no calcâneo, ocorre a formação de uma articulação anterior (articulação talocalcaneonavicular) e uma articulação inferior (articulação subtalar) na região da articulação talotarsal.

A articulação talotarsal possibilita movimentos de rotação ao redor de um eixo oblíquo através do metatarso em direção medial-superior-anterior para lateral-inferior-posterior (Fig. 3.164). A rotação medial do pé (pronação = levantamento da margem lateral do pé) é possível até 30° no máximo; a rotação lateral do pé (supinação = levantamento da margem medial do pé) é possível até 60° no máximo.

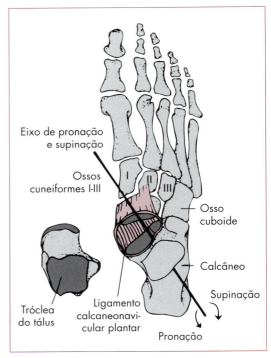

Figura 3.164 Vista superior da articulação talotarsal (com retirada do tálus) e representação do eixo de supinação/pronação dessa articulação.

> Os movimentos de supinação e pronação visam, principalmente, a adaptar a posição do pé a um perfil diferente do solo de modo a atingir a melhor superfície de apoio possível e, com isso, assegurar um alto grau de estabilidade de contato.

A articulação anteroinferior do tornozelo apresenta ainda uma característica importante, relacionada com fraquezas do pé. Como mostram as Figuras 3.152 a 3.164, entre as superfícies articulares opostas dos ossos navicular e calcâneo existe uma lacuna, que é preenchida pelo ligamento calcaneonavicular plantar. Na presença de uma fraqueza ligamentar endógena ou na sobrecarga contínua, esse ligamento pode ser excessivamente distendido, de maneira que a cabeça do tálus sofre um rebaixamento em sentido medial, levando à queda do arco longitudinal do pé e, com isso, à formação de um pé plano (Figs. 3.175 e 3.176).

Durante a avaliação funcional da estrutura de ambas as articulações do tornozelo fica claro que a articulação superior não apresenta uma dobradiça bem acabada. Durante a extensão dorsal, o tálus roda medialmente – sob pronação do antepé – e, durante a flexão plantar, o tálus roda lateralmente – sob supinação do antepé.

Na articulação talotarsal, os movimentos são mais ou menos compostos, por um lado, originados pela pronação, extensão dorsal e abdução e, por outro lado, originados pela supinação, flexão plantar e adução.

As articulações talocrural e talotarsal encontram-se funcionalmente interligadas; a articulação inferior amplia o escopo de movimentos da superior por meio de mecanismos de movimento complexos.

Musculatura do pé

Para cada perna, são necessários 33 músculos para garantir o trabalho de sustentação e locomoção na postura ereta. Os flexores do pé (flexores plantares), comparados com os extensores do pé (extensores dorsais), apresentam um corte muscular transversal fisiológico quatro vezes maior. Isso é necessário para atuar de modo eficaz contra o peso corporal durante a marcha e a postura em pé. Por outro lado, isso leva ao aparecimento de desequilíbrios musculares, principalmente porque o músculo tríceps sural tende a encurtamentos, e seu antagonista, o músculo tibial anterior, tende ao amortecimento (Tittel, 1997, p. 178).

Do ponto de vista funcional do pé, distinguem-se músculos que têm funções predominantemente estáticas – tensão do arco longitudinal e transversal a serviço do amortecimento da pressão – e músculos que servem predominantemente para a locomoção.

Aqui, não serão enumerados ou descritos os músculos curtos do pé – sua segmentação corresponde à da mão, porém, para eles a estática, e não a mobilidade, está em primeiro plano; em vez disso, serão descritos os músculos importantes para a locomoção.

Músculos da face posterior da perna

Como o andar ereto requer uma musculatura da panturrilha bem desenvolvida – ela deve trabalhar contra o peso corporal total –, no ser humano existe um predomínio evidente da musculatura flexora – que leva à "extensão" do pé – em relação à musculatura extensora. Enquanto o músculo extensor pode ser encontrado em um único compartimento muscular na face anterior da perna, os músculos flexores apresentam um compartimento muscular superficial e outro profundo.

Compartimento flexor superficial

Músculo tríceps sural

Este músculo é composto por duas porções distintas ou por dois músculos, o músculo gastrocnêmio e, abaixo deste, o músculo sóleo.

Músculo gastrocnêmio (Fig. 3.165)

- **Origem**: côndilo femoral medial ou lateral.
- **Inserção**: por meio do tendão do calcâneo, junto ao tubérculo do calcâneo.
- **Inervação**: nervo tibial.
- **Função**: de acordo com a sua função de força predominantemente rápida, este músculo é constituído sobretudo por fibras de contração rápida. O músculo gastrocnêmio participa de modo decisivo na flexão plantar e, com isso, desempenha um papel importante na corrida e no salto, uma vez que levanta o calcanhar do chão e promove uma propulsão forte a partir da articulação do pé.

Além de sua ação supinadora adicional, este músculo biarticular também flexiona a articulação do joelho (perna em movimento).

O modo de ação biarticular desse músculo traz consigo um importante mecanismo para a capacidade esportiva (principalmente para os saltos). A extensão da articulação do joelho e a flexão da articulação talocrural, existentes durante a caminhada, corrida ou o salto, sempre induzem o músculo a um comprimento médio. A flexão plantar do velocista ou saltador bem treinado ocorre, portanto, somente durante a extensão total do joelho – nesse caso, o músculo apresenta um bom alongamento prévio – e não durante uma extensão incompleta do joelho, na qual a capacidade de contração do músculo se encontra diminuída. A importância desse mecanismo de alongamento prévio é exemplificada por um exercício padrão para prática do esqui: andar durante o agachamento, com o pé em flexão plantar, é dificultado porque a forte flexão do joelho não transmite qualquer alongamento prévio ao músculo gastrocnêmio.

Músculo sóleo (Fig. 3.166)

- **Origem**: cabeça da fíbula e superfície posterior da tíbia e fíbula.
- **Inserção**: por meio do tendão do calcâneo, junto ao tubérculo do calcâneo.
- **Inervação**: nervo tibial.
- **Função**: assim como o músculo gastrocnêmio e com base em sua inserção comum, este músculo apresenta uma função principalmente flexora plantar. No entanto, esse músculo desenvolve uma força de contração inferior à do gastrocnêmio e, por isso, não desempenha um papel preferencial nas modalidades de força máxima ou força rápida, e sim nos exercícios de resistência. Por isso, o músculo é predominantemente composto de fibras de contração lenta.

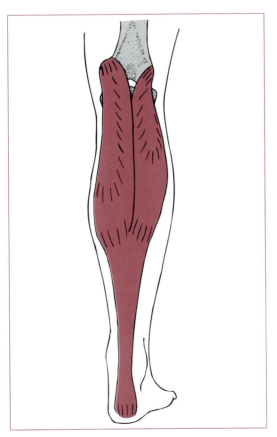

Figura 3.165 Músculo gastrocnêmio.

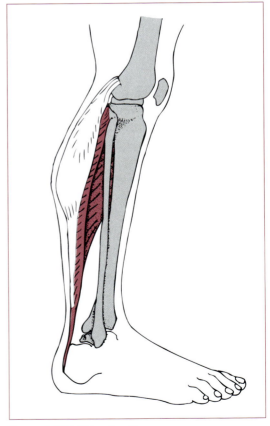

Figura 3.166 Músculo sóleo.

> Observação: o músculo tríceps sural não fornece a mesma segurança à articulação talocrural em comparação com a segurança oferecida ao joelho pelo músculo quadríceps femoral: em decorrência de sua inserção deslocada acentuadamente em direção posterior, sua função estabilizadora articular é pequena, apesar de sua grande força de contração.

Todos os músculos da panturrilha também têm uma ação supinadora.

Em muitos atletas, o músculo tríceps sural tende ao encurtamento – nesse caso, estão afetadas principalmente as modalidades de corrida e salto (Weber, et al., 1985, p. 149). A Figura 3.167 mostra que é possível determinar a presença de um encurtamento desse músculo por meio de uma flexão profunda do joelho. Quando na posição agachada é preciso levantar o calcanhar, o músculo gastrocnêmio e o músculo sóleo estão encurtados – como já foi citado, ambos formam o músculo tríceps sural. Um encurtamento acentuado caracteriza-se pelo levantamento do calcanhar e uma flexão insuficientemente profunda do joelho (Schmidt et al., 1983, p. 272).

A Figura 3.167 (à direita) indica o exercício que pode ser usado para o alongamento do músculo sóleo (acima, à direita) e do músculo gastrocnêmio (abaixo, à direita).

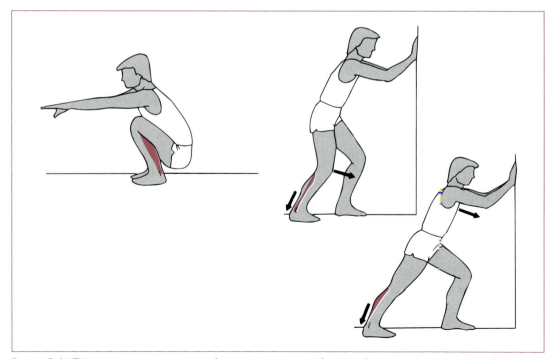

Figura 3.167 Teste para comprovação de um encurtamento do músculo tríceps sural (à esquerda); exercícios para o alongamento do músculo sóleo (à direita, em cima) ou do músculo gastrocnêmio encurtado (à direita, embaixo).

Estrutura, função e biomecânica do tendão do calcâneo

A musculatura da panturrilha, o tendão do calcâneo e o calcâneo formam um sistema funcional parcial que, por meio da flexão plantar, é decisivo para a capacidade de ficar em pé, correr e saltar.

A transmissão da força muscular do músculo tríceps sural sobre a alavanca do pé é feita pelo tendão do calcâneo (ver Fig. 3.161). A maior força de contração se dá durante uma extensão da articulação do joelho, na qual o músculo gastrocnêmio apresenta o melhor alongamento prévio. Com o joelho flexionado, a força de contração do músculo gastrocnêmio diminui; a flexão plantar passa a ser fornecida predominantemente pelo músculo sóleo.

> O tendão do calcâneo é o tendão mais forte do corpo humano.

O tendão do calcâneo tem uma largura inicial de 6 cm, tornando-se mais fino e arredondado até atingir 3 cm um pouco acima de sua inserção, irradiando então em forma de leque e com cruzamento das fibrilas tendíneas para dentro do tubérculo do calcâneo. Imediatamente antes da inserção, o tendão desliza sobre uma bolsa sinovial, que amortece as forças de cisalhamento do tendão. O diâmetro do tendão do calcâneo é cerca de 120 a 150 vezes menor que os ventres musculares e, em comparação com outros tendões (1:50-100), é relativamente menor (Jungmichel, 1979, p. 303). O tendão do calcâneo não possui uma bainha tendínea, mas somente um revestimento de tecido conjuntivo, o chamado paratendão, composto de 6 a 8 camadas.

O tendão do calcâneo apresenta um sistema vascular extra e intratendíneo para sua nutrição (Andreeff, Wladimirow, 1983, p. 73).

> O treinamento leva a fenômenos de adaptação na região do tendão do calcâneo: hipertrofia do tendão, aumento da resistência à tração por meio da otimização da estrutura micelar com redução concomitante da capacidade de alongamento, além de melhora do suprimento capilar (Franke, 1980, p. 353).

A rede vascular extratendínea é composta por uma rede vascular superficial e uma profunda, situadas na camada externa e profunda do paratendão.

O sistema vascular intratendíneo próprio do tendão é formado por ramificações da rede vascular profunda, que entram no endotendão e apresentam um trajeto longitudinal ao fascículo tendíneo.

O tendão do calcâneo não é suprido exclusivamente pelo paratendão, como se supunha até agora, mas também por um sistema vascular próprio. No entanto, em comparação com o tecido muscular ou adiposo, a irrigação do tendão do calcâneo é menor (1:2,36 ou 1:2,77, segundo dados numéricos de Fossgreen, 1969, p. 67). A partir da 3ª década de vida, começa a redução da irrigação sanguínea, principalmente nos vasos situados no interior do tendão, trazendo consequências para a suscetibilidade a traumatismos ou lesões do tendão do calcâneo (Hastad, Larsson, Lindholm, 1959, p. 251). A resistência à ruptura do tendão do calcâneo normal com cargas estáticas é de no máximo 680 kg; com cargas dinâmicas, no máximo 930 kg (Franke, 1980, p. 353). Isso significa que o tendão do calcâneo é capaz de resistir a forças mais intensas com cargas dinâmicas a curto prazo do que com cargas estáticas de longa duração.

As condições de alavanca na articulação talocrural são as principais responsáveis pelo aparecimento dos elevados efeitos de tração sobre o tendão do calcâneo: o braço da alavanca da região anterior do pé em relação à região posterior do pé se comporta da seguinte maneira: 2,5:1 (Fig. 3.162).

Para a marcha, a corrida e a corrida rápida, foram calculadas cargas de tração para o tendão do calcâneo de 2.354 N, 5.886 N e 8.829 N (240 kg, 600 kg e 900 kg) (Carlssöö, 1968, p. 1). Com impulsos de força de curta duração, os picos de carga são consideravelmente mais elevados em diversas modalidades esportivas. Para um salto sobre o cavalo em direção lateral com uma rotação de 90° e salto para trás associado, o tendão do calcâneo recebe uma carga de 25 vezes o peso corporal durante 0,005 segundos – com um peso corporal de 72 kg, isso corresponde a aproximadamente 18.345 N (1.870 kg) –, em um salto em distância de 8,40 m com 14.715 N (1.500 kg), em um salto em altura de 2,30 com 11.772 N (1.200 kg). Durante uma queda para a frente no esqui, sem que ocorra a abertura da fixação posterior, durante frações de segundos (0,07), atuam forças de tração de aproximadamente 12.753 N (1.300 kg) (levando em consideração fatores de transposição que absorvem força).

Os exemplos citados mostram que no esporte o tendão do calcâneo está exposto a cargas consideráveis, que ultrapassam em muito a capacidade de carga teoricamente determinada. Esses exemplos também tornam compreensível o fato de que determinadas modalidades esportivas, com seus movimentos altamente dinâmicos ou a sobrecarga crônica das estruturas envolvidas, podem levar a quadros sintomáticos significativos e a lesões graves do tendão do calcâneo (p. ex., sua ruptura).

Compartimento flexor profundo

A camada profunda dos flexores em sentido medial para lateral é formada pelo músculo flexor longo dos dedos, músculo tibial posterior e músculo flexor longo do hálux (Fig. 3.168).

Músculo flexor longo dos dedos

- **Origem**: face posterior da tíbia.
- **Inserção**: falanges distais dos dedos II-V.
- **Inervação**: nervo tibial.
- **Função**: esse músculo apresenta funções dinâmicas e estáticas. Por um lado, ele promove a flexão dos dedos II-V, na articulação talocrural, apoia a flexão plantar e, na articulação subtalar, auxilia na supinação do pé; por outro lado, participa da sustentação do arco longitudinal.

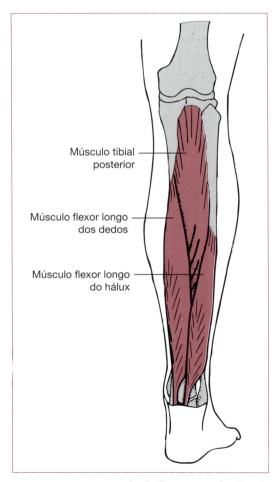

Figura 3.168 A camada de flexores profundos da perna.

Músculo tibial posterior

- **Origem**: superfície posterior da tíbia e fíbula, membrana interóssea.
- **Inserção**: osso navicular e base do primeiro metacarpal.
- **Inervação**: nervo tibial.
- **Função**: na articulação talocrural, o músculo apoia a flexão plantar e na articulação subtalar, a supinação. Além disso, participa da sustentação do arco longitudinal e transversal do pé (Fig. 3.169).

O músculo tibial posterior é especialmente importante para a manutenção do arco longitudinal, uma vez que seu tendão passa debaixo da cabeça do tálus e se dirige em forma de leque até a face inferior do osso navicular e do osso cuneiforme medial. Assim, ele se insere no ponto mais alto da construção em arco e, por meio de sua tensão ativa, impede a queda do arco do pé ou o deslizamento da cabeça do tálus para a frente.

Músculo flexor longo do hálux

- **Origem**: fíbula, membrana interóssea e septo intermuscular posterior.
- **Inserção**: falange distal do hálux.
- **Inervação**: nervo tibial.
- **Função**: o músculo atua na articulação talocrural, auxiliando na flexão plantar, e flexiona o hálux; além disso, auxilia na sustentação do arco longitudinal.

> A sustentação do arco longitudinal pelo músculo flexor longo do hálux tem importância especial, tendo em vista que o músculo passa sob o já citado sustentáculo do tálus, sustentando-o: dessa maneira, ele trabalha contra a tendência apresentada pelo calcâneo de se inclinar para dentro. Essa tendência à inclinação interna ocorre porque a linha de carga do tálus e do calcâneo atinge o arco longitudinal do pé um pouco medialmente em relação ao ponto de apoio posterior.

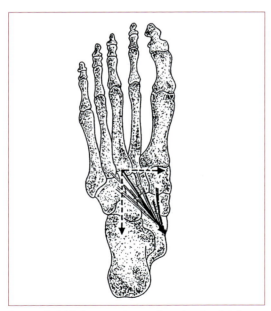

Figura 3.169 A importância do músculo tibial posterior para a estabilização do arco do pé. Durante a decomposição das forças que atuam na região plantar, formam-se um componente longitudinal e outro transversal para o músculo (segundo Tillmann, 1977, p. 506).

Resumindo, a função dos flexores profundos pode ser caracterizada da seguinte maneira:
1. Apoio da flexão plantar do músculo tríceps sural.
2. Supinação na articulação subtalar. Sua tarefa, juntamente com outros músculos, consiste em posicionar o pé de tal forma que o músculo tríceps sural possa desenvolver sua grande força de contração para o movimento de impulsão do pé.
3. Estabilização do arco longitudinal e transversal do pé.

Músculos da face anterior da perna

Músculo tibial anterior (Fig. 3.170)

- **Origem**: face anterior da tíbia e membrana interóssea.
- **Inserção**: osso cuneiforme medial e base do primeiro metacarpal.
- **Inervação**: nervo fibular profundo.
- **Função**: o músculo tibial anterior segue pelo pé em direção dorsal, levanta a margem medial do pé (supinação) e, com o pé fixo (perna de apoio), traciona a perna para a frente, sendo portanto bastante solicitado durante a marcha esportiva ou durante a prática do esqui. Sua participação na tensão do arco transversal do pé por meio do chamado "estribo" (junto com o músculo fibular longo) já não pode mais ser considerada, de acordo com exames mais recentes (Thome, Thümler, Puhlvers, 1984, p. 60-1).

Músculo extensor longo dos dedos (Fig. 3.170)

- **Origem**: tíbia e fíbula, membrana interóssea.
- **Inserção**: aponeurose dorsal dos dedos II-V.
- **Inervação**: nervo fibular profundo.
- **Função**: extensão dorsal do pé e extensão dos dedos. Na articulação subtalar, esse músculo apoia a pronação.

Músculo extensor longo do hálux (Fig. 3.171)

- **Origem**: fíbula, membrana interóssea.
- **Inserção**: aponeurose dorsal do hálux.
- **Inervação**: nervo fibular profundo.
- **Função**: extensão dorsal do pé e extensão do hálux; assim como os dois músculos antecedentes, com o pé fixo esse músculo apoia a propulsão do pé, ao tracionar a perna em direção a ele.

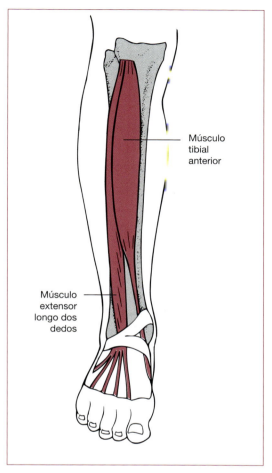

Figura 3.170 O músculo tibia anterior e o músculo extensor longo dos dedos.

Observação: por causa da alavanca em ângulo formada entre a perna e o pé e do desvio em ângulo reto dos músculos da face anterior a ela associada, os músculos da face anterior necessitam de um ligamento de contenção para seus tendões, para evitar que se elevem de sua base durante a contração; por esse motivo, os extensores são fixados na região distal da perna ou na altura das articulações do tornozelo, por meio de dois ligamentos, o retináculo muscular extensor superior e o inferior.

Resumindo, é possível verificar que os músculos da face anterior da perna na articulação talocrural participam da extensão dorsal e, na articulação subtalar, participam principalmente da pronação.

Músculos da face lateral da perna

Músculo fibular longo (Fig. 3.172)

- **Origem**: face externa da fíbula, paredes da bainha muscular.
- **Inserção**: osso cuneiforme medial e tuberosidade do metatarso.
- **Inervação**: nervo fibular superficial.
- **Função**: na articulação talocrural, o músculo tem uma ação flexora plantar; na inferior, sua função é pronadora interna.

A Figura 3.173 mostra que o músculo fibular longo também é importante para a manutenção do arco transversal e longitudinal do pé.

Músculo fibular curto

- **Origem**: face lateral da fíbula, paredes da bainha muscular.
- **Inserção**: tuberosidade do quinto osso metatarsal.
- **Inervação**: nervo fibular superficial.
- **Função**: a função dinâmica corresponde àquela do músculo fibular longo.

Com exceção do músculo tríceps sural, todos os músculos da perna passam por desvios em seu trajeto, desde a origem até a inserção: esses locais de desvio são denominados *hypomochlions*. *Hypomochlions* podem ser protuberâncias ósseas (p. ex., maléolo medial e lateral para os tendões longos dos músculos do pé), retináculos (p. ex., o retináculo dos extensores longos da mão e dos dedos), músculos (p. ex., a cabeça longa do tríceps junto ao cruzamento com o músculo redondo maior), compartimentos da fáscia (p. ex., o compartimento em forma de S do músculo sartório na fáscia da coxa) ou ossos sesamoides (p. ex., a rótula como o maior osso sesamoide do ser humano).

Pontos fracos do pé – defeitos do pé

Na presença de fraquezas do tecido conjuntivo – nesse caso, está afetado principalmente o aparelho ligamentar – ou de insufi-

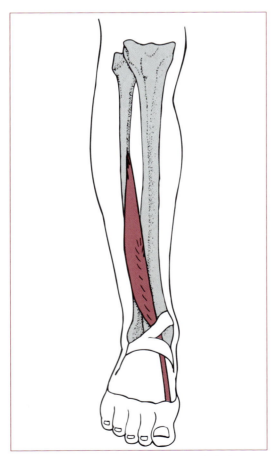

Figura 3.171 Músculo extensor longo do hálux.

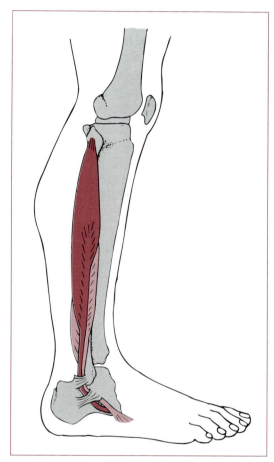

Figura 3.172 Músculo fibular longo (em vermelho escuro) e músculo fibular curto (em vermelho claro).

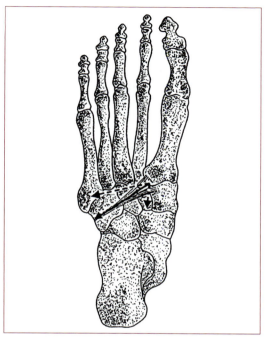

Figura 3.173 A importância do músculo fibular longo para a tensão do arco do pé. Durante a decomposição das forças, formam-se um componente transversal grande e um componente longitudinal pequeno (Tillmann, 1977, p. 507).

ciência muscular (insuficiência de treinamento decorrente de falta de movimento), assim como na sobrecarga (discrepância entre a carga e a capacidade de carga), podem ocorrer alterações na estática do pé, que se manifestam como pontos fracos do pé ou, na sequência, como defeitos do pé, podendo levar a estados dolorosos variáveis e alterações articulares degenerativas. Os pontos fracos do pé ou os defeitos do pé – aqui serão apresentados somente os mais comuns – podem ser verificados de modo simples por meio de uma impressão em tinta da sola dos pés (Fig. 3.174).

No pé chato ocorre um aplanamento do arco longitudinal, decorrente de uma fraqueza dos músculos curtos da planta do pé (tensores da planta) e de alguns músculos longos do pé (Fig. 3.175).

Pé chato

O desenvolvimento de um pé chato se dá de modo progressivo: pé sadio → fraqueza do pé plano → lesão do pé chato.

Em decorrência do mau funcionamento da sustentação muscular, ocorre um estiramento excessivo do aparelho ligamentar, levando à queda do arco do pé (Figs. 3.175 e 3.176). Em razão de deslocamentos ósseos,

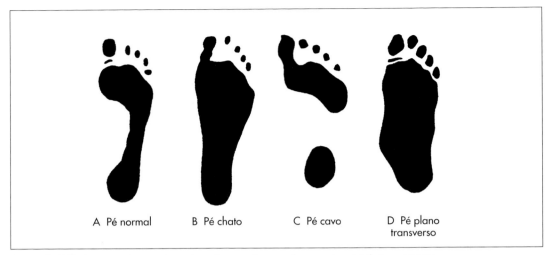

Figura 3.174 A impressão em tinta da sola nas diversas formas do pé (Platzer, 1975).

um pé inicialmente plano pode se transformar em um pé chato. O pé chato sobrecarrega muito as articulações do pé.

> O pé chato é o problema ortopédico mais frequente, sendo geralmente devido a um déficit crônico de movimentação.

O pé chato frequentemente é empregado como um termo coletivo. Além do achatamento do arco longitudinal do pé, ele muitas vezes apresenta também um achatamento do arco transversal (pé transverso plano) e uma posição do pé inclinada para dentro.

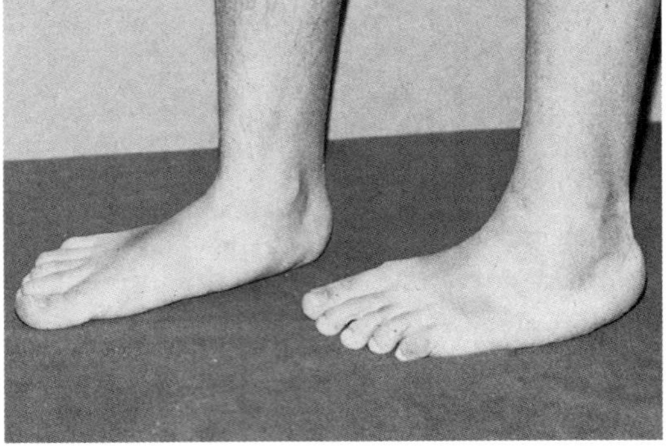

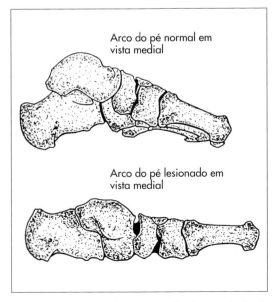

Figura 3.175 Pé chato (vistas medial e lateral).

Figura 3.176 Arco do pé normal e lesionado (Kahle, Leonhardt, Platzer, 1975, p. 219).

No pé plano, a cabeça do tálus encontra-se deslocada em direção à sola do pé e apresenta um ressalto medial, porque a placa subtalar do pé se deslocou em sentido lateral (Figs. 3.177 e 3.178). A região anterior do pé está flexionada dorsalmente, em supinação e abdução; o calcâneo encontra-se em pronação e flexionado em direção plantar. A musculatura tenta equilibrar o erro postural. Se ela estiver sobrecarregada, formam-se as miogeloses por sobrecarga (enrijecimentos musculares dolorosos), principalmente na região dos músculos tibiais anteriores e da musculatura da panturrilha.

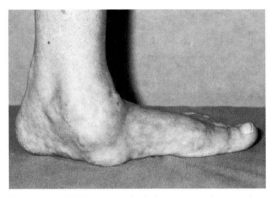

Figura 3.177 Vista medial de um pé plano valgo (estágio final).

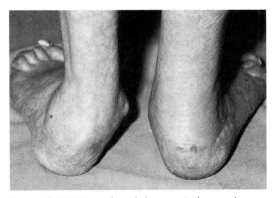

Figura 3.178 Vista dorsal de um pé plano valgo.

As orientações a seguir servem para evitar a formação de um pé plano ou chato: evitar permanecer em pé por longos períodos, evitar a rotação lateral das pontas dos pés (achatamento do arco longitudinal), uso de calçados apropriados, assim como andar descalço com frequência, exercícios diários para o fortalecimento dos levantadores do arco do pé.

Pé transverso plano

No pé transverso plano, ocorre um rebaixamento do arco transversal, levando a um alargamento da região anterior do pé. Os responsáveis por isso são um aparelho ligamentar globalmente fraco e um aparelho muscular que estabiliza de modo insuficiente o arco transversal (principalmente um músculo fibular longo e curto insuficiente).

Com o rebaixamento do arco transversal, as cabeças dos ossos metartasais mediais exercem pressão sobre a camada muscular da planta do pé. Isso leva ao aparecimento de dores na região das cabeças (cabeças metatarsais II e III) e à formação de calos dolorosos. Além de exercícios para o fortalecimento (p. ex., levantamento na ponta dos dedos do pé), para equilibrar essa fraqueza do pé são empregadas palmilhas com correção do arco transversal, assim como bandagens que deixam o antepé mais delgado.

Pé valgo

No pé valgo, o raio longitudinal entre o tálus e o calcâneo encontra-se bastante desviado, de modo a formar um ângulo obtuso (Fig. 3.179).

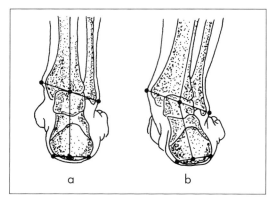

Figura 3.179 As linhas de sustentação da perna no pé normal (a) e no pé valgo (b) (Kahle, Leonhardt, Platzer, 1975, p. 219).

No pé valgo, o tálus escorrega para dentro e para baixo em decorrência de uma fraqueza dos ligamentos de sustentação e dos músculos; o calcâneo escorrega para fora (Figs. 3.177 e 3.179). Responsável pelo aparecimento de um pé valgo é, em geral, um enfraquecimento dos músculos supinadores (músculo tríceps sural, músculo tibial posterior, músculo flexor longo do hálux, músculo flexor longo dos dedos, músculo tibial anterior): eles se tornam incapazes de erguer novamente o pé a partir de uma pronação. Um pé valgo puro é consideravelmente mais raro do que um transverso plano (Figs. 3.178 e 3.179). Neste livro não serão apresentados outros erros posturais do pé (p. ex., pé equino, pé calcâneo, pé aduto).

A importância de calçados adequados para corredores

As cargas excepcionalmente elevadas sofridas pelas articulações multifuncionais do pé, pelos músculos e estruturas conjuntivas nas diferentes atividades esportivas, evidenciam a importância de um calçado adequado. A adequação individual também deve ser levada em consideração. Não existe um "calçado-padrão", uma vez que é preciso respeitar o peso corporal, assim como a modalidade esportiva praticada e as características individuais do pé.

Basicamente, é importante verificar (Matthias, 1999, p. 140-2):

- O contraforte deve ser estável e puxado para a frente, para dar estabilidade ao pé, e não deve provocar atrito, para não irritar o tendão do calcâneo.
- Um bom contraforte deve respeitar a liberdade do tornozelo e a inserção do tendão do calcâneo.
- A altura da sola na região posterior do pé não deve ser superior a 1 cm.
- Uma sola flexível permite um rolamento ideal do calçado, levando a uma boa transmissão da força do pé para o solo. Solas rígidas atuam como alavancas contra o pé e podem levar a queixas por sobrecarga, uma vez que cargas maiores são transmitidas aos pés.
- A dureza da sola deve se basear no peso e na velocidade de corrida do corredor: quanto mais pesado e rápido o corredor, mais dura deve ser a sola. Solas muito macias deixam o pé "nadando" dentro do tênis e prejudicam o bom contato com a superfície de corrida, tão necessário para um bom trabalho muscular reflexo.
- As solas e saltos de tênis de corrida não devem ser muito grossos e largos, pois isso reforça as irregularidades do solo, aumentando o perigo de torcer o tornozelo.
- Sapatos com formas em arco fornecem maior liberdade de movimentação aos pés e, na tendência à supinação, conferem maior aderência à região lateral. Sapatos confeccionados sobre formas retas conferem maior estabilidade ao lado interno do sapato, sendo mais apropriados para corredores com pés valgos, planos e chatos ou que tenham tendência à pronação excessiva.

- O tênis não deve ser muito pequeno, uma vez que ele se encurta durante o movimento de rolamento. O espaço para a movimentação dos dedos do pé deve ser de aproximadamente 10 mm. Na ausência desse espaço e durante corridas longas, podem ocorrer sangramentos subungueais dolorosos nos dedos dos pés.
- O tênis de corrida deve possibilitar uma amarração individualmente adaptada. Deixar os cadarços muito frouxos pode levar a queixas no joelho e na tíbia, porque o pé não permanece preso junto ao calcanhar; uma amarração muito firme, por sua vez, pode levar à formação de pontos de pressão dolorosos na região do dorso do pé.
- Corredores com treinamento muito intensivo de corrida devem alternar entre vários tênis para não sobrecarregar as articulações, ligamentos e músculos, poupando-os parcialmente.
- Todas as modalidades esportivas, todos os tipos de solo etc., requerem um calçado especial. Um jogador de vôlei ou basquete necessita de calçados diferentes dos de um jogador de handebol ou futebol.

Traumatismos típicos e lesões por sobrecarga na região da articulação do tornozelo ou do pé

Traumatismos típicos

> Traumatismos na região da articulação talocrural fazem parte dos traumatismos esportivos mais frequentes. Sua participação, dependendo da estatística, é de 15 a 21% (Menke, 2000, p. 107).

Cerca de um quinto dos traumatismos esportivos afeta a região da articulação talocrural (Fig. 3.180); trata-se, na maioria dos casos, de lesões ligamentares.

O motivo pelo qual a articulação talocrural é tão frequentemente afetada por traumatismos está associado, por um lado, com uma série de fatores anatômicos e biomecânicos já descritos – superfície de contato pequena, maléolo medial relativamente curto e tendência natural à inversão, altura do centro de gravidade do corpo, grandeza da massa corporal – e, por outro lado, com os mecanismos traumáticos típicos de muitas modalidades esportivas que levam a uma maior predisposição a lesões ou a impactos fortes nessa articulação.

Como mostra a Figura 3.181, a porcentagem de lesões depende decisivamente da modalidade esportiva.

A Figura 3.181 mostra claramente que os traumatismos da articulação talocrural ocorrem principalmente nas modalidades esportivas de futebol, basquete e handebol e praticamente nunca ocorrem na natação ou no esqui alpino (no qual existe uma proteção conferida pelas botas de esqui).

Entre os traumatismos da articulação do tornozelo, a distorção da articulação talocrural está em primeiro lugar. Porém, em várias modalidades esportivas podem ocorrer diversas fraturas e rupturas de tendão.

Traumatismos musculares e tendíneos

Traumatismos da musculatura da panturrilha

Traumatismos musculares na região da perna, especialmente da musculatura da panturrilha (músculo gastrocnêmio), fazem parte dos traumatismos de partes moles mais fre-

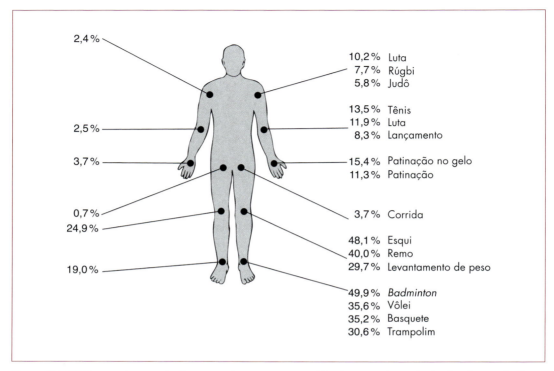

Figura 3.180 Traumatismos e lesões por sobrecarga na região das grandes articulações (segundo Steinbrück, Cotta, 1983, p. 178).

quentes e ocorrem principalmente em modalidades esportivas de corrida e salto. A lesão da cabeça medial do músculo gastrocnêmio é o traumatismo típico mais frequente no tênis e, por esse motivo, também é denominada *tennis-leg*.

Sendo um músculo biarticulado, o músculo tríceps sural está frequentemente sujeito a cargas extremas e, em parte, opostas (contração e extensão concomitantes). A Figura 3.182 mostra as localizações mais frequentes dos traumatismos musculotendíneos na região da musculatura da panturrilha.

A Figura 3.182 mostra que os traumatismos podem ocorrer em qualquer local da unidade músculo-tendão, ou seja, na região do ventre muscular, do tendão ou junto à transição músculo-tendão, ocorrendo preferencialmente nos pontos fracos do sistema.

Observação: como o corte muscular transversal da perna é menor em comparação com o da coxa, e como existem menos músculos capazes de atuar de forma compensatória, o processo de cura pode ser mais lento, chegando a 10 semanas para atingir a capacidade de carga total. A atividade esportiva somente pode ser retomada quando a função e, em especial, a elasticidade das fibras musculares estiverem totalmente recuperadas.

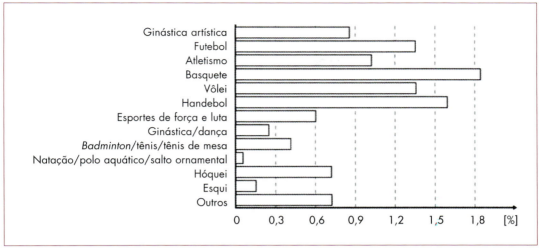

Figura 3.181 Frequência de lesões da articulação do tornozelo nas diversas modalidades esportivas (atletas universitários). Incidência anual/número de participantes (Menke, 2000, p. 107).

Ruptura do tendão do calcâneo

> A ruptura do tendão do calcâneo, juntamente com as rupturas dos tendões extensores dos dedos da mão, é a ruptura tendínea mais frequente no esporte (Menke, 2000, p. 114).

Na Alemanha, ocorrem anualmente cerca de 16.000 rupturas do tendão do calcâneo. Os mecanismos de lesão geralmente são a propulsão/toque do calcanhar no solo, flexão dorsal inesperada ou a flexão plantar durante a aterrissagem após saltos (Steinbrück, 2002, p. 88).

> A taxa mais alta de rupturas do tendão do calcâneo ocorre nas modalidades esportivas *badminton*, *squash*, basquete e vôlei.

Os mecanismos desencadeantes podem ser (Maibaum et al., 2001, p. 7):

- ruptura após aceleração na corrida ou saltos explosivos em altura e profundidade;
- lesões degenerativas prévias condicionadas pelos chamados traumatismos mínimos, preferencialmente entre os 30 e 40 anos de idade;
- tratamento com cortisona.

Vale dizer que o risco de uma ruptura do tendão do calcâneo aumenta com a idade. O motivo: alterações degenerativas condicionadas pela idade.

No entanto, um atleta jovem também pode apresentar degenerações do tendão do calcâneo por meio de microtraumatismos recidivantes e desequilíbrios musculares.

A capacidade de carga de um tendão depende consideravelmente de seu corte transversal. O tendão do calcâneo de um atleta bem treinado é capaz de suportar uma carga máxima de até 10.000 N. Por esse motivo, uma ruptura do tendão do calcâneo, condicionada por sobrecargas, geralmente ocorre 3 a 4 cm acima de sua inserção junto ao calcâneo, pois nesse local o corte transversal é menor e a irrigação sanguínea é pior (Menke, 2000, p. 114).

Os sintomas típicos são um estalido audível, uma chicotada e a sensação de ter levado um chute no tendão. Em geral, após cargas de salto ocorrem queixas de uma dor em pontada e um "clique" súbito na região inferior da panturrilha, com calor local e edema. A flexão plantar é impossível, assim como é impossível ficar na ponta do pé. Frequentemente é possível palpar uma lacuna na região distal do tendão do calcâneo (a cerca de 2 a 4 cm acima de sua inserção junto ao calcâneo) (Maibaum et al., 2001, p. 7).

Em 90% dos casos, o tratamento de escolha – principalmente no atleta – é a sutura cirúrgica do tendão do calcâneo, por meio de uma sutura percutânea minimamente invasiva na altura da ruptura (Steinbrück, 2002, p. 88).

A opção terapêutica conservadora com imobilização gessada (com flexão plantar reduzida progressivamente) leva a novas rupturas com o dobro da frequência que a opção cirúrgica (Miller, Howard, Plancher, 2004, p. 181).

No pós-operatório, o atleta deve usar gesso ou tala com flexão plantar do pé de 15° durante cerca de 4 semanas. Um tratamento funcional precoce com um sapato especial de cano alto durante 6 semanas é capaz de acelerar o processo de cura. Para aliviar o tendão do calcâneo, deve-se cuidar para que haja elevação do calcanhar. Inicia-se com hidroginástica e exercícios ativos lentamente progressivos. Dois a três meses após a cirurgia, iniciam exercícios excêntricos dosados, com aumento progressivo da carga para o fortalecimento da musculatura da panturrilha (marcha dinâmica, que lentamente passa a trote e corrida).

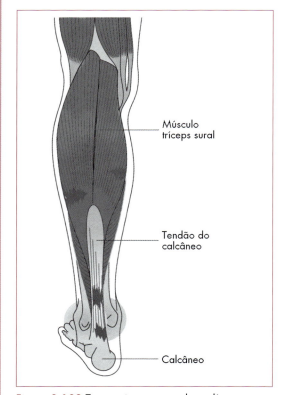

Figura 3.182 Traumatismos musculotendíneos na região da musculatura da panturrilha (segundo Peterson/Renström, 1985).

Observação: como novas rupturas (em 10% dos casos) geralmente ocorrem poucas semanas após a retirada do gesso, é preciso cuidar para que nessa fase o aumento de carga seja o mais cuidadoso possível.

Para a prevenção do arrancamento do tendão do calcâneo, é preciso eliminar possíveis fatores de risco exógenos e endógenos.

Fatores de risco exógenos podem ser sobrecargas decorrentes de cargas subitamente aumentadas ou cargas não habituais sobre terreno duro, assim como microlesões recidivantes sem um período de cura suficiente. Mas também a ingestão de medicamentos anti-inflamatórios (p. ex., preparados de cortisona) a longo prazo podem levar a uma ruptura do tendão do calcâneo.

Desencadeantes endógenos podem ser distúrbios do metabolismo e distúrbios da irrigação, focos infecciosos crônicos (dentes não tratados, sinusites [sinusopatias purulentas] etc.), erros posturais do pé, instabilidades ligamentares, diferenças de comprimento das pernas e, como já foi citado, alterações degenerativas condicionadas pela idade, assim como desequilíbrios musculares.

Fraturas ósseas

Fraturas do tornozelo na região da articulação talocrural

> Fraturas dos maléolos medial e lateral fazem parte das fraturas mais frequentes no esporte (Peterson/Renström, 1987, p. 340; Helal/King/Grange, 1992, p. 282; Menke, 2000, p. 101).

Como os sintomas e o resultado da palpação frequentemente não permitem diferenciação entre uma torção grave e uma fratura não complicada, o exame radiológico é obrigatório para um diagnóstico preciso.

Como mesmo pequenos erros posturais remanescentes podem levar a uma artrose precoce da articulação do tornozelo, um tratamento correto, o reposicionamento dos elementos de fratura em um eixo correto com auxílio de osteossíntese, assim como a reconstrução das estruturas ligamentares lesionadas, é da maior importância.

Uma osteossíntese estável possibilita uma fisioterapia funcional precoce. Após cerca de seis semanas, a fratura deve estar consolidada; então, é possível começar a restabelecer passo a passo a carga total do atleta.

Traumatismos ligamentares

As lesões ligamentares (torções e rupturas ligamentares, ver Fig. 3.183) perfazem praticamente 80% dos traumatismos da articulação talocrural. Entre elas, predominam de longe as lesões do ligamento lateral.

> Entre as lesões da articulação do tornozelo predominam as torções, que perfazem praticamente três quartos de todas as lesões.

Deve-se citar a diferença por vezes somente gradual entre torção e ruptura ligamentar: um diagnóstico de "torção" geralmente não é um "estiramento", e sim, pequenas rupturas, rupturas parciais e até mesmo uma ruptura completa de estruturas ligamentares (Nilsson, 1983, p. 32).

> O ligamento fibulotalar talvez seja a estrutura isolada mais frequentemente lesionada no ser humano (Steinbrück, 1983, p. 27). Noventa e sete por cento de todos os traumatismos ligamentares da articulação talocrural afetam o aparelho ligamentar lateral; em 70% existe uma ruptura isolada do ligamento fibulotalar anterior, em 25% uma ruptura adicional do ligamento fibulocalcâneo, e em 5% uma lesão conjunta desses três ligamentos (Franke, 1983, p. 43).

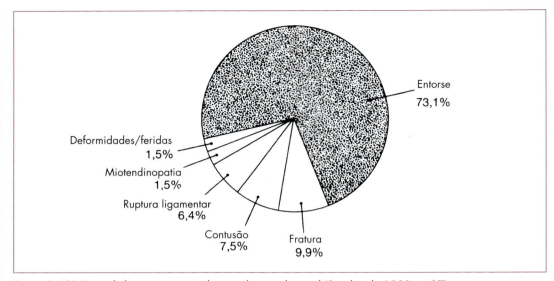

Figura 3.183 Tipos de lesão na região da articulação talocrural (Steinbrück, 1983, p. 27).

Praticamente todas as lesões do ligamento lateral podem ser decorrentes de um traumatismo de supinação típico, com mecanismos de lesão estereotipados.

> Na impulsão explosiva do pé (p. ex., nos saltos, na arrancada), assim como na aterrissagem (p. ex., relacionada com saltos para saída de equipamentos de ginástica artística ou nas modalidades esportivas com bola), a posição de supinação do pé ou a instabilidade fisiológica da articulação talocrural pode levar a lesões das estruturas ligamentares externas, com o pé em extensão máxima e sob efeito de fatores externos (solos irregulares, ação do adversário) ou fatores predisponentes internos (falta de atenção, fadiga).

Com o apoio do calcanhar da perna direcionada para a frente durante a corrida e com o início do movimento de rolamento, são atingidos valores de pressão que atingem até cinco vezes o peso corporal (Albrecht, 1972, p. 67). É compreensível que, frequentemente, pequenos distúrbios bastem para provocar lesões graves.

O fato de o ligamento colateral medial raramente sofrer lesões está relacionado com sua carga preferencial em pronação – ou seja, extensão dorsal – e com a tendência fisiológica do calcâneo à inversão (ver anteriormente), evitando o comprometimento desse ligamento; além disso, o maléolo lateral, tracionado mais para baixo e atado à tíbia pela membrana interóssea, e a sindesmose tibiofibular, evitam movimentos excessivos de eversão ou pronação.

Com base nos traumas de supinação descritos, os traumatismos da articulação do tornozelo estão em evidência principalmente em modalidades esportivas que se caracterizam por um grande número de saltos ou aterrissagens e mudanças de direção (ver Fig. 3.184).

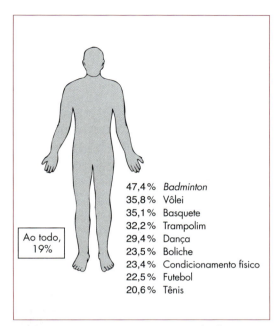

Figura 3.184 Frequência percentual relativa nas modalidades esportivas isoladas quanto à totalidade das lesões da articulação do tornozelo (segundo Steinbrück, 1983, p. 27).

Em números absolutos, o futebol, o basquete e o vôlei são os campeões dos traumatismos da articulação do tornozelo. No percentual relativo, todavia, o futebol passa para segundo plano (8ª posição), e lideram *badminton*, vôlei, basquete e saltos de trampolim.

Diagnóstico da ruptura do ligamento lateral

Os atletas, em geral, relatam que sofreram uma torção do tornozelo e se queixam de dores na região lateral do pé, além de apresentarem um edema na região do maléolo lateral. Dependendo da força atuante ou da extensão dessa "torção" do tornozelo, ocorre uma ruptura do ligamento fibulotalar anterior, seguida de uma ruptura do ligamento fibulocalcâneo; a ruptura adicional do ligamento fibulotalar posterior é muito rara (ver Fig. 3.159).

A comprovação diferenciada de uma ruptura do ligamento lateral se dá por meio do exame da gaveta anterior (teste do ligamento fibulotalar) e pelo teste de inclinação (teste do ligamento fibulocalcâneo).

Dependendo da extensão da lesão ligamentar, diferenciam-se três graus de lesão:
- Grau I = distensão ou ruptura parcial sem instabilidade.
- Grau II = ruptura do ligamento fibulotalar anterior – teste da gaveta positivo.
- Grau III = ruptura adicional do ligamento fibulocalcâneo – teste da inclinação do tálus positivo (Menke 2000 p. 110).

Observação: independentemente do grau da lesão ligamentar, está indicada radiografia ou ressonância magnética para excluir uma lesão óssea concomitante (fraturas, arrancamentos osteoligamentares), assim como lesões de sindesmose.

Tratamento

As lesões do ligamento lateral geralmente podem ser tratadas de modo conservador. Somente as distensões recidivantes crônicas podem necessitar de revisão cirúrgica.

Após o tratamento agudo imediato segundo o esquema RGCE (ver p. 52), é feito um fortalecimento sequencial dos músculos fibulares por meio de hidroginástica e um treinamento proprioceptivo sobre bases instáveis (pranchas inclinadas, discos para exercícios de equilíbrio etc.) para o restabelecimento da propriocepção ou da proteção muscular, tendínea e articular reflexamente condicionada. O uso de uma órtose ou o emprego de bandagens ou faixas elásticas impede uma torção lateral e permite uma mobilização precoce (andar em terreno com desníveis; trabalho com bicicleta ergométrica). Após cerca de 6 semanas, iniciam-se um tratamento de corrida progressivo e o emprego de carga progressiva específica para a modalidade esportiva.

Lesões típicas de sobrecarga

Inflamação do tendão do calcâneo

A inflamação do tendão do calcâneo – também denominada aquilodinia – é um quadro de queixas na região desse tendão, originadas por quadros clínicos isolados ou combinados.

Como mostra a Figura 3.185, a causa de uma aquilodinia pode ser uma tendinite (um estado inflamatório do tendão), uma tendinose (um tendão apresentando alterações degenerativas com necrose, deposição de cálcio, ossificação e ruptura parcial em decorrência de uma tendinite crônica), uma peritendinite (estado irritativo inflamatório do tecido de deslizamento tendíneo), uma peritendinose (endurecimento e espessamento do tecido de deslizamento tendíneo em decorrência de uma tendinite crônica), assim como uma tendinopatia de inserção (doença da inserção tendínea decorrente de sinovite, protrusões ósseas, esporão dorsal do calcâneo) (Maibaum, 2001, p. 9).

Observação: uma tendinite crônica do tendão do calcâneo pode, a longo prazo, levar a uma ruptura tendínea. No entanto, somente 20 a 30% dos atletas/pacientes com ruptura do tendão do calcâneo apresentam dores precedentes associadas a uma aquilodinia, o que significa que muitas lesões prévias são assintomáticas (Menke, 2000, p. 120).

A aquilodinia é a inflamação tendínea mais frequente.

A origem da aquilodinia é atribuída a uma série de fatores relativos ao método de treinamento, a fatores da medicina esportiva e ao uso de equipamentos esportivos. Os atletas mais acometidos são principalmente aqueles que, durante o treinamento e a competição, realizam exercícios intensivos de corrida e salto, sobrecarregando muito o tendão do calcâneo. Como causas são citados os fatores a seguir (Scheibe, 1973, p. 260; Brenke et al., 1979, p. 337; Segesser, Nigg, Morell, 1980, p. 79; Hudler et al., 1983, p. 80; Menke, 2000, p. 120; Maibaum et al., 2001, p. 10).

Fatores relacionados ao método de treinamento

- Aumento súbito da carga de treinamento: desrespeitando o princípio de carga crescente (Weineck, 2007, p. 47), a intensidade de treinamento ou o escopo de treinamen-

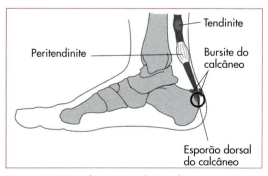

Figura 3.185 Alterações de tendão possíveis no quadro de uma aquilodinia (Maibaum et al., 2001, p. 9).

to é aumentado de modo muito abrupto; as estruturas do aparelho locomotor ativo e, principalmente, do aparelho locomotor passivo não têm tempo suficiente para se adaptar às cargas não habituais.
- Mudança súbita dos meios e conteúdos de treinamento: por exemplo, a utilização de um treinamento de salto em profundidade (treinamento pliométrico) leva a uma sobrecarga súbita das estruturas.
- Mudança súbita do solo de treinamento: a mudança sazonal de treinamento ao ar livre para treinamento em ginásios de esporte (e vice-versa), ou a mudança de pistas de carvão para pistas de *Tartan* ou similares dá origem a cargas completamente diferentes ou cargas consideravelmente mais altas (Fig. 3.163), e a sobrecarga praticamente está pré-programada.
- Exercícios de corrida e saltos sobre um solo muito duro, muito macio ou escorregadio: uma mudança mínima na técnica de corrida ou salto ou na evolução do movimento leva a cargas não habituais.
- Altos volumes de corrida no futebol ou nas sequências de saltos: mesmo com solo adequado e intensidade adequada de treinamento, o emprego excessivo e repetitivo de um conteúdo de treinamento pode levar a queixas na região do tendão do calcâneo, que poderiam ser evitadas.
- Aquecimento insuficiente: com aquecimento insuficiente, a situação nutricional do tendão do calcâneo não está adaptada a altas intensidades e volumes de carga. Isso pode levar a distúrbios locais do metabolismo e, na sequência, dar origem a queixas.
- Falta de treinamento compensatório: alongamento insuficiente da musculatura da panturrilha ou déficit de fortalecimento dos antagonistas pode levar a desequilíbrios musculares e, com isso, a sobrecargas locais.

Fatores da medicina esportiva

- Predisposição anatômica (insuficiência ligamentar junto à articulação do tornozelo, insuficiências dinâmicas e estáticas do pé, exostoses de Haglund, pelve inclinada etc.): em decorrência das altas cargas que incidem na região do tendão do calcâneo, até pequenos desvios de eixo podem levar a sobrecargas acentuadas.
- Negação ou negligência de queixas precoces ou de microtraumatismos na região do tendão do calcâneo (geralmente por parte do atleta): a soma de microtraumatismos ou de alterações degenerativas do tendão do calcâneo, condicionadas pelas queixas, forma o substrato da aquilodinia por vezes persistente.
- Erros de carga: no contexto de lesões ligamentares, podem ocorrer distúrbios neuromusculares que fomentam a sobrecarga do tendão do calcâneo. Traumatismos da perna contralateral também podem promover tais sobrecargas.
- Negligência de influências tóxicas focais: nas doenças gerais infecciosas ou na presença de focos bacterianos não tratados (dentes, amídalas palatinas etc.), existe o perigo de uma alteração degenerativa do tendão do calcâneo.
- Ausência de fisioprofilaxia para a estimulação da irrigação após cargas extremas e resfriamento: ambos os fatores afetam o metabolismo do tendão do calcâneo e, com isso, levam a um processamento inadequado das cargas. Resfriamento, aplicação de calor etc. favorecem a aceleração da recuperação e uma recuperação ideal.

Fatores relacionados ao uso de equipamentos esportivos

- Vestimenta esportiva inadequada: vestimentas que não estabilizam o calor de ma-

neira adequada levam a uma queda da temperatura na região do tendão do calcâneo e, com isso, a uma maior suscetibilidade a lesões ou menor capacidade de carga.
- Calçados inadequados: solas gastas ou apresentando desgaste irregular, sem saltos mais altos, solas inelásticas e muito duras, ação mecânica sobre o tendão do calcâneo exercida por um protetor de calcanhar muito duro podem levar a efeitos negativos sobre a tolerância à carga do tendão do calcâneo.

> O fator principal da tolerância a cargas é a intensidade de carga dos pontos de vista qualitativo e quantitativo. Nesse caso, as escolhas do solo de treinamento e do calçado esportivo (Fig. 3.163) exercem a maior influência biomecânica sobre as forças que atuam sobre o pé ou sobre o tendão do calcâneo e, com isso, sobre sua carga (Segesser et al., 1980, p. 80). Por isso, sua escolha merece uma atenção especial.

Do ponto de vista diagnóstico, a aquilodinia pode ser classificada como aquilodinia com características constantes e periódicas – neste caso, trata-se de pioras temporárias em sua evolução global (Hermanns/Vergouwen, 1983, p. 84; Maibaum et al., 2001, p. 10).

Aquilodinia com características constantes:

- dores no tendão do calcâneo, principalmente na forma de aumento local da sensibilidade, associada com alterações locais da consistência (edema);
- dor à pressão ao longo da região afetada;
- edema nodular facilmente palpável nos locais de maior sensibilidade;
- rigidez matinal típica, dor no início da corrida;
- perda funcional.

Aquilodinia com características periódicas:

- intensificação da dor com caráter difuso;
- crepitação durante o levantamento e abaixamento do pé;
- edema difuso do tendão do calcâneo;
- rubor e, frequentemente, calor cutâneo;
- aumento da limitação de função ou perda funcional.

Medidas terapêuticas: em geral, a aquilodinia é tratada de modo conservador (repouso, imobilização com gesso, fisioterapia, tratamento medicamentoso, calçados apropriados etc.). Para o atleta geralmente não se recomenda repouso absoluto, uma vez que uma pausa de treinamento leva a uma regressão da rede vascular do tendão do calcâneo e do tecido de deslizamento circundante. Nesse caso, ao reassumir o treinamento, a irrigação sanguínea não seria ideal, existindo um risco maior de recidivas.

> A duração da estabilização e do trabalho com cargas progressivas depende do grau das queixas relativas ao tendão do calcâneo, da duração das queixas e das cargas às quais o tendão do calcâneo será submetido no decorrer do treinamento posterior.

Caso o tendão do calcâneo continue sendo submetido a cargas na presença de queixas, podem ocorrer alterações degenerativas da estrutura tissular que, finalmente, só poderão ser tratadas cirurgicamente ou podem levar a uma ruptura do tendão do calcâneo.

> Observação: aos primeiros sinais de uma aquilodinia, devem ser suspensas todas as corridas, bem como todos os saltos e exercícios de força para a flexão plantar. Essa medida, associada com alteração correspondente do regime de treinamento, é decisiva para a preservação do restabelecimento.

> Para a continuidade da carga, devem ser escolhidos exercícios que não atuem ou que atuem pouco sobre o tendão do calcâneo afetado, por exemplo, natação (nado *crawl*), ciclismo e exercícios específicos.

Antes de voltar a exercer cargas sobre o tendão do calcâneo, aconselha-se a seguir uma fase de estabilização de aproximadamente uma semana.

> Se uma aquilodinia não se resolver apesar de todas as medidas conservadoras e com um regime de treinamento alterado, se as queixas tiverem duração de um ano ou mais e na presença de uma limitação grave das atividades da vida diária, deve-se recorrer a um procedimento cirúrgico (Herrmans, Vergouwen, 1983, p. 85).

No período pós-operatório, a marcha é possível após cerca de 2,5 meses (com uma variação de 1 a 7 meses), e a corrida, após cerca de cinco meses (com uma variação de 2 a 9 meses).

A corrida é uma forma de movimento que solicita fortemente o tendão do calcâneo, uma vez que durante a fase de aterrissagem ocorrem forças que ultrapassam em várias vezes o peso corporal (aceleração vertical negativa de até 15 g). Por isso, na corrida, é preciso fazer um trabalho especialmente cuidadoso para reassumir a carga: inicialmente, a carga deve ter um caráter intervalar, sendo distribuída por várias unidades de treinamento ao dia, para possibilitar que o tendão do calcâneo tenha um tempo de recuperação suficiente nos intervalos.

Calcanhar de dançarino

Sob o termo "calcanhar de dançarino" entende-se uma síndrome dolorosa do calcanhar, também denominada síndrome de compressão do tálus. Nesse caso, trata-se de um estado irritativo na região do calcanhar, originado por uma compressão do processo posterior do tálus por meio de uma flexão plantar máxima (Menke, 2000 b, p. 117).

Esporão do calcâneo

> O "esporão do calcâneo" é uma protuberância óssea no calcâneo.

Diferenciam-se um esporão dorsal e outro plantar do calcâneo.

No esporão dorsal do calcâneo (nesse caso, trata-se de uma causa mais rara para queixas próximas à inserção do tendão do calcâneo), existe uma protuberância semelhante a um esporão abaixo da inserção do tendão do calcâneo.

No esporão plantar do calcâneo, existe uma protuberância semelhante a um esporão na região inferior e interna do tálus (Haaker, 1998, p. 62; Maibaum et al., 2001, p. 59; ver Fig. 3.186).

Esporões do calcâneo se desenvolvem em decorrência de sobrecargas esportivas, erro de estática do pé – principalmente em atletas nos

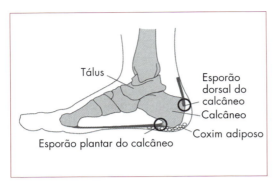

Figura 3.186 Representação esquemática do esporão plantar e dorsal do calcâneo.

quais existe uma postura em pronação acentuada na articulação do tornozelo, levando a um achatamento do arco longitudinal, dedos do pé espraiados e aumento de tensão sobre a aponeurose plantar – ou por causa de processos de irritação mecânica, por exemplo, com calçados inadequados (principalmente quando não fornecem um apoio para o arco longitudinal) ou com solo de treinamento inadequado (Haaker, 1998, p. 62; Maibaum et al., 2001, p. 59).

Os sintomas típicos são dores à pressão na borda posterossuperior do tálus (esporão dorsal do calcâneo) ou na borda inferior interna do tálus (esporão plantar do calcâneo). Adicionalmente, é frequente encontrar bursites e um encurtamento da musculatura da panturrilha (esporão dorsal do calcâneo) ou uma dor à carga (as dores desaparecem em repouso), rigidez matinal, sensação de dormência ao longo da face lateral da sola do pé, além de uma marcha claudicante (esporão plantar do calcâneo).

Do ponto de vista terapêutico, o repouso está em evidência. Recomenda-se uma pausa esportiva de aproximadamente 10 a 14 dias, assim como o uso de muletas com apoio dos braços. Além disso, está indicada a eliminação da irritação mecânica (p. ex., checar os calçados como causa possível), acompanhada de escalda-pés, compressas e curativos com pomadas, o uso de sapatos confortáveis ou macios com palmilhas (com uma depressão no local do esporão do calcâneo), assim como a administração de medicamentos anti-inflamatórios e analgésicos. Um tratamento com ondas de choque também mostrou ser eficaz. Nos estados dolorosos acentuados, pode estar indicado um tratamento injetável com solução de cortisona. Uma intervenção cirúrgica somente é feita excepcionalmente, ou seja, depois de esgotadas todas as possibilidades de tratamento conservador.

> Observação: para evitar que o quadro se torne crônico e, eventualmente, para evitar uma intervenção cirúrgica, deve-se prevenir o mais precocemente possível uma lesão por sobrecarga da aponeurose (esporão plantar do calcâneo) ou da inserção do tendão do calcâneo (esporão dorsal do calcâneo) (Peterson/Renström, 1987, p. 363; Maibaum et al., 2001, p. 59).

Calcanhar de Haglund

O calcanhar de Haglund é uma variante do esporão dorsal do calcâneo (Helal/King/Grange, 1992, p. 290).

> Sob o termo calcanhar de Haglund, entende-se uma protuberância superior, posterior e externa do tálus, frequentemente combinada com uma bursite na região da inserção do tendão do calcâneo (Maibaum et al., 2001, p. 71).

Ele se origina por sobrecarga – e por carga, ou seja, a tração do tendão é maior do que sua capacidade individual de carga –, levando a uma inflamação local, com dores intensas durante o apoio do pé, podendo levar à incapacidade de apoiar o pé. A extensão das dores não depende do tamanho do esporão do calcâneo, e sim da intensidade da inflamação.

As causas podem ser um erro de estática da região posterior do pé, irritação mecânica por calçados mal ajustados (p. ex., um sapato muito estreito ou um sapato com contraforte muito duro, muito baixo e associado a uma borda posterior muito baixa do sapato), assim como sobrecargas e erros de carga atuando sobre o tendão do calcâneo, em consequência de distúrbios funcionais das articulações do quadril e joelho.

Sintomas típicos são dores, rubor e edema junto à inserção do tendão do calcâneo no tálus.

Como tratamento, recomenda-se a fricção profunda e aplicação de gelo, medicamentos anti-inflamatórios, prescrição de palmilhas com contraforte macio, eliminação do fator desencadeante (p. ex., correção da estática da região posterior do pé após análise em esteira). Se as medidas conservadoras não surtirem efeito, deve ser considerado um tratamento cirúrgico para extirpação do esporão do calcâneo (Helal/King/Grange, 1992, p. 290; Menke, 1997, p. 122; Bull, 1998, p. 214; Maibaum et al., 2001, p. 71).

Fraturas por estresse

As fraturas por estresse aparecem ao final de uma carga crônica com aumento do metabolismo ósseo, no sentido de uma adaptação das estruturas ao aumento da carga. Aparentemente, ocorre um distúrbio na taxa de ativação dos osteoblastos (estes servem para a estruturação óssea) e dos osteoclastos (que degradam a substância óssea); esse distúrbio se manifesta com microfraturas do osso esponjoso. Com cargas adicionais a longo prazo, a neoformação óssea periosteal (que parte do periósteo) não é suficiente para impedir uma fratura.

Os fatores de risco para uma fratura por estresse são erros de posicionamento do eixo (pernas ou pés em X ou em O), calçados inadequados, fadiga muscular crônica e queda dos níveis hormonais anabolizantes, decorrente do treinamento ou da sobrecarga (p. ex., queda do nível de testosterona no homem ou de estrogênio na mulher).

As fraturas por estresse da perna, articulação do tornozelo e pé afetam principalmente os corredores de longa distância, velocistas/saltadores e atletas de modalidades esportivas associadas. Porém, as fraturas por estresse também ocorrem nos jogos de rebater (tênis, *squash* etc.), no futebol e na dança esportiva. Um exemplo típico é a fratura do dançarino, que representa uma fratura por estresse na região dos metatarsais, acometendo predominantemente a base dos ossos metatarsais II e V. Como causa discutem-se uma sobrecarga muscular crônica com posterior sobrecarga óssea, erros de posicionamento do eixo dos membros inferiores (p. ex., na forma de diferenças de comprimentos das pernas ou pernas em X) e erros na forma dos pés (com base na pronação acentuada ou na existência de um pé cavo) (Menke, 2000 b, p. 118).

Enquanto nas modalidades atléticas de corridas de velocidade e de salto ou de modalidades esportivas múltiplas estão afetados preferencialmente o osso navicular, a tíbia e os ossos metatarsais (principalmente o II e o III), nos corredores de longas distâncias os ossos mais afetados são a tíbia e fíbula; nos dançarinos, os ossos metatarsais e nos recrutas submetidos a altas cargas de marcha, o calcâneo e os ossos metatarsais (Menke, 2000, p. 104).

Os sintomas típicos de fraturas por estresse na região da articulação do tornozelo ou dos pés são dores locais à pressão e dores durante a carga na região afetada. Uma ressonância magnética demonstra fratura por estresse; imagens radiológicas são menos apropriadas para evidenciá-la numa fase precoce.

Medidas terapêuticas: inicialmente, repouso, acompanhado de fisioterapia e administração de medicamentos anti-inflamatórios. Após melhora dos sintomas, é possível reiniciar o treinamento de maneira lentamente progressiva.

Fraturas por estresse na região da fíbula e do calcâneo geralmente se curam com repouso sem deixar sequelas. Fraturas do osso navicular requerem uma imobilização durante várias semanas, seguida de um programa de reabilitação intensivo.

Nas fraturas por estresse do metatarso, o tratamento conservador, com acolchoamento (palmilhas adequadas, entre outros) e pausa temporária de treinamento esportivo, leva à consolidação completa em algumas semanas (Menke 2000, p. 106).

Artrose articular

Principalmente em modalidades esportivas com alta carga de impacto ou sobrecargas crônicas, pode ocorrer a formação de artroses articulares na região da articulação talocrural e dos dedos do pé.

Artrose da articulação talocrural (tornozelo do jogador de futebol)

Um achado característico de sobrecargas crônicas é o "tornozelo do jogador de futebol", relativamente frequente. Nesse caso, existem ossificações da cápsula articular, protuberâncias ósseas nas bordas articulares e corpos articulares livres no sentido de uma artrose da articulação talocrural (Menke, 2000, p. 119).

Os sintomas típicos são dores, limitações funcionais, edemas condicionados pela carga e, por vezes, bloqueios articulares e sensação de instabilidade. Uma radiografia evidencia o achado.

Nas queixas crônicas recomenda-se um tratamento cirúrgico com auxílio de uma remoção artroscópica dos corpos articulares livres, das protuberâncias ósseas e da mucosa de revestimento articular inflamada.

Artrose da articulação proximal do hálux

Na artrose da articulação proximal do hálux – neste caso, fala-se de um hálux rígido –, existe uma sobrecarga da região anterior do pé. Esse tipo de degeneração articular ocorre em razão de uma sobrecarga funcional, como no caso do balé, no qual se dança na ponta dos pés.

Capítulo 4

Análise de movimentos simples do tronco e dos membros

Considerações iniciais

As explicações a seguir visam proporcionar um rápido entendimento do substrato anatômico de movimentos simples. Por isso, a musculatura determinante da função é apresentada de modo bastante esquematizado e simplificado, para demonstrar como a musculatura necessária para o trabalho de treinamento pode ser fortalecida por meio de um treinamento especial de força. Nesse sentido, também devem ser entendidos os dados numéricos frequentemente usados e que são provenientes de cálculos feitos por Lanz, Lang e Wachsmuth (1972); esses dados servem para exemplificar ao leigo a importância dos músculos que participam do movimento. O autor está consciente de que isso simplifica ao extremo a complexidade dos processos envolvidos em cada movimento; no entanto, ele assume essa desvantagem em favor de uma rápida visão geral das informações.

Portanto, o objetivo deste capítulo é criar uma relação entre a anatomia "abstrata", que geralmente é percebida somente como conteúdo didático, e a prática esportiva diária.

Análise de movimentos simples

Movimentos simples do tronco

Flexão do tronco

A extensão da amplitude de movimento durante uma flexão do tronco depende da capacidade de alongamento dos antagonistas e do aparelho ligamentar da coluna vertebral ou da mobilidade das pequenas articulações vertebrais, assim como da força dos agonistas que participam do movimento.

Em pé, o tronco inclina para a frente, seguindo a força da gravidade, até o ponto de equilíbrio entre o tônus da musculatura que mantém o tronco em pé (nesse caso, principalmente do músculo eretor da espinha) e a força da gravidade. Durante a evolução posterior do movimento, são solicitados os mesmos músculos usados para o levantamento do tronco a partir de um decúbito dorsal.

Músculos atuantes (Fig. 4.1):
- reto do abdome;
- oblíquo externo do abdome;
- oblíquo interno do abdome.

Assim como os músculos flexores do quadril:
- reto femoral;
- iliopsoas;
- tensor da fáscia lata;
- sartório, entre outros.

Observação: durante a flexão das articulações do joelho e do quadril, o trabalho dos músculos retos femorais e do iliopsoas é dificultado em decorrência de uma alavanca mais curta; portanto, a execução desse exercício sobrecarrega principalmente a musculatura abdominal.

Extensão do tronco

Durante a extensão do tronco na posição em pé, o movimento para trás é absorvido pe-

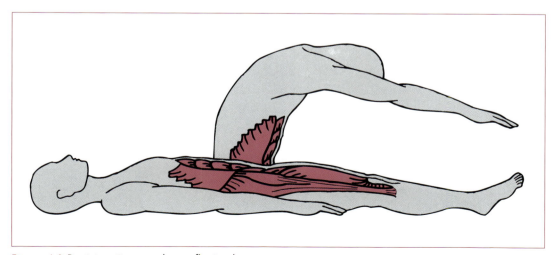

Figura 4.1 Participação muscular na flexão do tronco.

los músculos abdominais, ou seja, é limitado por suas capacidades de alongamento. Da mesma forma, a elasticidade do aparelho ligamentar da coluna vertebral e da articulação do quadril (nesse caso, especialmente do ligamento iliofemoral) desempenha um papel importante. A extensão do tronco é feita de forma ativa por meio da contração da musculatura extensora das costas.

Músculos atuantes (Fig. 4.2):
- eretor da espinha;
- latíssimo do dorso e trapézio (que tracionam os ombros para trás);
- glúteo máximo e isquiocrurais (que promovem a extensão da articulação do quadril).

Observação: para que não ocorra sobrecarga nos discos intervertebrais e nas pequenas articulações vertebrais, deve ser evitada a hiperextensão da coluna vertebral.

Flexão lateral do tronco

Na posição em pé, a flexão lateral do tronco se dá inicialmente somente por meio da força da gravidade, e os antagonistas absorvem essa tendência lateral, amortecendo-a. O trabalho dos agonistas fica em evidência somente ao assumir "posições extremas".

Músculos atuantes (Fig. 4.3) na face anterior do tronco:
- reto do abdome;
- oblíquo externo do abdome;
- oblíquo interno do abdome;
- iliopsoas (situado na profundidade);
- peitoral maior (traciona o ombro para baixo em direção ao lado da contração).

Músculos atuantes na face posterior do tronco:
- eretor da espinha (na Fig. 4.3b encontra-se coberto pelos músculos trapézio e pelo latíssimo do dorso);
- quadrado do lombo;
- latíssimo do dorso e trapézio (parte ascendente); juntamente com outros músculos que fazem inserção junto à articulação do ombro, tracionam o ombro para o lado de contração.

A flexão lateral do tronco é possibilitada pela contração unilateral dos músculos citados.

Forma especial de flexão lateral do tronco: com as pernas fixas, flexão do tronco a partir

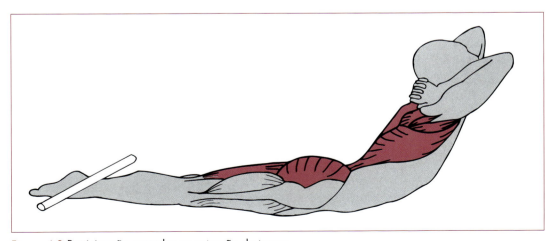

Figura 4.2 Participação muscular na extensão do tronco.

da posição lateral. Nesse movimento, o levantamento da pelve é auxiliado por todos os músculos que têm sua origem junto à asa do osso ilíaco e que fazem sua inserção na região da coxa ou na região proximal da perna. Com a inversão do ponto fixo e do ponto móvel dos músculos que participam da abdução, ocorre o levantamento da pelve do lado da contração que apoia a flexão lateral do tronco.

Músculos atuantes:
- glúteos médio, mínimo e máximo (inserção do trato);
- reto femoral;
- tensor da fáscia lata;
- iliopsoas.

Na ginástica artística, há uma combinação similar de movimentos, que consiste na flexão lateral do tronco e abdução na articulação do quadril durante os movimentos em tesoura das pernas no cavalo com alças.

Rotação do tronco para o lado

O movimento de rotação do tronco se dá por meio de uma sequência de trações musculares na mesma direção. Trata-se de um tipo de parafuso muscular (Benninghoff, Goerttler, 1975) que gira o tronco lateralmente. Na face posterior, com rotação para a esquerda, seu trajeto parte do lado esquerdo do pescoço, passando pelo lado esquerdo do ombro e lado esquerdo do tronco, até a região anterior, atuando sobre o músculo oblíquo externo do abdome direito ou esquerdo.

Músculos atuantes (representados no exemplo da rotação do tronco para a esquerda) na face anterior do tronco:
- oblíquo externo do abdome direito;
- oblíquo interno do abdome esquerdo (uma vez que ele dá continuidade à direção de tração do músculo oblíquo externo do ab-

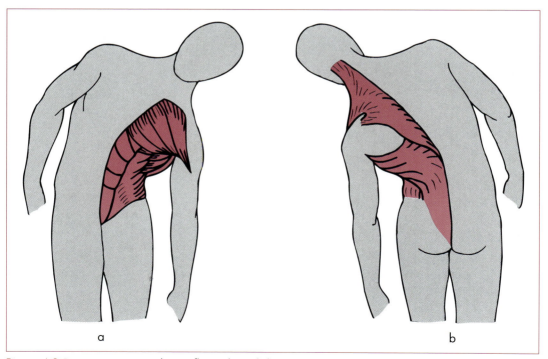

Figura 4.3 Participação muscular na flexão lateral do tronco. a) Face anterior do tronco; b) face posterior do tronco.

dome por meio da aponeurose do músculo reto do abdome);
- peitoral maior direito (para trazer o ombro direito para a frente);
- serrátil anterior direito (ação semelhante à do músculo anterior);
- esternocleidomastóideo direito (para a rotação da cabeça).

Músculos atuantes na face posterior do tronco, de cima para baixo (Fig. 4.4):
- esplênio esquerdo (para a rotação da cabeça);
- transversoespinais;
- levantadores das costelas;
- intercostais externos ou internos do lado direito ou esquerdo;
- oblíquo externo do abdome direito (ver face anterior do tronco).

Além disso, ainda existem os músculos sobrejacentes ou superficialmente localizados, que atuam principalmente sobre a rotação do ombro:
- latíssimo do dorso, porção esquerda;
- trapézio, porção esquerda;
- romboides maior e menor esquerdos.

Movimentos simples dos membros superiores

Nos movimentos dos membros superiores descritos a seguir, os músculos sempre são citados de acordo com sua força de contração. Os dados numéricos após o nome do músculo citados em Nm (= $1 \cdot 10^{-9}$ m) indicam as capacidades de trabalho (momentos de rotação) do músculo, calculadas por Lanz, Lang e Wachsmuth (1972) a partir de sua posição normal.

Observação: esses dados numéricos servem exclusivamente para a orientação durante a avaliação de músculos relevantes para o movi-

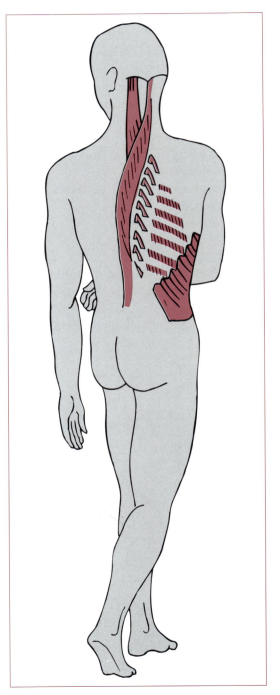

Figura 4.4 Participação muscular na rotação lateral do tronco; face posterior do tronco após a eliminação das camadas musculares superficiais e da escápula (Benninghoff e Goerttler, 1975).

mento; eles não levam em consideração as condições variáveis de alavanca ou das forças variáveis de tração dos músculos para cada posição angular.

Anteversão a partir da posição normal (braços estendidos para baixo)

A anteversão engloba o movimento a partir da posição normal até a posição horizontal do braço.
- Deltoide (97,12 Nm). Esse músculo desempenha o trabalho principal.

Outros músculos auxiliares:
- bíceps braquial, cabeça curta (16,68 Nm);
- supraespinal (13,73 Nm);
- peitoral maior (7,85 Nm);
- infraespinal (7,85 Nm);
- coracobraquial (6,87 Nm);
- subescapular (5,89 Nm).

A capacidade total de trabalho dos músculos que participam da anteversão e que, por sua vez, só participam com determinadas partes para dar origem ao movimento é de aproximadamente 166,77 Nm. Pode-se observar que o músculo deltoide desempenha o maior trabalho nesse movimento, mas que as pequenas participações dos músculos restantes se somam, dando origem a uma força adicional significativa.

Elevação

A passagem do braço da posição horizontal para a posição vertical é denominada elevação.

> Observação: esse movimento somente é possível por meio da rotação da escápula.

Músculos atuantes (Fig. 4.5):
- Deltoide. Quanto mais o braço é levanta-do, mais partes musculares são usadas para o movimento (ver Fig. 2.7).
- Serrátil anterior. O músculo traciona o ângulo inferior da escápula para a frente, possibilitando assim o levantamento do braço a partir da horizontal para a vertical.
- Trapézio. Sua parte descendente auxilia a rotação da escápula por meio da tração do ombro para cima; sua parte ascendente auxilia a rotação da escápula, tracionando o ângulo superior da escápula para baixo.

A perda funcional de qualquer um desses músculos impossibilita o levantamento completo do braço. Esses músculos aparecem de modo especialmente frágil nos atletas de levantamento de peso, uma vez que passam por tensão máxima no momento do arranque.

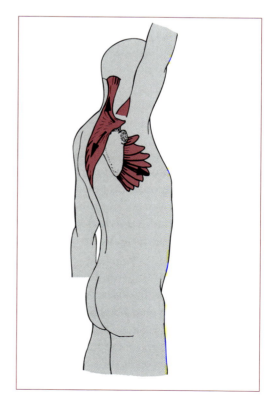

Figura 4.5 Participação muscular na elevação e rotação da escápula.

Fixação do braço na posição elevada

Com a anteversão do braço seguida de elevação, o braço pode ser trazido até praticamente a posição vertical. A continuidade da elevação é impossível em decorrência do bloqueio ósseo na região do ombro. O braço não é fixado nessa posição elevada (p. ex., na parada de mão) somente pelo bloqueio ósseo, e sim, principalmente, pela ação ativa dos músculos. Esses músculos são, por um lado, aqueles que conduzem o braço para a posição vertical e, por outro, aqueles que o abaixam. Portanto, a fixação do braço na posição vertical ocorre por meio de uma tensão isométrica dos agonistas e antagonistas.

Abaixamento do braço a partir da posição vertical

Na posição em pé, esse movimento se dá por meio da força da gravidade. O abaixamento gradual do braço ocorre pelo relaxamento progressivo do tônus da musculatura levantadora.

Com uma contratração (p. ex., durante o apoio na barra fixa) ou com uma aceleração acentuada dessa ação (p. ex., em todos os movimentos de lançamento e batimento), o movimento é completamente controlado pela força dos músculos responsáveis pelo abaixamento do braço. Nesse caso, o tônus dos antagonistas anteriormente citados é reduzido a um mínimo para não interferir no desenvolvimento da força dos agonistas.

Músculos atuantes (músculos que atuam sobre a articulação do ombro a partir da face anterior do tronco ou do braço:
- Peitoral maior. Esse é o músculo do lançamento. Desenvolve sua força principal até quase a posição vertical.
- Tríceps braquial, cabeça longa. Esse músculo participa de todo o trajeto de tração da posição vertical até a posição normal ou abaixada.

Músculos que atuam sobre a articulação do ombro a partir da face posterior do tronco ou a partir da escápula:
- Latíssimo do dorso. Esse músculo, juntamente com o músculo peitoral maior, é o músculo de lançamento e de tração.
- Redondos maior e menor. Principalmente o músculo redondo maior é um potente abaixador do braço; participa de todo o trajeto de aceleração de cima para baixo e para trás (é especialmente importante na natação etc.).
- Subescapular.

Sobre esse movimento atuam, indiretamente, todos os músculos que participam da rotação da escápula para trás:
- Romboides maior e menor.
- Trapézio. A parte descendente desse músculo, que se insere no ângulo superior da escápula, apresenta uma ação antagonista em relação à parte ascendente.

Retroversão do braço a partir da posição normal (braço estendido para baixo)

A volta do braço para a região posterior a partir da posição normal ou do braço estendido para baixo é a continuidade do movimento anteriormente descrito. Ela é possível de maneira limitada e com pouco dispêndio de força, desempenhando um papel, por exemplo, durante o esqui *cross-country* (emprego dos braços) ou no nado *crawl* (ao final do movimento de pressão e no início da fase de recuperação).

Músculos atuantes:
- deltoide (8,83 Nm);
- subescapular (8,83 Nm);
- redondo maior (7,85 Nm);
- latíssimo do dorso (2,94 Nm);
- tríceps braquial (0,98 Nm).

A retroversão do braço ocorre principalmente por meio dos três primeiros músculos que partem da região do ombro. Para melhorar suas capacidades de tração, o ângulo inferior da escápula é tracionado para trás pelos músculos romboide maior e menor, assim como pelo músculo trapézio.

Abdução do braço a partir da posição normal (braço estendido para baixo)

Um forte movimento de abdução é especialmente importante no levantamento de peso durante a fase de tração.

Músculos atuantes:
- deltoide (102,02 Nm); a parte acromial deste músculo é a principal responsável por esse movimento;
- infraespinal (26,49 Nm);
- supraespinal (23,54 Nm);
- bíceps braquial, cabeça longa (10,79 Nm).

Retroversão a partir da posição lateral (posição de abdução)

Durante o retorno do braço a partir de uma posição lateral (p. ex., na ginástica artística, no movimento de impulso no lançamento de disco) – geralmente sob rotação lateral –, o braço é movido, por um lado, em direção à escápula (principalmente por meio do músculo infraespinal, do músculo redondo menor e do músculo deltoide) e, por outro lado, a escápula é movida em direção à coluna vertebral (principalmente por meio do músculo trapézio e dos músculos romboides maior e menor).

Anteversão a partir da posição lateral para a posição de abdução

Esse movimento pode ser desempenhado com força extraordinária durante o lançamento de disco, por exemplo, pelo músculo peitoral maior. A parte clavicular do músculo deltoide, a cabeça curta do músculo bíceps braquial e o músculo coracobraquial apoiam esse movimento.

Adução do braço a partir da posição em abdução

A adução do braço a partir da posição lateral em direção ao tronco ou a fixação dos braços na posição lateral com tração concomitante para baixo (p. ex., no crucifixo da ginástica artística com argolas [Fig. 5.17]) é o movimento mais forte existente na articulação do ombro (capacidade total de trabalho de aproximadamente 394,40 Nm).

Durante a execução do movimento de adução, a escápula ou o cíngulo do membro superior deve ser fixada ao tórax pelo músculo trapézio, pelos músculos subjacentes romboides maior e menor, o músculo serrátil anterior ou o músculo peitoral menor para que haja uma base de tração segura para os músculos dali originados.

Músculos que atuam sobre a articulação do ombro a partir da face anterior do tronco ou do cíngulo do membro superior:
- peitoral maior (115,76 Nm);
- tríceps braquial (83,39 Nm).

Além desses dois antagonistas principais, atuam também estes músculos:
- deltoide (33,35 Nm);
- bíceps braquial, cabeça curta (20,60 Nm);
- coracobraquial (19,62 Nm).

Músculos que atuam sobre a articulação do ombro a partir da face posterior do tronco ou da escápula:
- redondo maior (71,61 Nm);
- latíssimo do dorso (53,96 Nm);
- subescapular (9,81 Nm).

Rotação medial do braço a partir da posição normal

Esse movimento é especialmente importante nas modalidades de luta (luta greco-romana, judô), na esgrima e natação (na transição entre a fase de tração para a fase de pressão no nado *crawl*, costas e borboleta).

Músculos atuantes:
- subescapular (32,37 Nm); este músculo é o mais potente músculo rotador medial do braço;
- peitoral maior (9,81 Nm);
- bíceps braquial, cabeça longa (9,81 Nm);
- redondo maior (7,85 Nm);
- deltoide, parte clavicular (2,94 Nm);
- latíssimo do dorso (2,94 Nm).

Rotação lateral do braço a partir da posição normal

A rotação lateral também é importante nas modalidades de luta, na esgrima e no nado peito (na transição da fase de tração para a fase de pressão).

Músculos atuantes:
- infraespinal (24,53 Nm); este músculo é o principal músculo envolvido na rotação medial do braço;
- deltoide, parte espinal (3,92 Nm);
- redondo menor (2,94 Nm).

O trabalho total dos rotadores laterais equivale, aproximadamente, à metade do trabalho dos rotadores mediais. Por esse motivo, o braço pendente encontra-se com leve rotação medial, uma vez que há um predomínio do tônus dos rotadores mediais.

Flexão do braço na articulação do cotovelo

Os flexores são importantes em todos os movimentos de suporte, de tração e de escalada.

Músculos atuantes:
- bíceps braquial (47,09 Nm);
- braquial (37,28 Nm);
- braquiorradial (18,64 Nm);
- pronador redondo (11,77 Nm);
- extensor radial longo do carpo (11,77 Nm).

A esses juntam-se outros músculos que partem em direção ao punho e que apresentam também um efeito colateral flexor do cotovelo (em conjunto, 8,83 Nm).

Nas posições de supinação e de pronação, os flexores do braço apresentam boas capacidades, mesmo que distintas: enquanto o músculo bíceps braquial e o músculo braquial trabalham melhor na posição de supinação, o músculo coracobraquial desenvolve sua força ideal na posição média e de pronação.

Extensão do braço na articulação do cotovelo

Músculos atuantes:
- tríceps braquial (83,39 Nm);
- ancôneo (7,85 Nm).

Os principais extensores da articulação do cotovelo são as duas cabeças curtas do tríceps (59,84 Nm), que atuam sozinhas sobre o cotovelo, assim como a cabeça longa do tríceps, que atua ainda na articulação do ombro.

Como a capacidade total de trabalho dos flexores ultrapassa a dos extensores, o braço permanece levemente flexionado no estado de relaxamento. O músculo tríceps braquial tem uma importância extraordinária em todas as modalidades esportivas nas quais a extensão do braço ou sua fixação nessa posição é importante (arremesso de peso, lançamento de dardo, boxe, luta greco-romana etc.).

Movimentos reversos na articulação do cotovelo

Músculos supinadores:
- bíceps braquial (10,79 Nm);
- supinador (2,94 Nm).

Alguns outros músculos ainda colaboram com os movimentos reversos (em conjunto, 2,94 Nm). A capacidade total de trabalho dos supinadores é maior quando o cotovelo se encontra flexionado em ângulo reto.

Pronadores:
- pronador redondo (6,87 Nm);
- pronador quadrado (1,96 Nm).

Juntam-se a eles, ainda, outros músculos que apresentam efeitos colaterais de pronação (em conjunto, 5,89 Nm).

A força total dos pronadores corresponde à dos supinadores; no entanto, a capacidade de trabalho dos pronadores é maior com o braço estendido, e a dos supinadores é maior com o braço flexionado em ângulo reto. No esporte, os supinadores e pronadores têm importâncias diferentes, principalmente nas modalidades de luta (luta greco-romana, judô), na esgrima e na natação.

Flexão do punho a partir da hiperextensão

Músculos atuantes:
- flexor superficial dos dedos (47,09 Nm);
- flexor profundo dos dedos (44,15 Nm);
- flexor ulnar do carpo (19,62 Nm);
- flexor longo do polegar (11,77 Nm);
- flexor radial do carpo (7,85 Nm).

> Os dois flexores longos dos dedos são, também, os flexores mais potentes da articulação do punho.

A capacidade total de trabalho é de aproximadamente 127,53 Nm.

É possível entender a força acentuada dos flexores do punho por meio da observação de sua função nos esportes. Na ginástica artística, no arremesso de peso, nas modalidades de luta: são diversas as circunstâncias que exigem forças intensas desses músculos. Os flexores dos dedos também apresentam importantes funções dinâmicas (impulso durante o salto sobre o cavalo, no arremesso de peso etc.) e estáticas: tal como o trabalho de sustentação na ginástica artística (p. ex., nos giros de quadril para trás com um ou dois braços), no remo, no levantamento de peso, no tênis, nas modalidades de luta etc., com intensidades variáveis.

Extensão do punho a partir da flexão

Músculos atuantes:
- extensor dos dedos (16,63 Nm);
- extensor radial longo do carpo (10,79 Nm) e músculo extensor radial curto do carpo (8,83 Nm);
- extensor do indicador (4,91 Nm).

A força dos extensores do punho – isso vale igualmente para os extensores dos dedos – é consideravelmente menor que a força dos flexores, uma vez que a musculatura da mão se desenvolveu no sentido de uma ferramenta de preensão e porque o espectro de trabalho dos extensores é, em geral, menor.

Em esgrimistas, lutadores, jogadores de tênis e principalmente nos levantadores de peso (no momento da parada durante o levantamento), a musculatura extensora é bem desenvolvida, pois para a fixação necessária da articulação do punho, uma força de contração correspondente é requerida.

Abdução do punho

1. Abdução ulnar:
- extensor ulnar do carpo (10,79 Nm);
- flexor ulnar do carpo (6,87 Nm).

2. Abdução radial:
- extensor radial longo do carpo (10,79 Nm) e músculo extensor radial curto do carpo (2,94 Nm);
- abdutor longo do polegar (3,92 Nm).

Outros músculos atuam, ainda, apoiando a abdução do punho (em conjunto, 2,94 Nm).

A abdução radial desempenha um papel na fase final do lançamento de disco; a abdução ulnar é importante, por exemplo, no nado peito. Além disso, nas modalidades de luta, os abdutores não necessários durante a contração concomitante dos flexores e extensores do punho para fixar a posição do punho (p. ex., golpes de caratê, golpes de boxe etc.).

Movimentos simples dos membros inferiores

Flexão do quadril (anteversão da coxa a partir de sua posição normal)

Músculos atuantes (ver Fig. 4.6):
- reto femoral (160,88 Nm);
- iliopsoas (98,10 Nm);
- tensor da fáscia lata (73,58 Nm);
- sartório (42,18 Nm);
- glúteo mínimo, porção anterior (34,34 Nm);
- pectíneo (26,49 Nm).

A partir da retroversão existe, ainda, o auxílio dos adutores.

A capacidade total de trabalho corresponde, aproximadamente, a 441,45 Nm. A amplitude da anteversão da coxa não depende somente da força de contração dos flexores da coxa, e sim, em alto grau, também da postura do joelho e do alongamento associado dos músculos isquiocrurais. Durante a anteversão da perna com o joelho estendido, esses músculos exercem uma forte resistência à extensão; isso possibilita uma excursão de movimento consideravelmente menor do que, por exemplo, com o joelho flexionado, no qual há um alongamento menor.

A maior taxa de lesões na região posterior da coxa, principalmente nos jogadores de futebol, pode, entre outras coisas, ser decorrente do fato de que esse grupo muscular é submetido a um estiramento não habitual causado pela flexão explosiva do quadril e extensão do joelho, como ocorre, por exemplo, no chute a gol. Distensões e outras lesões podem ocorrer quando existe um déficit de aquecimento ou déficit de alongamento antes do início do jogo ou na presença de uma fadiga acentuada.

Extensão do quadril a partir da posição de flexão do quadril para a extensão normal

Músculos atuantes:
- glúteo máximo (521,89 Nm);
- adutor magno (217,78 Nm); pode-se observar que este adutor, além de sua função original, desempenha ainda um papel extraordinariamente importante sempre que é preciso trazer a coluna de apoio da perna, afastada do centro de gravidade do corpo, novamente para dentro da região da linha de sustentação;
- semimembranáceo (166,77 Nm);
- semitendíneo (68,67 Nm);
- glúteo médio, porção posterior (58,86 Nm);
- bíceps femoral, cabeça longa (43,16 Nm);
- quadrado femoral (33,35 Nm) e uma série de outros extensores na região do quadril.

A capacidade total de trabalho é de aproximadamente 1.177,20 Nm.

> É preciso notar que o extensor principal do quadril, o músculo glúteo máximo, não é apoiado somente pelo músculo adutor magno, mas também recebe um apoio considerável do grupo de músculos isquiocrurais (semitendíneo, semimembranáceo e bíceps femoral) para a extensão do quadril.

A força extraordinária dos extensores do quadril se origina de sua importância para a manutenção da postura corporal ereta ou para a locomoção. No âmbito esportivo, os extensores participam, por um lado, de todos os trabalhos de aceleração a partir da flexão precedente do quadril, por exemplo, no levantamento a partir da posição agachada nos atletas de levantamento de peso. Por outro lado, eles também exercem um papel importante em todos os movimentos de amortização (amortecimento em todos os saltos em profundidade, p. ex., nos saltos com esquis).

Hiperextensão do quadril (retroversão da coxa)
Músculos atuantes:
- glúteo máximo (102,02 Nm);
- glúteo médio (55,92 Nm) e outros músculos (ver anteriores).

A capacidade total de trabalho é de 215,82 Nm.

Em virtude do forte encurtamento muscular prévio e das difíceis condições de tração associadas, os extensores do quadril não desenvolvem muita força durante esse movimento ou não atuam de modo algum na linha de tração (p. ex., o forte músculo adutor magno).

Além disso, a hiperextensão da coxa é limitada por um aparelho ligamentar extraordinariamente forte, principalmente pelo ligamento iliofemoral. Somente durante uma inclinação do tronco para a frente (associada com um afrouxamento do "parafuso ligamentar") é possível aumentar a abdução das pernas em sentido posterior.

Abdução da coxa a partir da posição normal
Músculos atuantes:
- glúteo médio (121,64 Nm);
- reto femoral (96,14 Nm); o fato de este músculo biarticular se aproximar da região do eixo de abdução em todos os movimentos laterais da perna faz com que o músculo reto femoral apresente não somente uma forte ação flexora do quadril, mas também uma ação abdutora;
- glúteo máximo, inserção do trato (94,18 Nm);

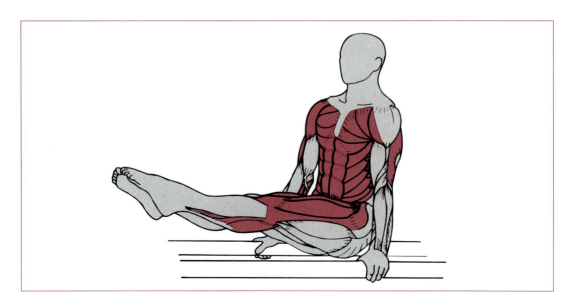

Figura 4.6 Participação muscular na flexão do quadril durante o esquadro.

- tensor da fáscia lata (84,37 Nm);
- glúteo mínimo (69,65 Nm);
- sartório (18,64 Nm);
- piriforme (15,70 Nm).

Capacidade total dos abdutores: cerca de 500,31 Nm.

A grande força dos abdutores tem uma importância extraordinária do ponto de vista estático. Durante a marcha, os abdutores inclinam a pelve em direção à perna de apoio, possibilitando assim o movimento pendular para a frente da perna em movimento. Se os abdutores não forem capazes de fixar a pelve do lado da perna de apoio, o lado não apoiado da pelve sofrerá um deslocamento para baixo durante a fase de apoio da perna lesionada; os movimentos compensatórios do tronco – que precisa se inclinar em direção à perna de apoio lesionada para possibilitar o movimento pendular da perna em movimento – levam ao desenvolvimento de uma marcha claudicante (Fig. 4.7).

O movimento de abdução da coxa é mais acentuado durante a flexão do quadril do que durante a extensão dele: como na retroversão, o afrouxamento do "parafuso ligamentar" também desempenha um papel.

Adução da coxa a partir da posição de abdução da perna no sentido do seu fechamento

Músculos atuantes:
- adutor magno (274,68 Nm);
- glúteo máximo, inserção femoral (122,63 Nm);
- adutor longo (119,68 Nm);
- adutor curto (88,29 Nm);
- semimembranáceo (82,40 Nm);
- iliopsoas (56,90 Nm);
- bíceps femoral, cabeça longa (53,96 Nm);
- semitendíneo (38,26 Nm);
- pectíneo (36,30 Nm);
- obturador externo (36,30 Nm);
- grácil (28,45 Nm);
- quadrado femoral (21,58 Nm).

A capacidade total de trabalho dos adutores é de cerca de 981 Nm; a metade desse valor é desempenhada pelos músculos adutores. A força extraordinária dos adutores pode ser entendida a partir de sua função estática: juntamente com os abdutores, eles participam consideravelmente da manutenção do equilíbrio da posição da pelve no plano frontal. Os distúrbios desse equilíbrio muscular levam a distúrbios consideráveis da manutenção da postura corporal ereta e da locomoção.

No âmbito esportivo, os adutores são especialmente importantes para o hipismo, nas grandes competições (para a aceleração das mudanças de direção), assim como para o esqui alpino etc.

Rotação medial da coxa a partir da posição normal

Músculos atuantes:
- adutor magno (nenhum valor);
- adutor longo (nenhum valor);
- tensor da fáscia lata (8,83 Nm);
- glúteo mínimo (7,85 Nm);
- reto femoral (4,91 Nm) e mais alguns outros músculos.

A rotação medial é possível com bem menos força que todos os demais movimentos na articulação do quadril. Uma flexão na articulação do quadril melhora a direção eficaz da tração muscular e, com isso, aumenta a capacidade de trabalho; isso é importante no esqui alpino (p. ex., movimento das pernas em V para parar o esqui).

Rotação lateral da coxa a partir da posição normal

Músculos atuantes:
- glúteo máximo (88,29 Nm);

- glúteo médio (41,20 Nm);
- bíceps femoral (músculo obturador e músculos gêmeos) (24,53 Nm);
- adutor magno, inserção femoral dorsal (21,58 Nm);
- reto femoral (13,73 Nm).

Capacidade total de trabalho de aproximadamente 294,30 Nm.

A rotação lateral pode ser executada com uma força comparável à execução de outros movimentos do quadril. Ao contrário da rotação medial ou da abdução, a rotação lateral não é melhorada pela flexão do quadril. Com o pé em uma posição de relaxamento (perna em movimento durante a marcha), ele apresenta uma leve rotação para fora, porque o tônus dos rotadores laterais supera o tônus dos rotadores mediais.

No esporte, a rotação lateral desempenha um papel nas modalidades de luta, na patinação artística, no futebol (chute com a margem interna do pé), no lançamento de disco (início da rotação), entre outras.

Extensão da articulação do joelho

Músculos atuantes:
- quadríceps femoral (1.393,02 Nm); (O músculo reto femoral biarticular participa da capacidade total de trabalho com 229,55 Nm.)
- tensor da fáscia lata (7,85 Nm).

Nos esportes, o músculo quadríceps femoral determina a capacidade em todas as modalidades que requerem uma extensão vigorosa do joelho, por exemplo, em todos os saltos e corridas, no levantamento de peso (no levantamento a partir da posição agachada) etc.

Quando o músculo quadríceps femoral é estendido pela extensão da articulação do quadril, ele se torna capaz de submeter a articulação do joelho a uma extensão mais forte. Uma flexão do quadril, por sua vez, piora o alongamento prévio do músculo reto femoral

e, com isso, reduz a força do músculo; por esse motivo, a inclinação do tronco para a frente (a partir de decúbito dorsal) é mais difícil com o joelho flexionado do que com o joelho estendido, porque nesse caso o músculo reto femoral não consegue desempenhar tão bem sua função flexora do quadril.

Flexão da articulação do joelho

Músculos atuantes:
- semimembranáceo (164,81 Nm);
- semitendíneo (129,49 Nm);

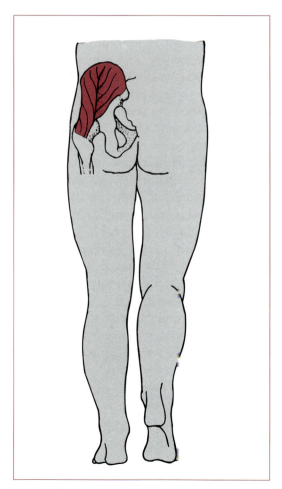

Figura 4.7 O papel do músculo glúteo médio e dos adutores na perna de apoio durante a marcha.

- bíceps femoral (101,04 Nm);
- grácil (30,41 Nm);
- sartório (22,56 Nm).

Capacidade total de trabalho de cerca de 451,42 Nm.

Os músculos isquiocrurais, por serem biarticulares e por terem frequentemente uma função oposta em um mesmo movimento, são mais suscetíveis a lesões e, por esse motivo, devem ser submetidos a fortalecimento e alongamento (visando uma profilaxia de lesões a longo prazo).

Como os músculos isquiocrurais apresentam uma função extensora do quadril e flexora do joelho (Fig. 4.8), no *sprint*, por exemplo, durante a extensão da perna de impulso (perna de apoio), ocorre uma contração desses músculos relacionada com a extensão do quadril. Por outro lado, a extensão do joelho leva ao alongamento desse grupo muscular. O aparecimento concomitante da contração e extensão leva facilmente a distensões e rupturas de fibras musculares, além de outros quadros lesionais – principalmente com um trabalho prévio de aquecimento e alongamento insuficiente. Em velocistas, a perna de impulso é afetada com menos frequência – apesar de aqui existir um mecanismo semelhante –, pois a flexão do joelho com flexão concomitante do quadril (alongamento) ocorre de modo mais passivo que ativo.

Outro mecanismo de lesão típico está presente quando o tronco é forçadamente flexionado para a frente com o joelho em extensão (p. ex., no futebol, durante o "carrinho"), fazendo com que os músculos isquiocrurais sejam excessivamente estirados.

Rotação medial da perna

Músculos atuantes:
- semimembranáceo (33,35 Nm);
- semitendíneo (7,85 Nm);
- poplíteo (7,85 Nm);
- sartório (5,89 Nm);
- grácil (3,92 Nm).

A capacidade total de trabalho é de cerca de 58,86 Nm.

Uma rotação medial somente é possível com o joelho flexionado e, mesmo assim, é limitada (10°). Isso é importante, principalmente, para o "jogo de joelho" dos praticantes de esqui alpino.

Rotação lateral da perna

Músculos atuantes:
- bíceps femoral (48,07 Nm);
- tensor da fáscia lata (5,89 Nm).

A rotação lateral também só é possível com o joelho flexionado (em até 40°).

Flexão plantar na articulação talocrural

Músculos atuantes:
- gastrocnêmio (88,29 Nm);
- sóleo (72,59 Nm);
- flexor longo do hálux (8,83 Nm);
- flexor longo dos dedos (3,92 Nm);
- tibial posterior (3,92 Nm);
- fibular longo (3,92 Nm);
- fibular curto (2,94 Nm).

O músculo tríceps sural, formado pelos músculos gastrocnêmio e sóleo, fornece 9/10 da capacidade total de trabalho durante a flexão plantar, sendo assim o principal músculo da locomoção. Ele acelera 97% da massa corporal total e, por esse motivo, é um músculo muito desenvolvido.

Os cinco músculos restantes são somente músculos posturais que, em razão de seus comprimentos curtos e braços de alavanca curtos a eles associados ou de seus cortes transversais pequenos, são capazes de desenvolver somente uma força restrita. No entanto, são músculos indispensáveis, pois levam o pé apoiado em uma superfície até sua posição de trabalho correta, possibilitando assim o completo desenvolvimento da força do músculo tríceps sural.

A pouca força desses músculos posturais é evidenciada no retorno do ponto fixo para o ponto móvel: quando o pé fica preso em uma canaleta, por exemplo, permitindo que a força centrífuga atue sobre esses músculos, ocorre uma frenagem insuficiente e uma solicitação excessiva do aparelho locomotor passivo (principalmente dos tendões e ligamentos). A consequência dessa torção do pé pode ser um estiramento ou até mesmo uma ruptura ligamentar. Durante a marcha ou na posição em pé, os flexores plantares pressionam a sola do pé contra o solo, fornecendo a maior superfície de contato possível para o pé como apoio.

Extensão dorsal na articulação talocrural

Músculos atuantes:
- tibial anterior (24,53 Nm);
- extensor longo dos dedos (7,85 Nm);
- fibular terceiro (4,91 Nm);
- extensor longo do hálux (3,92 Nm).

Capacidade total de trabalho de cerca de 39,24 Nm.

Durante a marcha, os extensores dorsais promovem um encurtamento suficiente do pé na fase da perna em movimento, para que ele possa ser lançado livremente para a frente. Na perna de apoio, eles tracionam a perna em direção ao pé levantado (retorno do ponto fixo

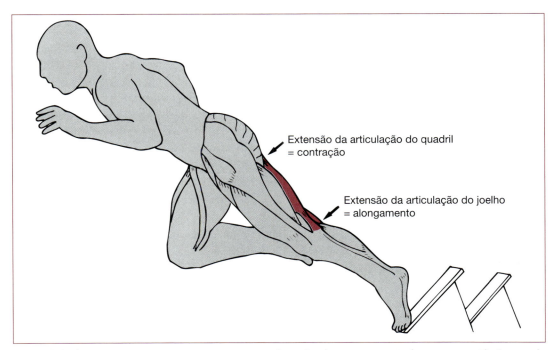

Figura 4.8 Alongamento e contração concomitantes dos músculos isquiocrurais durante a corrida (perna de apoio).

e ponto móvel): isso os torna importantes para o esqui alpino, esqui *cross-country* etc. Isso também explica por que trajetos de longa distância levam a dores musculares.

Pronação do antepé na articulação talotarsal

Músculos atuantes:
- fibular longo (10,79 Nm);
- fibular curto (8,83 Nm);
- extensor longo dos dedos (4,91 Nm);
- fibular terceiro (3,92 Nm).

Mais da metade da capacidade de trabalho dos pronadores é fornecida pelos músculos fibulares longo e curto. Com isso, eles desempenham um papel especial como músculos posturais do pé junto à face lateral do pé (equilíbrio de irregularidades do solo ou adaptação a solos com superfícies diversas). São especialmente importantes na prática do esqui alpino para o emprego do ângulo de borda.

Supinação do antepé na articulação talotarsal

Músculos atuantes:
- gastrocnêmio (24,53 Nm);
- sóleo (22,56 Nm);
- tibial posterior (14,72 Nm);
- flexor longo do hálux (6,87 Nm);
- flexor longo dos dedos (5,89 Nm);
- tibial anterior (2,94 Nm).

Os supinadores, juntamente com os pronadores, atuam a favor de um apoio ideal do pé. Desempenham ainda um papel importante nas modalidades esportivas que requerem movimentos exatos e delicados dos pés, por exemplo, na barra fixa da ginástica artística, na patinação artística etc.

Além dos movimentos citados nas articulações superior e inferior do tornozelo, também são possíveis movimentos de abdução e adução, geralmente associados a movimentos de supinação e pronação.

Capítulo 5

Análise de movimentos complexos nos esportes

Considerações iniciais

Por meio de uma abrangência sistemática de praticamente todas as modalidades olímpicas, o leitor terá acesso imediato a informações acerca da modalidade esportiva de interesse. Se houver necessidade de informação adicional, é possível se informar procurando pela apresentação isolada de cada músculo ou lendo a análise de movimentos simples do tronco e membros.

A representação pictográfica limita-se à musculatura relevante para os movimentos. Nesse caso, foi apresentada a evolução esportiva do movimento no momento da contração dos músculos determinantes da função (músculos representados em vermelho).

Como o atletismo representa uma modalidade esportiva básica, que contém muitas habilidades básicas ou elementos de movimentos que podem se repetir de forma idêntica ou levemente modificada na maioria das demais modalidades esportivas, dedica-se ao atletismo uma apresentação abrangente.

Atletismo

Durante a marcha, a corrida e os saltos, são utilizados praticamente os mesmos músculos de trabalho. As diferenças situam-se, principalmente, no emprego cada vez mais acentuado dos diversos grupos musculares.

Marcha

Na marcha, diferenciam-se uma fase de pré-balanço e outra de balanço inicial, assim como uma fase de resposta à carga e de apoio. O ciclo completo de movimento da marcha será apresentado com base no substrato muscular de um passo duplo (Fig. 5.1).

Músculos atuantes na perna de referência

Fase de pré-balanço

O impulso da perna de trás (Fig. 5.1a) – o qual inicia a atividade da alavanca da perna de apoio que está à frente –, principalmente pelo músculo tríceps sural, dá início à fase de pré-balanço (ver Fig. 5.1b). Na fase de pré-balanço, dá-se continuidade à contração dos músculos isquiocrurais iniciada durante as fases precedentes de resposta à carga e apoio (contribuição com a extensão do quadril); isso leva à flexão da articulação do joelho no momento da resposta à carga. Ao passo que a coxa, seguindo a força da gravidade, balança passivamente em direção à vertical durante a fase de pré-balanço, a perna é ligeiramente levantada pelos músculos isquiocrurais para que possa balançar para a frente. Esse balanço do pé ocorre durante uma extensão dorsal concomitante na articulação talocrural (principalmente do músculo tibial anterior).

Fase de balanço inicial

Com o aumento da flexão do quadril (a coxa é levada para a frente) – promovida principalmente pela contração dos músculos reto femoral, iliopsoas e tensor da fáscia lata (ver Fig. 5.1c) –, os músculos isquiocrurais passam por um alongamento maior. Consequentemente, para que haja equilíbrio, a articulação do joelho passa por uma flexão maior quanto mais a coxa é levantada na articulação do quadril. Esse mecanismo passivo assegura o correto posicionamento do pé sobre o solo. Ao final da fase de balanço inicial, ocorre a extensão da perna que, durante uma marcha lenta e com passos curtos, dá-se de maneira predominantemente passiva por meio do balanço da perna para a frente, obedecendo às leis da gravidade; durante uma marcha rápida, com passos longos e acentuados, isso ocorre ativamente por meio do músculo quadríceps femoral.

Ao final das fases de pré-balanço e balanço inicial – concluída pela ação dos músculos isquiocrurais –, ocorre o apoio da perna de referência, com o calcanhar no solo. Então, inicia-se a fase de balanço terminal.

Fase de resposta à carga

Com o apoio do calcanhar, o músculo glúteo máximo começa a se contrair. Em sua função extensora do quadril, durante a fase de resposta à carga, esse músculo é apoiado principalmente pelos músculos adutores e pelos músculos isquiocrurais (Fig. 5.1d).

O direcionamento da perna para o pé é facilitado principalmente pelo músculo tibial anterior; o músculo tríceps sural assume o pressionamento da sola do pé sobre o solo. Esse músculo apresenta sua contração máxima no momento em que os dedos do pé tocam o solo, juntamente com os músculos do pé.

A estabilização da estrutura de apoio do pé na articulação do joelho é assegurada pelo músculo quadríceps femoral – cuja contração máxima também ocorre no momento em que as polpas dos dedos do pé tocam o solo – e pelo músculo tensor da fáscia lata, que, por meio do trato iliotibial, é responsável pela extensão e proteção da articulação do joelho.

A fase de apoio se inicia quando a perna de apoio alcança a posição vertical (Fig. 5.1e).

Fase de apoio

A extensão do quadril até o toque do calcanhar no solo se dá pelo músculo glúteo máximo e pelos músculos isquiocrurais, anteriormente citados. No momento em que a planta do pé toca o solo, todos os músculos atuantes da extensão do quadril, extensão do joelho (músculo quadríceps femoral) e da flexão plantar (músculo tríceps sural e demais flexores) apresentam sua segunda e mais intensa contração máxima (Fig. 5.1a).

> Resumindo, pode-se verificar que a evolução dos movimentos durante a marcha é conduzida por uma série de músculos que atuam em diversas articulações; no entanto, somente sua ação conjunta finamente ajustada faz com que a marcha se transforme em uma sequência fluida de movimentos.

Musculatura atuante no desempenho

O comprimento e a frequência dos passos são os componentes decisivos da velocidade da marcha. Na fase de balanço, esses componentes são determinados principalmente pela

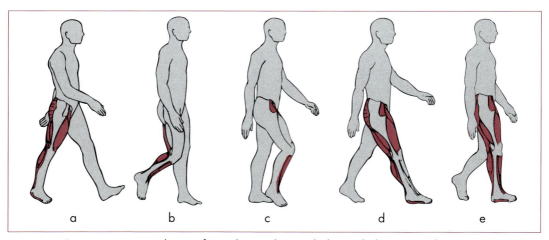

Figura 5.1 Participação muscular nas fases da marcha (pré-balanço, balanço inicial, resposta à carga e apoio).

força de contração dos flexores do quadril, o músculo reto femoral, o músculo iliopsoas, o músculo tensor da fáscia lata, entre outros; na fase de apoio e toque do calcanhar no solo, são predominantemente determinados pelos extensores do quadril (músculo glúteo máximo) e extensores do joelho (músculo quadríceps femoral), assim como pelos flexores plantares (músculo tríceps sural).

Jogging

Musculatura atuante no desempenho

Em princípio, durante o *jogging* é utilizada a mesma musculatura da marcha, mas com uma dinâmica de movimento um pouco mais alta.

Corrida

Partida

Mesmo que durante a partida, principalmente na posição de quatro apoios (posição de "prontos"), ainda seja necessária certa força de apoio dos braços e que, durante a corrida, os movimentos pendulares contrários dos braços facilitem o trabalho das pernas, a musculatura das pernas é que determina a locomoção; por isso, ela será apresentada em primeiro lugar.

A posição de quatro apoios (posição de "prontos") serve para o alongamento prévio dos músculos atuantes com a otimização concomitante do ângulo de trabalho. É preciso cuidar para que exista um alongamento prévio suficiente do músculo tríceps sural – o calcanhar deve estar completamente pressionado até atingir a superfície de apoio do bloco de partida –, pois isso aumenta a força de impulsão por um lado e, por outro lado, acelera a execução do movimento, uma vez que o pé recebe imediatamente uma completa resistência à pressão (Fig. 5.2).

Após o tiro de largada, ocorre a extensão da perna de partida anterior por meio dos músculos extensores do quadril (músculo glúteo máximo, músculos isquiocrurais) e do joelho (músculo quadríceps), assim como a flexão plantar final por meio do músculo tríceps sural. A flexão explosiva do quadril no lado da perna em movimento é promovida predominantemente pelos músculos retos femorais, iliopsoas e tensor da fáscia lata.

É fácil notar que durante a largada e corrida, a capacidade é determinada pelos mesmos

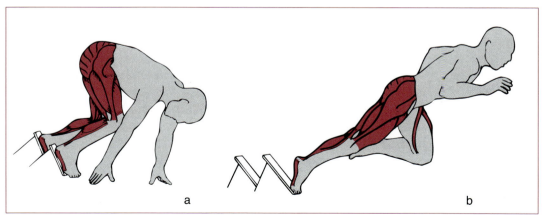

Figura 5.2 Extensão da perna de apoio ou projeção anterior explosiva da perna de impulso (b) a partir da posição de quatro apoios (posição de "prontos") (a).

músculos da marcha; para o *sprint*, no entanto, o grau mais elevado de força máxima e força rápida é decisivo para o trabalho de aceleração.

Para o fortalecimento dos extensores do quadril e do joelho ou dos flexores plantares, podem ser usados exercícios complexos, como saltos em altura e subida em bancos ou exercícios seletivos para trabalhar separadamente esses grupos musculares, tais como levantamento e abaixamento dos calcanhares sobre a borda de uma caixa (músculo tríceps sural) (Fig. 5.3a), aproximação das pernas contra uma resistência (músculos isquiocrurais) (Fig. 5.3b) e extensão da perna em aparelho de musculação específico (Fig. 5.3c).

Salto em distância (Fig. 5.4)

Durante a impulsão atuam os mesmos grupos musculares determinantes da capacidade que atuam no *sprint*.

Para a preparação da aterrissagem, é necessário somente um treinamento especial dos flexores do quadril e dos músculos abdominais. Os flexores do quadril possibilitam o levantamento máximo das pernas, enquanto os músculos abdominais fornecem apoio por meio da fixação ou rotação da pelve em direção posterior.

Como a flexão do quadril pode ser prejudicada pela resistência ao alongamento, principalmente dos músculos isquiocrurais biarticulares, é indispensável fazer um trabalho de alongamento desses músculos no sentido de otimizar o seu desempenho (Fig. 5.3b).

Salto triplo (Fig. 5.5)

A musculatura determinante da capacidade no salto triplo, com suas fases de salto *hop*, *step* e *jump*, corresponde à musculatura do salto em distância. A dupla aterrissagem requer somente um fortalecimento adicional especial dos músculos que estabilizam o quadril ou a coxa, para evitar uma inclinação do quadril.

No momento da aterrissagem (Fig. 5.5a, b), a musculatura atuante no salto trabalha a princípio de modo dinamicamente negativo, ou seja, ela amortece o salto precedente enquanto é alongada; depois, trabalha de modo dinamicamente positivo (Fig. 5.5c), ou seja, ela se contrai: essa característica requer um

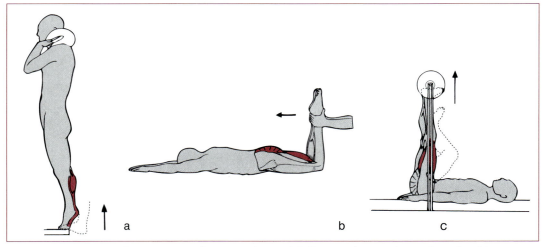

Figura 5.3 Exercícios seletivos para os flexores palmares (a), flexores da articulação do joelho (b) e para os extensores do joelho (c).

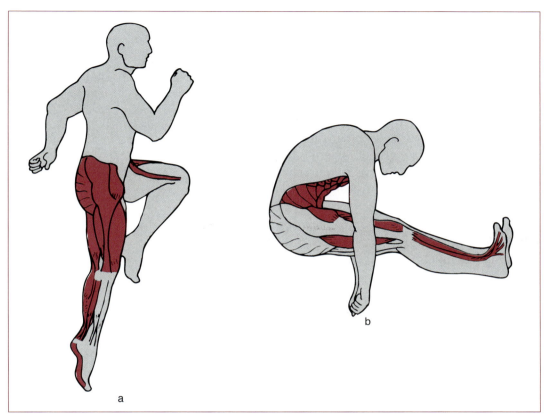

Figura 5.4 Extensão do joelho e emprego da perna de impulso durante o salto em distância (a) e participação muscular durante a preparação da aterrissagem (b).

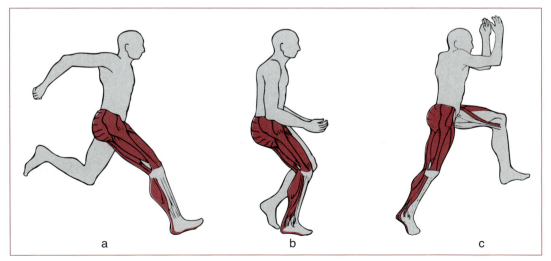

Figura 5.5 Salto triplo: os músculos de amortecimento e salto e os estabilizadores do quadril mais solicitados durante a aterrissagem intermediária após o *hop* (a e b) e no início do salto para o *step* (c).

treinamento de força correspondente (saltos múltiplos, treinamento de saltos para baixo etc.). Ao mesmo tempo, a musculatura do quadril deve estar preparada para uma estabilização suficiente da perna de salto; o mais importante é fortalecer os abdutores e os adutores com exercícios que excedem o treinamento normal, tais como levantamento do tronco em decúbito lateral com as pernas fixas ou levantamento das pernas com o tronco fixo (treinamentos dos abdutores).

Salto em altura (Fig. 5.6)

Durante o impulso, os músculos atuantes são os mesmos do *sprint*, salto em distância e salto triplo, porém, com forças de aceleração mais altas, uma vez que todo o peso corporal deve ser acelerado da posição horizontal para a posição vertical.

Grupos musculares que limitam a capacidade são, portanto, os flexores plantares, os extensores do joelho (músculo quadríceps femoral) e os extensores do quadril (músculo glúteo máximo e músculos isquiocrurais).

A perna de balanço durante o *straddle* ou a tensão do arco durante o *flop* requerem, por um lado, grande força de contração dos agonistas (flexores do quadril ou extensores das costas) e, por outro lado, alta capacidade de alongamentos dos antagonistas (principalmente dos músculos isquiocrurais ou dos músculos abdominais) (ver Fig. 5.6).

Salto com vara (Fig. 5.7)

O salto com vara é uma modalidade extremamente complexa. Os músculos da perna, do tronco e dos braços são submetidos a grandes esforços nas diversas fases de movimento.

Musculatura atuante no desempenho

Fase de impulsão

- **Utilização da perna de salto e da perna de impulso**: ver salto em distância, *sprint*.
- **Utilização dos braços**
  Braço de tração inferior: músculo tríceps braquial.
  Braço de tração superior: principalmente o músculo peitoral maior e todos os abaixadores do braço, assim como os flexores do braço (músculos bíceps braquial, braquial, braquiorradial).

Corrida de balanço e fase de enrolamento (pêndulo)

O trabalho do braço de pressão e do braço de tração continua. Como o tronco se aproxima dos braços, por um lado a musculatura abaixadora do braço é solicitada (retorno do ponto fixo para o ponto móvel); por outro lado, a pelve se aproxima dos braços por meio dos músculos abdominais, e as coxas, dos flexores do quadril (Fig. 5.7). Para o treinamento especial de força dessa fase do movimento, recomendam-se repetições de elevação das pernas na barra fixa ou levantamento das pernas até a barra fixa: esses exercícios treinam os músculos flexores do quadril, os músculos abdominais e os responsáveis pelo abaixamento dos braços.

Extensão e alongamento

O alongamento da vara é acompanhado em paralelo por uma extensão do quadril (músculo glúteo máximo, apoiado pelos músculos isquiocrurais), do tronco (músculo eretor da espinha) e do joelho (músculo quadríceps femoral).

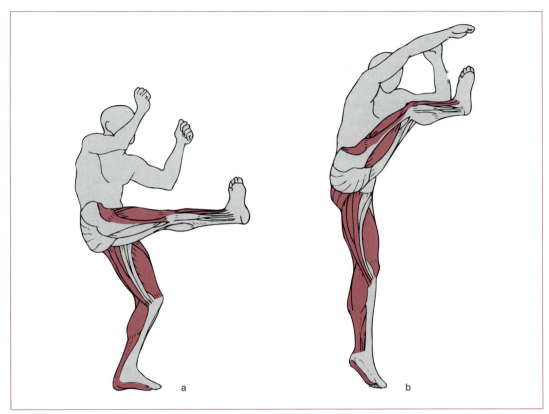

Figura 5.6 Participação muscular na fase inicial de salto durante o *straddle*.

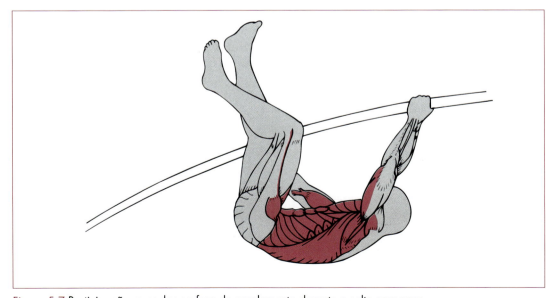

Figura 5.7 Participação muscular na fase de enrolamento durante o salto com vara.

O braço que está embaixo é tracionado em direção ao quadril (músculos bíceps braquial, braquial, braquiorradial) e permite que o tronco se aproxime da vara.

Quando o quadril atinge a mão que está em cima, começa a rotação ao redor do eixo longitudinal (musculatura de rotação do tronco). Enquanto o braço que está em cima começa a se angular, o braço que está embaixo se estende.

Perda de contato com a vara (e transposição da barra)

Quando o ombro do braço que está em cima ultrapassa este braço posicionando-se acima dele, o braço que está embaixo começa a perder o contato com a vara. Na sequência, o braço que está em cima também solta a vara; a extensão do braço é promovida pelo músculo tríceps braquial.

Treino especial de força

- **Para a extensão do tronco ou para a rotação do tronco**: inclinação no solo com passagem para a parada de mãos (com ou sem rotação); enrolamento para trás passando por uma parada de mãos.
- **Para os flexores do braço**: subir por uma corda, elevação.
- **Para os extensores do braço**: andar ou saltar em parada de mãos; extensão em decúbito dorsal oblíquo.

Lançamento de dardo

Musculatura atuante no desempenho (Fig. 5.8)

- **Força das pernas**: para o trabalho de levantamento, assim como para o trabalho de extensão das pernas, o lançamento de dardo requer forças intensas da musculatura do quadril (músculo glúteo máximo, músculos isquiocrurais) e do extensor do joelho (músculo quadríceps femoral), assim como dos flexores plantares (principalmente do músculo tríceps sural).
- **Força do tronco**: a musculatura de rotação do tronco, assim como a musculatura abdominal (músculos reto, oblíquo interno e

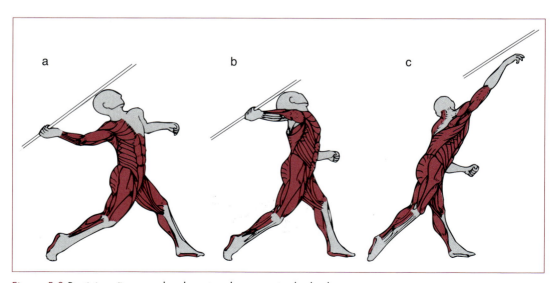

Figura 5.8 Participação muscular durante o lançamento de dardo.

oblíquo externo do abdome) deve ser forte o suficiente para apoiar o lançamento do dardo a partir da posição de lançamento (Fig. 5.8a), passando pelo arco tenso (Fig. 5.8b) até o movimento de avanço do tronco (Fig. 5.8c). Na última fase, os flexores do quadril (músculo reto femoral, músculo iliopsoas, músculo tensor da fáscia lata) também desempenham um papel importante.

- **Força do braço**: o movimento de lançamento é influenciado de maneira considerável pelos abaixadores do braço (principalmente pelo músculo peitoral maior e músculo latíssimo do dorso) ou pelo extensor do braço (músculo tríceps braquial).

Entre os exercícios complexos para os músculos abdominais, flexores do quadril e músculos de lançamento do braço, sugere-se: na posição de decúbito dorsal, arremessar bolas contra o teto (sentar-se sobre uma caixa posicionada transversalmente, com ombros e braços pendendo para trás, enquanto as pernas são fixadas por um parceiro).

Lançamento de disco

Musculatura atuante no desempenho (Fig. 5.9)

- **Força das pernas**: nas duas outras modalidades de lançamento e arremesso, é necessária uma força de extensão mais intensa na articulação do quadril, joelho e na articulação talocrural para a aceleração final do trajeto; essa força é transmitida pelas pernas e pelo tronco para o braço de lançamento.
- **Força do tronco**: como o lançamento se dá a partir de uma torção do tronco (alongamento prévio), passando por uma exten-

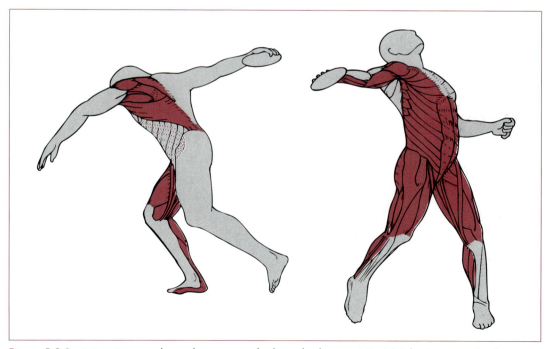

Figura 5.9 Participação muscular no lançamento de disco desde a posição inicial até a extensão do tronco.

são do tronco em rotação, são necessárias forças de contração intensas da musculatura de rotação e extensão do tronco.
- **Força do braço**: o lançamento de disco difere de modo considerável do lançamento de dardo ou de peso. Nessas modalidades, o músculo tríceps braquial tem grande importância para o desenvolvimento do desempenho, enquanto no lançamento de disco ele desempenha um papel subordinado (está ativo somente na fase de lançamento). O músculo do lançamento, nesse caso, é principalmente o músculo peitoral maior. Na fase final, o movimento de lançamento recebe o apoio decisivo dos flexores do braço e dos flexores ou abdutores radiais da mão.

Um treinamento especial de força do músculo peitoral maior pode ser realizado com halteres curtos: em decúbito dorsal, levantar os braços da posição lateral para a posição anterior (com os polegares apontando para cima).

Arremesso de peso

Musculatura atuante no desempenho (Fig. 5.10)

- **Força das pernas e do tronco**: como no lançamento de disco.
- **Força dos braços**: o músculo peitoral maior, juntamente com os músculos bíceps braquial (cabeça curta), coracobraquial e o deltoide (parte clavicular) são responsáveis pelo braço mantido na posição lateral (ver Fig. 5.10) e, com isso, apoiam a extensão inicialmente crescente do antebraço para a frente na articulação do cotovelo, por meio do músculo tríceps braquial.

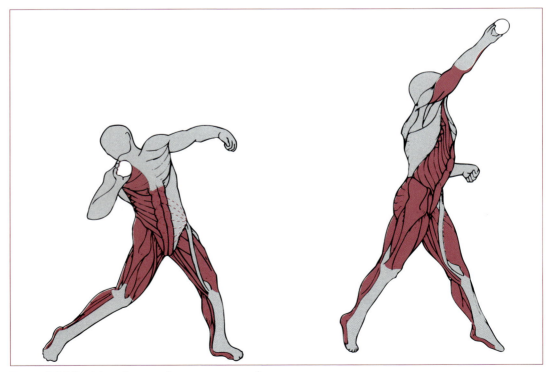

Figura 5.10 Participação muscular no arremesso de peso.

O impulso a partir do punho ou a partir dos dedos se dá por meio dos flexores correspondentes.

Um treinamento especial de força consiste em exercer pressão em decúbito dorsal oblíquo (simulação do ângulo de lançamento) com os dedos apontando para dentro (posição da mão no momento do lançamento) e "quebra" final das articulações do punho.

Lançamento de martelo (Fig. 5.11)

A importância da força muscular para o arremessador de martelo se deve ao fato de que o lançador, na fase final de lançamento, precisa controlar uma força centrífuga crescente do martelo de até 2.452,50 N (250 kg). Isso requer uma musculatura extensora extremamente forte da perna, do quadril e das costas, assim como flexores da mão e dos dedos bem desenvolvidos. Da mesma forma, para o lançamento propriamente dito, os músculos que unem o braço com a articulação do ombro devem ser extraordinariamente fortes, assim como os levantadores do braço.

O treinamento especial de força inclui exercícios complexos que atuam sobre todos os componentes da força, tais como flexões praticadas com halteres, lançamento de peso para trás sobre a cabeça, remada com o parceiro servindo como carga de tração, entre outros.

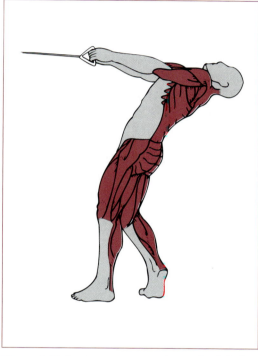

Figura 5.11 Participação muscular no final do lançamento do martelo.

Natação

Durante o treinamento de força do nadador, é preciso estar atento a principalmente duas coisas: por um lado, deve ser fortalecida somente a musculatura necessária para a locomoção para a frente ou para a estabilização do tronco; o desenvolvimento exagerado da musculatura só piora o peso específico e, com isso, a posição dentro da água. Por outro lado, deve-se cuidar do desenvolvimento de resistência da força, e não da força máxima, para que não ocorra um aumento da musculatura com aumento do peso específico, que prejudicaria a capacidade de resistência do músculo em razão de um aumento dos trechos de difusão de substratos fornecedores de oxigênio e energia.

Nado peito

Musculatura atuante no desempenho

Para o trabalho dos braços (Fig. 5.12)

- **Fase da puxada**: abaixadores do braço, flexores do braço (músculos bíceps braquial, braquial, braquiorradial) e flexores, assim como abdutores ulnares (rotação lateral do punho) da mão.
- **Fase de finalização ou empuxo**: ação dos flexores do antebraço assim como dos adutores do braço e dos flexores ou dos abdutores radiais (rotação medial do punho).
- **Fase de recuperação**: extensores e levantadores do braço.

Como no nado peito – isso também é válido para outros estilos de natação – participam todos os músculos do ombro, assim como os músculos flexores e extensores do antebraço e da mão, não é de se admirar que um nadador não treinado desenvolva rapidamente uma sensação de "braço pesado".

Para o trabalho das pernas

- **Calcanhares se aproximam das nádegas**: flexores do quadril e flexores do joelho (músculos isquiocrurais).
- **Fase propulsiva ou de apoio das pernas**: na primeira fase da propulsão, ocorre a rotação medial da coxa e a rotação lateral da perna (músculo bíceps femoral), enquanto o pé sofre extensão dorsal (músculo tibial anterior); na segunda fase ocorre uma extensão crescente do quadril (músculo glúteo máximo e músculos isquiocrurais) e uma extensão do joelho (músculo quadríceps femoral) ou flexão plantar (músculo tríceps sural).

Para os movimentos alternantes alto/baixo, ou seja, para a estabilização do tronco, o nadador de estilo peito necessita de uma musculatura abdominal e dorsal suficientemente condicionada.

Joelho do nadador de peito

No movimento de rotação das pernas, ocorre uma sobrecarga em valgo acentuada (sobrecarga da perna em X) na região da articulação do joelho. Isso pode levar a uma irritação ou solicitação excessiva do aparelho capsuloligamentar medial, na forma de uma sinovite medial.

Capítulo 5 Análise de movimentos complexos nos esportes   297

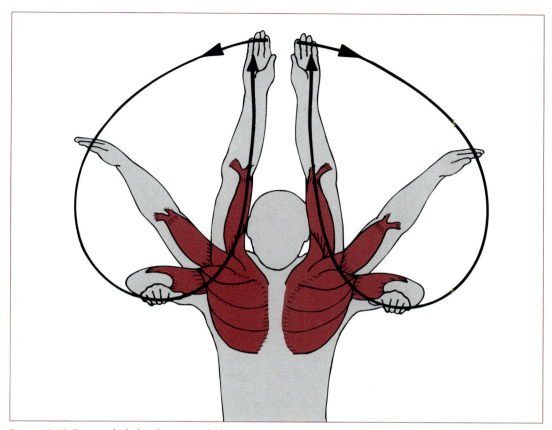

Figura 5.12 Trajeto da linha de tração do braço no nado peito.

Os movimentos repetidos e frequentes de flexão e extensão durante o treinamento são importantes para o desenvolvimento de um joelho do nadador de peito – nadadores do estilo peito executam semanalmente de 15 mil a 20 mil pernadas –, assim como a alta velocidade de ângulo com a qual esses movimentos são executados também (Fig. 5.13).

> A velocidade dos movimentos de extensão e flexão no joelho do nadador de peito é a velocidade mais alta de movimentos articulares humanos descrita na literatura (Keskinen et al., 1980, p. 208-209).

A profilaxia consiste em: (1) fortalecimento dos estabilizadores do joelho e (2) eliminação da extensão precoce do joelho durante o movimento de impulsão.

Nado *crawl*

Musculatura atuante no desempenho

Para o trabalho dos braços (Fig. 5.14)

- **Fase de puxada**: abaixadores do braço e flexores do braço, flexores da mão.
- **Fase de propulsão ou apoio**: abaixador do braço e extensor do braço (músculo tríceps braquial), flexores da mão.

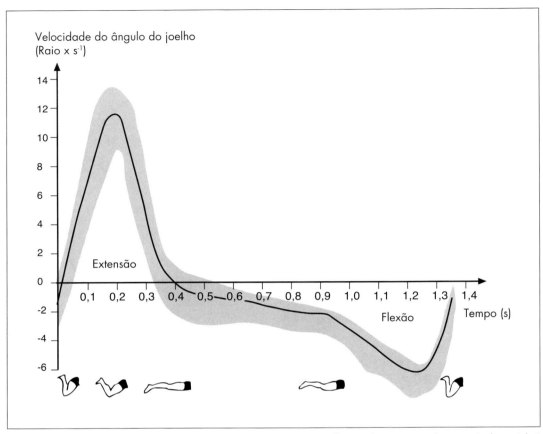

Figura 5.13 A velocidade de ângulo do joelho com a extensão e flexão durante o nado peito (valor médio) (segundo Keskinen et al., 1980, p. 208).

- **Fase de recuperação**: principalmente o músculo deltoide.

Para o trabalho das pernas

- **Movimento para baixo**: flexores do quadril.
- **Movimento para cima**: extensores do quadril (músculo glúteo máximo e músculos isquiocrurais).

Nado borboleta

O nado borboleta é muito semelhante ao nado *crawl*, porém, o movimento de tração do braço é feito pelos dois braços, assim como a batida de pernas é realizada com as duas pernas ao mesmo tempo. A musculatura utilizada é a mesma.

Como o trabalho de pernas e braços não é realizado de modo alternado, originam-se movimentos acentuados do tronco. Isso requer uma maior mobilidade na região da coluna vertebral e musculaturas abdominal e dorsal muito bem condicionadas.

Nado costas

O movimento é comparável ao movimento do nadador de *crawl*, só que em outra posição. A parte clavicular do músculo deltoide é

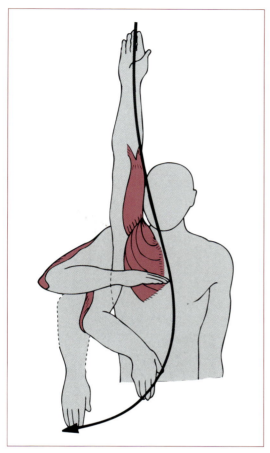

Figura 5.14 Trajeto da linha de tração do braço durante o nado *crawl*.

especialmente solicitada durante a fase de recuperação. O trabalho das pernas também é realizado pelos mesmos músculos (Fig. 5.15).

A grande semelhança da solicitação muscular e de condicionamento (duração da resistência) no nado *crawl*, costas e borboleta explica o porquê de um mesmo nadador ser capaz de atingir resultados excepcionais em diversos estilos.

Saltos ornamentais

Musculatura atuante no desempenho

Para a saída, o saltador necessita, além de extensores do quadril (músculo glúteo máximo e músculos isquiocrurais) e extensores dos joelhos (músculo quadríceps femoral) suficientemente fortes, principalmente dos músculos flexores do pé (músculo tríceps sural). Para obter flexão suficiente do quadril durante as rotações – saltos agachados e, principalmente, saltos inclinados para a frente (Fig. 5.16) –, os saltadores necessitam de uma musculatura abdominal e uma musculatura flexora do quadril desenvolvidas, além de uma musculatura isquiocrural com capacidade ex-

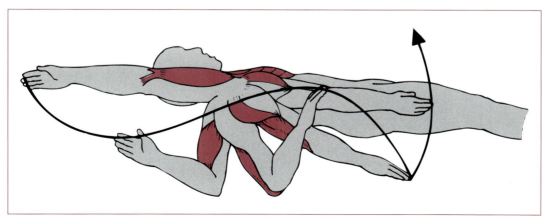

Figura 5.15 Trajeto da linha de tração do braço durante o nado costas.

trema de alongamento. Para a extensão do tronco na posição de parada de mão, após rotações ou na fase de entrada na água, é necessário ter força na musculatura extensora do quadril e na região dorsal.

Finalmente, os saltos com parada de mão requerem um bom desenvolvimento dos músculos que fixam os braços na posição levantada e que estendem a articulação do cotovelo (músculo tríceps braquial) ou que flexionam a articulação do punho.

Polo aquático

O jogo de polo aquático requer, por um lado, um fortalecimento específico para a natação e, por outro, o desenvolvimento da força de arremesso. Os movimentos de nadar na superfície requerem principalmente uma grande força de resistência dos músculos adutores, assim como dos extensores do quadril e do joelho.

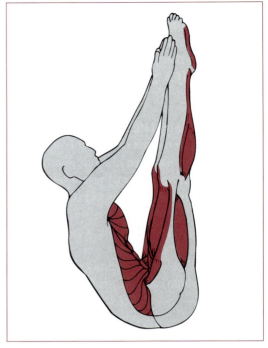

Figura 5.16 Participação muscular nos saltos em flexão.

Ginástica artística

De maneira bem generalizada, pode-se dizer que o grande número de elementos diferentes de treinamento para cada aparelho requer uma classificação sistemática em exercícios de apoio, suspensão e saltos. A complexidade de vários exercícios requer, ainda, um processo analítico dos componentes que determinam o desempenho. No escopo deste livro, é impossível analisar a totalidade dos exercícios de ginástica artística com base em seus substratos anatômicos. Por isso, alguns elementos de exercícios específicos, que reaparecem em outras modalidades de ginástica, serão examinados em relação a seus componentes de força ou características anatômicas.

Ainda pode-se citar que nos exercícios de apoio o músculo mais importante é o músculo tríceps braquial; nos exercícios de suspensão, são os flexores da mão ou dos dedos – que devem absorver as forças de tração que, durante um giro na barra fixa ou nas argolas, podem ser várias vezes mais intensas que o peso corporal. Nos exercícios de saltos, os músculos mais importantes são os extensores do quadril e joelho ou os flexores do pé, assim como os extensores do braço ou os flexores da mão durante o impulso gerado pelos saltos.

Barra fixa

Como a ginástica na barra fixa, em sua versão moderna, é feita principalmente com impulsos (exceto as fases de apoio fugazes), é preciso fortalecer os flexores da mão ou dos dedos visando à segurança da pegada. Esse treinamento deve ser feito de maneira específica em relação ao aparelho de ginástica para que outros elementos de ligação na cadeia de tração envolvendo o membro superior/tronco – por exemplo, os flexores e extensores da articulação do cotovelo, estabilizadores do cíngulo do membro superior ou da articulação do ombro – também sejam suficientemente fortalecidos.

Kippe de apoio

Musculatura atuante no desempenho

Na barra fixa, nas argolas e nas barras paralelas, o *kippe* é feito a partir de uma fase de apoio, passando por uma fase de suspensão e retornando a uma fase de apoio. Na fase de suspensão, os músculos abdominais (que estabilizam a posição da pelve) e os flexores do quadril impedem que as pernas abaixem, tocando o solo. No momento do movimento *kippe*, ocorre uma extensão explosiva do quadril (músculo glúteo máximo, músculos isquiocrurais), assim como uma aproximação dos braços em direção ao tronco. Na fixação do tronco, os abaixadores dos braços tracionam o tronco em direção ao braço (retorno do ponto fixo e ponto móvel), apoiando a retomada da fase de apoio inicial.

Argolas

Por um lado, as argolas representam um aparelho de impulso, cujos movimentos se assemelham àqueles da ginástica na barra fixa; por outro lado, as argolas também representam um aparelho de apoio que, tendo em vista suas características (as argolas podem ser desviadas em todas as direções), possibilita um grande número de elementos de força. Parte desses elementos de força somente pode ser treinada nesse aparelho.

Execução do crucifixo (Fig. 5.17)

Durante a execução do crucifixo, ocorre uma solicitação extraordinária de força dos flexores da mão, dos extensores do antebraço (músculo tríceps braquial), adutores do braço (principalmente dos músculos peitoral maior e latíssimo do dorso), assim como dos estabilizadores da articulação do ombro.

Prancha dorsal (Fig. 5.18)

Essa posição exige uma grande força dos músculos que fazem a anteversão do braço, principalmente do músculo peitoral maior e do músculo bíceps braquial.

Além disso, é necessário força extrema do tronco, especialmente do músculo eretor da espinha e do músculo latíssimo do dorso. Este, por meio da fáscia toracolombar, traciona a porção posterior da crista ilíaca em direção ao braço, possibilitando assim a prancha dorsal. A extensão do quadril é consideravelmente apoiada pelo músculo glúteo máximo ou pelos músculos isquiocrurais.

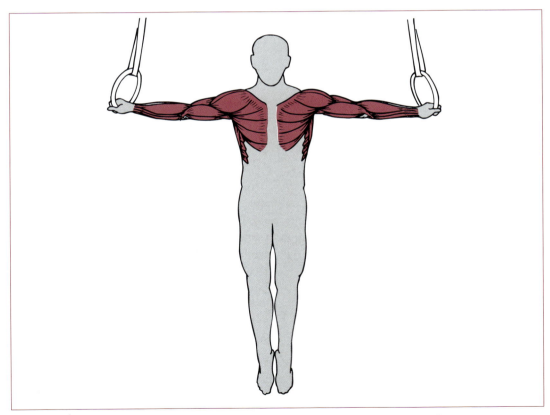

Figura 5.17 Participação muscular durante a execução do crucifixo nas argolas, com braços e corpo estendidos.

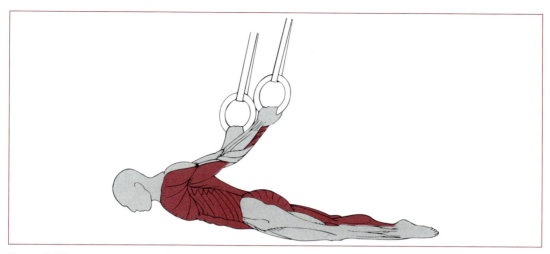

Figura 5.18 Participação muscular na prancha dorsal nas argolas.

Esquadro

Nesse elemento de força, além da força de apoio, é necessário um desenvolvimento suficiente dos flexores do quadril, assim como dos músculos abdominais que fixam a posição da pelve (Fig. 4.6).

Na barra fixa e nas argolas, são típicas as acentuadas forças de aceleração e centrífugas – que atuam principalmente sobre a musculatura da articulação do ombro e do cíngulo do membro superior, assim como dos antebraços – e as elevadas forças de reação do solo durante as aterrissagens de alturas de até 4 m. Forças elevadas de reação ao solo também atuam na ginástica artística de solo, na qual as diferentes modalidades de salto impõem grandes exigências à musculatura da articulação do quadril, do joelho e do pé.

A análise das queixas de 185 ginastas de elite mostrou que em 30% dos casos tratava-se de lesões agudas (principalmente na articulação talocrural e no joelho), assim como 70% eram lesões decorrentes de sobrecarga, e em 61% o membro superior era afetado, com predomínio do ombro (> 40%) e da articulação do punho (Boschert, 2002, p. 88). A partir desses resultados, é possível verificar a grande importância de um fortalecimento focado dos grupos musculares que limitam a capacidade dos membros superiores e inferiores, não somente no sentido de uma otimização do desempenho, mas também do ponto de vista de uma profilaxia eficaz de lesões.

Barras paralelas

As barras paralelas representam, principalmente, um aparelho de apoio e, por isso, requer um treinamento especial dos músculos extensores do antebraço ou dos músculos do cíngulo do membro superior.

Parada de mãos

Essa parte do exercício é encontrada de forma modificada em todos os aparelhos, seja como parte fixa, seja como fase fugaz de transição.

Musculatura atuante no desempenho
(Fig. 5.19)

A parada de mão, por um lado, requer uma boa força de apoio dos antebraços (músculo tríceps braquial) e, por outro lado, a fixação do membro superior na posição para cima. Além disso, o corpo como um todo precisa ser mantido em equilíbrio e alinhado por meio da tensão isométrica de todos os flexores e extensores.

Cavalo com alças

Musculatura atuante no desempenho

Entre todos os aparelhos de ginástica, o cavalo com alças é o aparelho de apoio por excelência. Para manter o apoio durante o tempo necessário, é preciso um treinamento máximo da força e da resistência dos extensores do antebraço (músculo tríceps braquial) e dos flexores do punho. O treinamento inclui alguns exercícios específicos, que trabalhem, por exemplo, os movimentos oblíquos, os quais requerem uma força intensa dos abdutores das pernas (músculo glúteo médio).

Solo

Na ginástica de solo, o treinamento é constituído por rolamentos, giros, *kippes*, saltos, rondadas e elementos estáticos, como a parada de mão e avião. Em decorrência disso, é necessária uma grande mobilidade ou força dos músculos que atuam sobre o quadril em todas as direções. Além disso, para os saltos livres, é necessária uma grande força de salto; para rondadas, é necessária adicionalmente uma grande força de apoio (músculo tríceps braquial) e força de impulsão (principalmente dos músculos flexores superficiais e profundos dos dedos).

Na ginástica de solo, durante a execução do avião (Fig. 5.20), os músculos que atuam na perna de apoio para estabilização da articulação do quadril desempenham um papel, principalmente os abdutores e os adutores; além disso, há ainda a atividade de equilíbrio dos músculos posturais do pé e dos flexores plantares (músculo tríceps sural). No lado da perna em movimento, são importantes os extensores do quadril (músculo glúteo máximo e músculos isquiocrurais).

Finalmente, o tronco pode ser fixado em uma postura em extensão por meio da contração do músculo eretor da espinha.

Salto sobre o cavalo

Este salto requer os mesmos músculos das pernas citados anteriormente para os saltos de atletismo. Além disso, em decorrência da fase

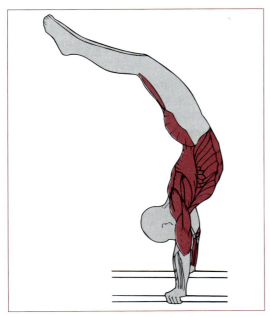

Figura 5.19 Participação muscular durante a parada de mãos nas barras paralelas.

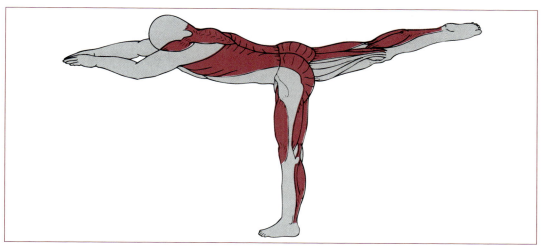

Figura 5.20 Participação muscular durante o avião na ginástica artística de solo.

de apoio e impulsão dos antebraços, também são solicitados os músculos de apoio e impulsão citados para a ginástica de solo. No entanto, esses músculos são solicitados em um grau mais elevado, pois a maior velocidade da corrida e a aterrissagem aumentam correspondentemente às exigências musculares.

Barras assimétricas

A ginástica nas barras assimétricas representa uma combinação da ginástica na barra fixa com a ginástica nas barras paralelas. Os músculos atuantes devem ser fortalecidos de acordo com essas necessidades. Portanto, está em primeiro plano a força da musculatura extensora do braço ou dos flexores do punho, assim como os flexores, extensores, adutores e abdutores do quadril.

Trave de equilíbrio

A trave é tida como o aparelho mais difícil da ginástica feminina. Basicamente, os exercícios são oriundos da ginástica de solo. Em decorrência dos saltos (p. ex., salto para a frente/para trás a partir da posição em pé) e de alguns exercícios de apoio e de ginástica que exigem da atleta uma grande capacidade ativa de abdução, a ginástica na trave não requer somente uma excelente capacidade de coordenação e mobilidade, mas também uma força considerável no tronco e nos membros. Como a superfície de apoio e sustentação em pé é pequena, a musculatura postural do pé deve ser forte para melhorar a capacidade de equilíbrio.

O fortalecimento especial da musculatura postural do pé consiste em andar na ponta dos dedos e andar sobre a borda externa e interna do pé.

Levantamento de peso

Musculatura atuante no desempenho (Fig. 5.21)

- **Músculos do antebraço**: na fase de tração, é necessária, por um lado, uma pegada forte (músculos flexores superficiais e profundos dos dedos, flexores radial e ulnar do carpo) e, por outro lado, uma musculatura flexora do antebraço (músculos bíceps braquial, braquial, braquiorradial) desenvolvida ao máximo, além de uma musculatura abdutora (músculos deltoide, infra e supraespinais).

Durante o arremesso, a força do músculo extensor comum dos dedos, assim como dos músculos extensores ulnar e radial do carpo longo e curto desempenham um papel importante.

O músculo tríceps braquial é responsável pela extensão do antebraço; os estabilizadores correspondentes são responsáveis pela fixação do antebraço na posição levantada.

- **Músculos do tronco**: a força dos músculos extensores do tronco (músculo eretor da espinha) é decisiva na fase de arranque ou para sustentar o peso. Com os braços levantados, esses músculos e os músculos abdominais são responsáveis por uma estabilização suficiente da coluna de apoio representada pelo tronco.
- **Músculos da perna**: como o haltere não só é acelerado em direção vertical pelos músculos extensores do quadril (músculos glúteo máximo e isquiocrurais) e do joelho (músculo quadríceps femoral) e pelos músculos flexores do pé (músculo tríceps sural), mas também precisa ser estabilizado com os braços estendidos, a musculatura das pernas tem uma importância fundamental como base de tração ou de sustentação. Já houve referência aqui às cargas extremas que incidem sobre a articulação do tornozelo durante o agachamento profundo.

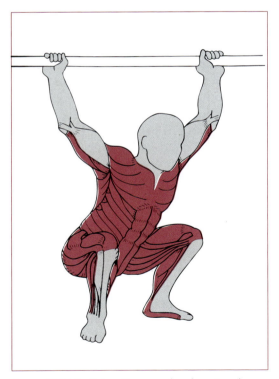

Figura 5.21 Participação muscular durante o levantamento a partir da posição agachada baixa.

Modalidades de luta

Boxe

No lutador de boxe, a capacidade de rendimento é determinada pela força, rapidez e resistência, ou suas subcategorias: força inicial, força rápida e de resistência.

Musculatura atuante no desempenho

- **Músculos do braço**: o músculo tríceps braquial atua principalmente nos golpes retos (ver Fig. 5.22); nos golpes cruzados e laterais atuam os flexores do braço (músculos bíceps braquial, braquial e braquiorradial), assim como os músculos que atuam na apresentação do braço (peitoral maior, deltoide).
O músculo deltoide e os flexores do braço são os principais responsáveis pela projeção da mão principal.
- **Músculos do tronco**: para apoiar o golpe, assim como para amortecer os golpes do adversário, o lutador de boxe precisa ter uma musculatura dorsal e, principalmente, uma musculatura abdominal bem desenvolvida. O condicionamento perfeito desses músculos também é indispensável para a esquiva em pêndulo e para o agachamento.
- **Músculos da perna**: para "caminhar seguindo" o golpe, são importantes principalmente os músculos extensores do quadril (glúteo máximo, isquiocrurais) e os extensores do joelho (quadríceps femoral) ou os flexores da articulação do pé (tríceps sural).

Lesões típicas decorrentes de sobrecarga nessa modalidade esportiva, além do nariz do boxeador e da encefalopatia do boxeador – principalmente no boxe profissional –, são o tornozelo do boxeador e o braço do boxeador (Menke, 2000, p. 55-6).

No tornozelo do pugilista existe uma irritação crônica da pele e do aparelho extensor tendíneo subjacente, provocada pelo traumatismo recidivante dos ossos metacarpais II-V e um engrossamento cicatricial da face extensora da articulação proximal dos dedos. O uso

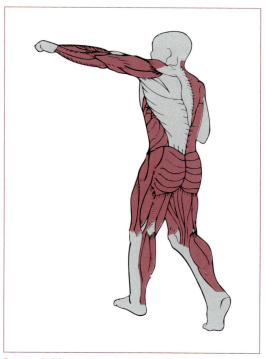

Figura 5.22 Participação muscular durante um golpe direto com a esquerda.

correto de luvas de boxe (acolchoamento adequado ao esporte) é recomendado preventivamente, inclusive durante o treinamento.

O braço do boxeador é uma ossificação do músculo braquial na região da articulação do cotovelo. As constantes contusões levam a uma inflamação muscular dolorosa e, finalmente, à miosite ossificante com limitação da flexão do antebraço.

Luta greco-romana

O praticante desta modalidade é o atleta de resistência por excelência, pois precisa se confrontar com atuações súbitas, explosivas e em rápida sequência, as quais afetam todo o aparelho locomotor.

Musculatura atuante no desempenho

- **Músculos do braço**: todos os músculos do membro superior de um praticante de luta greco-romana devem ser extraordinariamente bem desenvolvidos. Em especial os músculos flexores do braço (bíceps braquial, braquial, braquiorradial) e os flexores dos dedos (flexores superficiais e profundos dos dedos), assim como os músculos adutores do braço (peitoral maior, tríceps braquial), são importantes para a pegada ou para os diversos tipos de imobilização.
- **Músculos do tronco**: para um condicionamento completo da musculatura do tronco, é preciso cuidar para que haja um fortalecimento acentuado dos extensores do tronco (músculo eretor da espinha) ou dos rotadores do tronco. Certas técnicas somente são possíveis após um trabalho de condicionamento correspondente, por exemplo, a ponte como preparação para o levantamento e arremesso do adversário (Fig. 5.23).
- **Músculos da perna**: para a realização de manobras de ataque e defesa, o praticante de luta greco-romana necessita de flexores, abdutores e adutores do quadril fortes, assim como de músculos extensores do joelho (quadríceps femoral) e músculos flexores do pé (tríceps sural) fortes.

Judô

Musculatura atuante no desempenho

O judoca necessita praticamente dos mesmos grupos musculares que os praticantes das modalidades já descritas, sendo que principalmente a musculatura dos dedos (músculos de preensão) e a musculatura da perna têm importância especial para as diferentes técnicas de arremesso e imobilização.

Esgrima

Musculatura atuante no desempenho (Fig. 5.24)

- **Músculos do braço**: os flexores e extensores da mão são responsáveis pelo trabalho de sustentação do braço armado ou para a estabilização do punho. Os movimentos de estocada são executados pelos músculos abdutores do braço (deltoide, infraespinal e supraespinal) e pelo músculo extensor do braço (tríceps braquial). Os diferentes "convites" (p. ex., na posição de quarta) dão origem a rotações ao redor do eixo longitudinal do antebraço, ou seja, movimentos de pronação e supinação ou a rotações medial (músculo subescapular, músculo peitoral maior) e lateral concomitantes (músculo infraespinal) do braço na articulação do ombro. Atenção especial deve ser dada ao fortalecimento desses músculos, especialmente dos abdutores do braço.

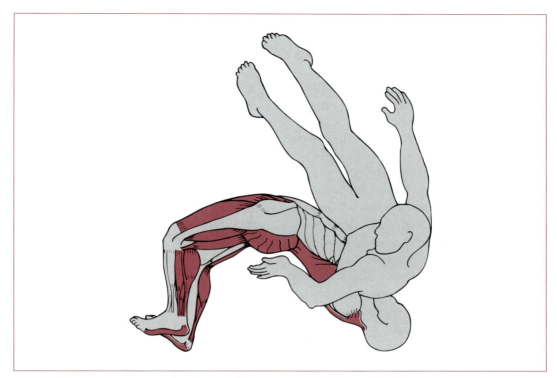

Figura 5.23 Participação muscular durante o levantamento e arremesso do adversário.

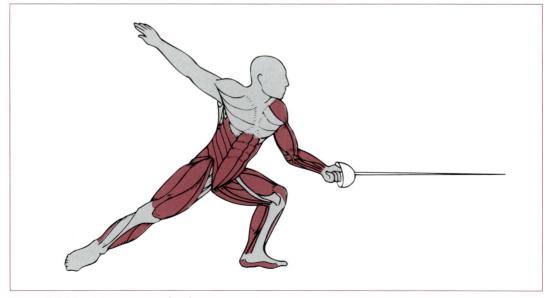

Figura 5.24 Participação muscular durante a esgrima.

- **Músculos do tronco**: a musculatura do tronco apoia, por um lado, os movimentos de ataque – a musculatura abdominal ou os músculos flexores do quadril (reto femoral, iliopsoas, tensor da fáscia lata) são os principais envolvidos – e, por outro lado, possibilitam manobras rápidas de esquiva na defensiva. Uma musculatura do tronco bem desenvolvida é, portanto, uma condição básica do esgrimista.
- **Músculos da perna**: a balestra explosiva é o movimento de perna característico, uma vez que todos os ataques são finalizados com ele. Como "cada um pratica a esgrima da maneira que faz a balestra", a força dos flexores do quadril (ver anteriormente), dos abdutores e adutores da coxa, assim como dos músculos extensores do quadril (glúteo máximo, isquiocrurais) e dos músculos extensores do joelho (quadríceps femoral) ou dos músculos flexores da articulação do pé (tríceps sural), desempenha um papel dominante.

O trabalho de aceleração que o esgrimista apresenta no momento da balestra pode ser comparado a uma partida no atletismo: para o velocista, uma boa partida equivale a meia vitória; para o esgrimista, no entanto, representa a vitória, uma vez que a distância a ser vencida reduz consideravelmente.

Na esgrima, as lesões esportivas típicas decorrentes de sobrecarga são a corcunda do esgrimista, o cotovelo do esgrimista e a doença do mestre esgrimista.

Tiro esportivo

Representando as diversas modalidades de tiro, o tiro com carabina e o tiro com arco serão examinados aqui em relação a seu substrato anatômico.

Tiro com carabina (em pé)

Para o atirador, o importante não é a força máxima dos músculos atuantes, e sim sua propriedade de manter a capacidade de força necessária por várias horas. Para tal, um treinamento a seco (treinamento sem munição) é o suficiente. Esse treinamento engloba o treinamento da postura de tiro ideal, a empunhadura e o ato de segurar a arma, o aprendizado ou a melhora do processo de disparo e a coordenação de segurar e disparar, assim como uma ginástica geral correspondente que aborda as necessidades de condicionamento.

Musculatura atuante

- **Músculos do tronco e da perna**: em pé, durante a empunhadura, o corpo se encontra em um equilíbrio lábil, o que leva ao aumento da tensão de todo o aparelho de sustentação (Figs. 5.25 e 5.26). A inclinação do tronco para trás e a concomitante rotação do tronco, assim como o desvio da pelve para a frente, levam ao enrijecimento do tronco e da articulação do quadril, por um lado por meio dos músculos e, por outro, por meio do aparelho ligamentar da coluna vertebral ou da articulação do quadril (ligamento iliofemoral).

  A inclinação lateral do tronco é estabilizada principalmente pela musculatura abdominal, pelo músculo eretor da espinha, pelo músculo quadrado lombar e pelo músculo iliopsoas; a fixação da pelve é feita principalmente pelos abdutores e adutores da coxa, assim como pelos flexores e extensores da articulação do quadril.

  A manutenção do equilíbrio, tão importante para o atirador, é providenciada principalmente pela musculatura da panturrilha (músculo tríceps sural) e pela musculatura tibial (músculo tibial anterior), que atuam sobre a articulação do tornozelo.

- **Músculos do braço**: por meio do contato de sustentação do braço esquerdo sobre o osso do quadril esquerdo, a musculatura do ombro é submetida a uma carga menor. A carabina, em decorrência do pequeno ângulo braço-antebraço, é estabilizada com pouco dispêndio de força pelos músculos flexores do braço (bíceps braquial, braquial e braquiorradial). O braço da mão de gatilho é mantido em uma posição de abdução na articulação do ombro por meio do músculo deltoide. Sua resistência é importante para a realização de um processo calmo de mira.

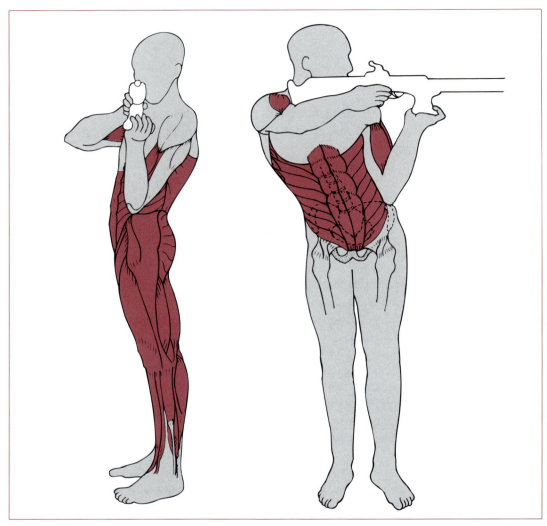

Figura 5.25 Participação muscular e ligamentar na empunhadura durante o tiro com carabina (Jurjew, 1960, p. 41).

Tiro com arco

Musculatura atuante no desempenho

- **Músculos do braço:** durante o processo de puxada, mira e largada, o braço e a mão do arqueiro devem estar imóveis. Isso requer uma força basal suficiente ou uma resistência da mão que segura o arco, especialmente dos extensores do braço (músculo tríceps braquial) e dos levantadores do braço (músculo deltoide, entre outros). Nos extensores e flexores da articulação do punho, também devem estar suficientemente desenvolvidos, uma vez que o punho da mão que segura o arco deve estar

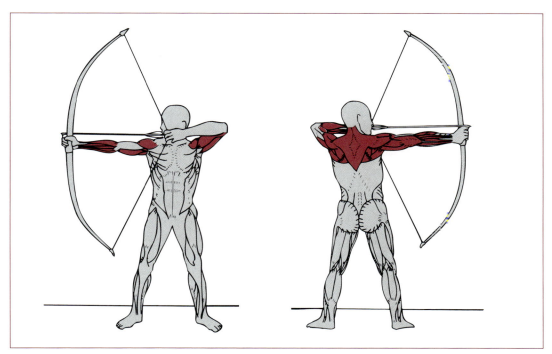

Figura 5.26 Participação muscular no tiro com arco.

em extensão, para transmitir a pressão que se forma durante a puxada da corda de maneira imediata e direta ao antebraço.

Uma força intensa dos músculos abdutores do braço (deltoide, infraespinal e supraespinal) é importante para a escolha do arco ou dos estabilizadores. Por um lado, um arco pesado apresenta vantagens para a capacidade do arqueiro (ele se assenta melhor na mão, não se desvia facilmente durante a largada, não é facilmente desviado por uma rajada de vento); por outro lado, ele requer mais força dos músculos citados anteriormente.

Porém, como as condições físicas e o peso do arco, incluindo os estabilizadores, devem ser correspondentes para evitar a fadiga precoce do braço que segura o arco (o que impossibilita que o arco seja mantido sem oscilações), um melhor condicionamento dos músculos de trabalho é, ao mesmo tempo, a condição básica para melhores condições de tiro.

O braço da mão que segura a flecha é trazido da posição anterior para a lateral (músculos infraespinal, deltoide, redondo menor) por meio da flexão do cotovelo (músculos bíceps braquial, braquial, braquiorradial). Esses músculos, assim como os flexores dos dedos (músculos flexor superficial e profundo dos dedos), devem ser fortalecidos com um treinamento apropriado.

- **Músculos do tronco e da perna**: a manutenção da postura ereta é o elemento básico do tiro com arco. Para evitar torções, é necessário o condicionamento dos estabilizadores do tronco (músculo eretor da espinha e músculos abdominais) e dos estabilizadores do quadril (músculos adutores e abdutores).

Esportes aquáticos

Remo

O remo é uma modalidade esportiva de resistência, que exige muito dos músculos do braço, do tronco e das pernas (Fig. 5.27).

Musculatura atuante no desempenho

- **Músculos do braço**: a flexão do braço é feita pelo músculo bíceps braquial, músculo braquial e músculo braquiorradial; o abaixamento do braço ou o retorno do braço é feito pelo músculo peitoral maior, músculo tríceps braquial, músculo latíssimo do dorso, músculo redondo maior e músculo subescapular.
- **Músculos do tronco**: a inclinação do tronco para a frente requer o emprego de todos os músculos abdominais; o músculo eretor da espinha é o principal responsável pelo retorno do tronco à posição ereta (fase de tração).
- **Músculos da perna**: durante a fase de tração, ocorre uma extensão crescente na articulação do quadril (músculo glúteo máximo, músculos isquiocrurais) e na articulação do joelho (músculo quadríceps femoral) ou uma flexão plantar na articulação talocrural (músculo tríceps sural).

O punho do remador é uma lesão esportiva típica do remo.

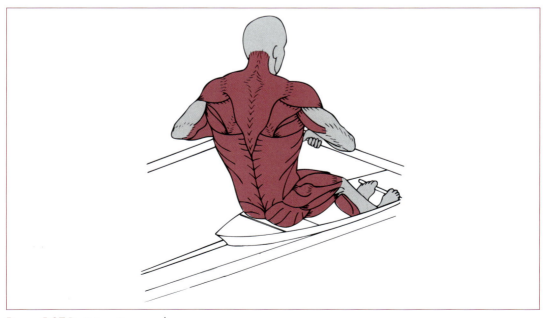

Figura 5.27 Participação muscular no remo.

Caiaque

Musculatura atuante no desempenho (Fig. 5.28)

- **Músculos do braço**: durante a fase inicial da remada e da puxada, o braço de puxada, por um lado, é pressionado para baixo e posteriormente a partir da posição lateral (comparar com o remo); por outro lado, a articulação do cotovelo (músculos bíceps braquial, braquial, braquiorradial) e a articulação do punho são flexionadas (músculos flexor superficial e profundo dos dedos, músculos flexores ulnar e radial do carpo).

No braço de pressão – fases de tração e pressão ocorrem simultaneamente –, a extensão crescente do antebraço é promovida pelo músculo tríceps braquial, e o levantamento do braço é feito principalmente pelo músculo deltoide.

- **Músculos do tronco**: apoiam a tração do braço por meio da potente musculatura de rotação do tronco; a remada se dá no ponto da maior tensão prévia do tronco (torção do tronco). Para a estabilidade do tronco, são necessários, adicionalmente, musculaturas extensoras abdominal e dorsal suficientemente condicionadas.
- **Músculos da perna**: em comparação com os remadores, a musculatura da perna é menos solicitada de modo ativo; no entanto, além de conferir estabilidade à posição sentada, ela ainda apresenta uma função importante como auxílio para a puxada ou pressão do braço de puxada; isso é válido especialmente para os flexores do quadril (músculos reto femoral, iliopsoas, tensor da fáscia lata).

Uma lesão típica decorrente de sobrecarga nessa modalidade esportiva é a chamada articulação do remador.

Vela

Nas modernas regatas, a vela demanda alta capacidade física. Para ser capaz de absolver a postura de velejador, que exige o máximo de força durante 2 a 4 horas com condições de vento correspondentes, é necessário ter um bom condicionamento dos grupos musculares envolvidos.

Musculatura atuante no desempenho

- **Músculos do braço**: para segurar as escotas e mantê-las firmemente seguras, para segurar e levantar com ajuda do trapézio ou enquanto se traciona o leme ao tirar o barco da direção do vento, o velejador necessita de flexores fortes do braço (músculos bíceps braquial, braquial e braquiorradial), além de retroversores do braço (músculos deltoide, subescapular, redondo maior).
- **Músculos do tronco e da perna**: o fortalecimento dos músculos abdominais ou dos flexores do quadril (músculos reto femoral, iliopsoas, tensor da fáscia lata) é indispensável para o início e o término do movimento de escora. Para assumir ou sair do agachamento, é necessário fortalecer os extensores do joelho (músculo quadríceps femoral), e para manter os pés na alça de escora, é necessário fortalecer os flexores plantares.

Como a musculatura deve trabalhar predominantemente mantendo a preensão, é preciso trabalhar especialmente a resistência.

316   Anatomia aplicada ao esporte

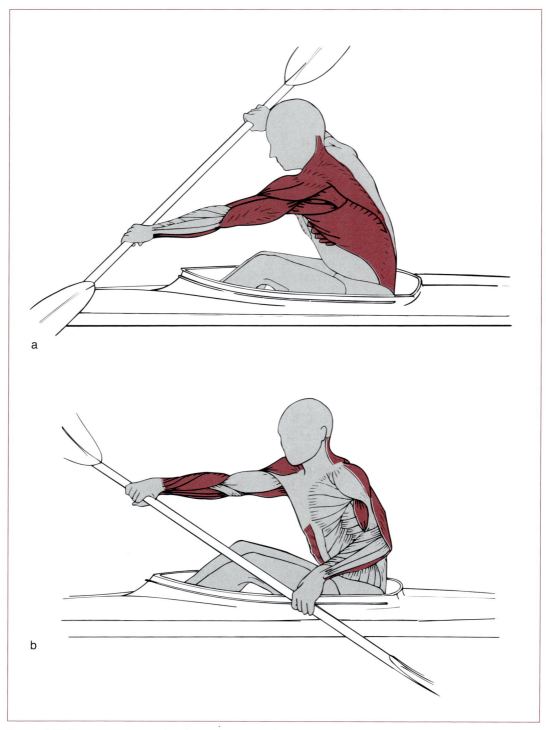

Figura 5.28 Participação muscular durante a prática de caiaque.

Ciclismo

Musculatura atuante no desempenho (Fig. 5.29)

- **Músculos da perna**: a musculatura da perna suporta a carga principal durante o ciclismo. A pedalada para baixo se dá pelos extensores do quadril e, principalmente, pelos extensores do joelho (músculo quadríceps femoral) ou pelos flexores da articulação do pé (músculo tríceps sural); para trazer o pedal para cima, são necessários os extensores do quadril (músculos reto femoral, iliopsoas, tensor da fáscia lata) e os flexores do joelho (músculos isquiocrurais) ou os extensores da articulação do pé (principalmente o músculo tibial anterior), que apresentam função antagonista.
- **Músculos do braço**: durante uma corrida normal, os extensores do braço (músculo tríceps braquial) são responsáveis pelo controle e pela manutenção de uma postura ideal do tronco. Durante a partida, o trabalho dos flexores do braço (músculos bíceps braquial, braquial, braquiorradial) e dos abaixadores do braço está em primeiro plano.
- **Músculos do tronco**: para que a pressão originada pelo trabalho de apoio dos braços seja transmitida às pernas, é necessário um bom condicionamento das musculaturas abdominal e dorsal (músculo eretor da espinha).

Uma lesão de sobrecarga típica no ciclismo é o joelho de ciclista.

Hipismo

Musculatura atuante no desempenho

Uma musculatura adutora bem desenvolvida tem grande importância para o ciclista. A sobrecarga desses músculos pode levar à formação do chamado osso do cavaleiro. Além de uma musculatura adutora forte, musculaturas abdominal e dorsal adequadamente desenvolvidas também são muito importantes para a estabilização do tronco e a proteção da coluna vertebral, principalmente na modalidade de saltos (Rohlmann et al., 2001, p. 121).

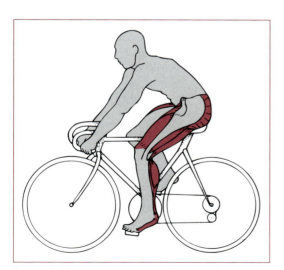

Figura 5.29 Participação muscular no ciclismo.

Jogos de campo e de salão

A eficácia de todos os jogos de corrida depende da musculatura relevante para a corrida e para o salto, além das condições técnicas específicas de cada tipo de jogo. Por isso, para cada modalidade de jogo será analisado somente o substrato de movimento característico.

Futebol

Musculatura atuante no desempenho

Com o chute a gol, ocorrem uma extensão explosiva na articulação do joelho da perna que realiza o movimento (músculo quadríceps femoral) e uma flexão na articulação do quadril (músculos reto femoral, iliopsoas, tensor da fáscia lata), com uma contração concomitante da musculatura abdominal. A perna de apoio auxilia o movimento da perna que realiza o chute por meio de uma extensão do quadril (músculos glúteo máximo e isquiocrurais) e extensão do joelho (músculo quadríceps femoral), assim como por uma flexão plantar (músculo tríceps sural) (Fig. 5.30).

O fortalecimento da musculatura inguinal específica para o futebol tem importância especial, tendo em vista o alto risco de traumatismo.

Traumatismos típicos e lesões decorrentes de sobrecarga

As distensões musculares são traumatismos típicos de sobrecarga, assim como as rupturas de fibras musculares na região anterior ou posterior da coxa.

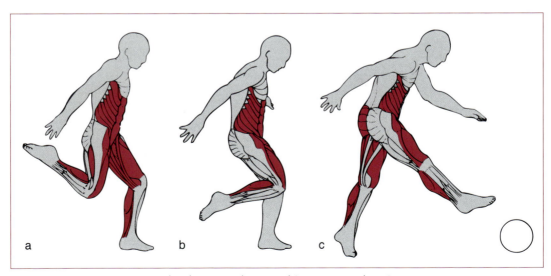

Figura 5.30 Participação muscular durante o chute a gol (com o peito do pé).

Lesões típicas decorrentes de sobrecargas são o joelho do jogador de futebol, o tornozelo do jogador de futebol e a dor inguinal crônica.

Cerca de 50% de todos os traumatismos esportivos ocorrem durante o jogo de futebol. Como era de se esperar, há predomínio das lesões de membros inferiores. Meninas e mulheres apresentam maior risco de lesões, pois frequentemente têm a musculatura de desempenho pouco desenvolvida.

Como mostra a Tabela 5.1, existe maior frequência de lesões ligamentares nas regiões da articulação talocrural e da articulação do joelho, assim como rupturas de fibras musculares ou rupturas de feixes musculares, lesões dos meniscos e fraturas de Jones (fratura do V metacarpal na região da diáfise proximal).

As mulheres que atuam no futebol de elite geralmente apresentam traumatismos semelhantes aos dos homens que atuam no futebol de elite; no entanto, existem algumas características específicas para cada sexo. A frequência de lesões em mulheres é mais alta – principalmente em jogadoras jovens com menos de 16 anos. Nas jogadoras de elite (futebol, handebol, basquete), as lesões dos ligamentos cruzados são 2,4 a 9,5 vezes mais frequentes que nos homens (Petersen/Rosenbaum/Raschke, 2005, p. 150).

Do ponto de vista causal, diversos padrões de movimento hormonais, neuromusculares e específicos do sexo desempenham um papel decisivo:

- Mulheres possuem uma massa muscular absoluta e relativa menor e, com isso, menos força muscular para proteger suas articulações do que os homens.
- Níveis aumentados de estrogênio diminuem a firmeza ligamentar.
- Mulheres apresentam maior frouxidão articular, que leva à redução das propriedades proprioceptivas de proteção articular.
- Ao contrário dos homens, após um salto as mulheres aterrissam com uma leve flexão da articulação do tornozelo na posição valga da perna (perna em X) e em rotação lateral, com o centro de gravidade corporal situado atrás da articulação do joelho, o que leva a uma maior sobrecarga do joelho, principalmente do ligamento cruzado anterior.
- Mulheres apresentam uma ativação mais lenta da musculatura isquiocrural; esta, como antagonista do músculo quadríceps femoral, tem importância decisiva para a estabilidade do joelho, uma vez que ela impede um deslocamento anterior da cabeça da tíbia, relacionado a movimentos de frenagem e mudança de direção.
- Durante as aterrissagens, as mulheres apresentam um ângulo de flexão do joelho e do

Tabela 5.1 Lesões mais frequentes no futebol de elite feminino (em 30 jogadoras da seleção da Alemanha)

Tipo de lesão	Porcentagem
Ruptura do ligamento capsular da articulação talocrural	40%
Ruptura do ligamento cruzado anterior	23,3%
Ruptura de fibras musculares/ruptura de feixes musculares	20%
Lesão de menisco	16,7%
Fratura de Jones	10%
Lesão da cartilagem	6,7%
Luxação do ombro	3,3%
Luxação da articulação acromioclavicular	3,3%
Fratura dos dedos	3,3%

quadril desfavorável – elas pousam com uma articulação do joelho reta ou pouco flexionada (importante para o emprego eficiente dos músculos isquiocrurais) e, com isso, precisam absorver as forças geradas mais rápida e abruptamente (Petersen/Rosenbaum/Raschke, 2005, p. 155).

- Mulheres frequentemente apresentam dominância do quadríceps. Esse desequilíbrio muscular leva mais rapidamente a lesões articulares.

> As situações de jogo mais perigosas são a aterrissagem em uma só perna após um salto, a frenagem súbita e os movimentos de rotação abruptos, que podem ocorrer principalmente em corridas com mudança de direção.

Com um esclarecimento adequado e um treinamento apropriado de força, salto e propriocepção, a taxa de lesões dos homens e, principalmente das mulheres, pode ser reduzida de maneira determinante (Tropp/Askling/Gillquist, 1985, p. 259; Caraffa et al., 1996, p. 19; Bahr/Lian/Bahr, 1997, p. 172; Verhagen et al., 2004, p. 1385; Petersen/Zantop et al., 2005, p. 160-1).

Hóquei

Para a condução rápida e eficaz do taco, o jogador de hóquei necessita, por um lado, de uma boa musculatura de flexão do antebraço e, por outro, de uma musculatura adequada para abdução e adução do braço. O músculo peitoral maior desempenha um papel importante para um lançamento forte. A inclinação acentuada do tronco do jogador que está de posse da bola requer um condicionamento suficiente da musculatura extensora dorsal (músculo eretor da espinha).

Handebol

Musculatura atuante no desempenho

O handebol, assim como muitas outras modalidades esportivas com bola e arremesso, caracteriza-se por evoluções complexas de movimento e, assim, depende de numerosos músculos que determinam a capacidade. A complexidade consiste no fato de a evolução central do movimento de arremesso iniciar nos membros inferiores, passando por uma rotação do tronco e, finalmente, terminar com a aceleração do braço de arremesso (Bayios et al., 2001, p. 229; Michael et al. 2005, p. 152). Numerosos estudos descrevem as relações entre o desenvolvimento da força dos rotadores mediais e laterais do ombro, os abaixadores do braço (importantes para o arremesso) e os extensores do braço e a velocidade da bola (Fleck et al., 1992, p. 120; Bayios et al., 2001, p. 229; Baltaci/Tunay, 2004, p. 231).

O moderno jogo de handebol, com suas grandes exigências relacionadas com o físico dos jogadores, torna indispensável um treinamento acentuado de toda a musculatura do tronco e dos membros. Para melhorar a força de lançamento, é preciso fortalecer a musculatura citada no lançamento de dardo; para os movimentos de lançamento que partem do antebraço ou da articulação do punho sem um movimento de impulsão, é necessário um treinamento adicional dos flexores do braço (músculos bíceps braquial, braquial, braquiorradial), dos flexores da mão e dos dedos. Flexores dos dedos fortes também são necessários para o controle da bola.

Traumatismos típicos e lesões decorrentes de sobrecarga

O handebol e o futebol lideram no mundo todo as estatísticas de traumatismos esportivos e, com isso, fazem parte das modalidades esportivas com maior risco de lesões. Com base na ação do adversário, essas modalidades esportivas apresentam um risco de traumatismo agudo muito elevado. Como "modalidade esportiva combinada", com seus padrões típicos de *sprint*, salto e frenagem, além dos movimentos de lançamento típicos a partir de diferentes posições corporais, o handebol ainda apresenta padrões lesionais adicionais específicos do esporte.

Em uma temporada esportiva, cada jogador faz cerca de 48.000 arremessos e um número comparável de saltos e mudanças de direção (Jobe, 1983, p. 3). Com uma bola pesando cerca de 425 a 475 g, atinge-se uma velocidade de arremesso de aproximadamente 130 km/h (Hasert/Luthmann, 1989, p. 140). As forças originadas exercem grande influência sobre os músculos atuantes, assim como sobre as estruturas articulares e capsulares das articulações atuantes.

Nos músculos, encontram-se estiramentos e rupturas de fibras musculares nos membros superiores e inferiores, assim como no tronco. No handebol ainda predominam os traumatismos da articulação do joelho, articulação do tornozelo, articulação acromioclavicular, assim como distorções das pequenas articulações dos dedos e fraturas do rádio em local próximo ao punho, além de fraturas do osso navicular (Haaker, 1998, p. 113-23).

Os traumatismos mais frequentes na articulação do joelho são lesões dos meniscos (principalmente do menisco medial), do ligamento cruzado anterior e dos ligamentos colaterais, em decorrência dos movimentos de rotação com a perna ou o pé fixos. Na região do pé predominam os estiramentos do ligamento lateral ou as rupturas do ligamento lateral.

Sobrecargas crônicas dão origem a um número maior de lesões por sobrecarga, no sentido de lesões degenerativas a longo prazo, que podem levar a artrose da articulação do joelho e da coxa. No membro superior predomina o "cotovelo do arremessador", assim como o "ombro do esportista". Em relação aos músculos e tendões, estão em primeiro plano as irritações da inserção tendínea (tendinoses).

Basquete

Musculatura atuante no desempenho

O basquete, antes de mais nada, é um jogo no qual a força de salto uni ou bilateral e (com algumas restrições) uma força de extensão suficiente do antebraço (músculo tríceps braquial) são importantes para o arremesso. Apesar de os arremessos não estarem direcionados em relação à violência do arremesso e sim a uma dosagem precisa, os arremessos a partir de distâncias mais longas requerem uma medida considerável de força de lançamento.

O dedo do jogador de basquete e o tornozelo do jogador de basquete representam traumatismos esportivos específicos do basquete.

Vôlei

Musculatura atuante no desempenho

O jogo de vôlei é um jogo de saltos com as duas pernas que, em decorrência da combinação de um movimento de ataque (cortada) com um movimento de lançamento (ver lançamento de dardo), requer o desenvolvimento de força apropriado.

Traumatismos típicos e lesões decorrentes de sobrecarga são as rupturas do ligamento colateral e o chamado joelho de saltador.

Tênis

Para ter uma boa empunhadura, o jogador necessita de uma forte musculatura flexora dos dedos (músculos flexores superficiais e profundos dos dedos); para a estabilização da articulação do punho, necessita adicionalmente de flexores e extensores do punho bem desenvolvidos (músculos extensor e flexor ulnar e radial do carpo).

O músculo tríceps braquial é responsável pela extensão do braço durante a execução do *backhand* ou durante o serviço; para o balanço anterior do antebraço atuam, predominantemente, o músculo peitoral maior, a parte clavicular do músculo deltoide e o músculo bíceps braquial; para o movimento de abdução e para o movimento concomitante de retroversão no *backhand* atuam, principalmente, o músculo deltoide (parte espinal), o músculo infraespinal e o músculo redondo menor.

Para a força desenvolvida durante o saque no tênis, são responsáveis os mesmos músculos que atuam no lançamento de dardo, principalmente o músculo peitoral maior e o músculo latíssimo do dorso.

Traumatismos típicos e lesões típicas de sobrecarga são o ombro de esportista, o cotovelo de tenista e lesões dos meniscos e dos ligamentos colaterais.

Golfe

No jogo de golfe, é importante uma musculatura do tronco bem desenvolvida e, principalmente, uma boa musculatura dorsal e do ombro, assim como um nível de condicionamento propício para a modalidade esportiva das musculaturas da mão e do antebraço, determinando assim a capacidade e atuando de modo profilático contra lesões.

Nessa modalidade esportiva, os déficits musculares, combinados com déficits da técnica de tacada, levam a uma série de traumatismos típicos ou lesões decorrentes de sobrecarga, como "costas do jogador de golfe", "cotovelo de golfista" e "ombro do jogador de golfe".

Boliche

Musculatura atuante no desempenho

No boliche é necessário que as musculaturas flexora e extensora dos braços, dos dedos e da mão sejam suficientemente fortes. Ademais, as musculaturas flexora e extensora do tronco e do quadril precisam estar bem desenvolvidas.

Lesões esportivas típicas decorrentes de sobrecarga

Lesões características decorrentes de sobrecarga nessa modalidade esportiva são o dedo do jogador de boliche, o cotovelo do jogador de boliche e o quadril do jogador de boliche (Menke, 2000, p. 55).

Tênis de mesa

Musculatura atuante no desempenho

Um condicionamento específico do jogador de tênis de mesa engloba treinamento de força de salto e velocidade – isso envolve principalmente as musculaturas extensoras do quadril e da perna, assim como os flexores plantares (nesse caso, principalmente o músculo tríceps sural) –, assim como o condicionamento de todo o corpo, levando em consideração a musculatura extensora dorsal (músculo eretor do tronco) (Pfaff/Hampl, 2005, p. 39). Em virtude do baixo peso da raquete, o treinamento de força do braço visa somente ao desenvolvimento de uma boa musculatura, para impedir desequilíbrios musculares.

A postura típica do jogador de tênis de mesa (inclinada para a frente) pode levar, a longo prazo, ao desenvolvimento da chamada cifose do jogador de tênis de mesa, com encurtamento da musculatura flexora do quadril (principalmente do músculo reto femoral, do músculo iliopsoas e do músculo tensor da fáscia lata), assim como da musculatura torácica, em especial do músculo peitoral maior. Para sua prevenção, está indicado o fortalecimento da musculatura dorsal e do cíngulo do membro inferior, além de um alongamento habitual dos grupos musculares ventrais com tendência ao encurtamento.

Esportes de inverno

Esqui alpino

Musculatura atuante no desempenho

- **Musculatura das pernas**: a dinâmica do esqui alpino requer um treinamento de resistência de força extraordinário da musculatura extensora do quadril (glúteo máximo e isquiocrurais) e da musculatura extensora do joelho (músculo quadríceps femoral) para a manutenção da "posição agachada durante a descida" ou para um impulso rápido e forte no momento da "mudança de direção". Ademais, a força dos extensores (músculo tibial anterior) ou dos flexores (músculo tríceps sural) também é importante.

Quanto à execução da postura agachada de descida, chama-se aqui a atenção para uma característica estrutural e biomecânica típica e relevante para a capacidade do músculo quadríceps femoral e de seus diversos componentes: a "postura baixa" (Fig. 5.31a), propagada após estudos realizados no túnel de vento – atua principalmente sobre o músculo reto femoral, apropriado para atividades de força rápida, mas não para atividades de resistência – demonstrou ser menos eficaz na prática competitiva do que a "postura alta" (Fig. 5.31b), na qual especialmente os músculos vastos femorais – predestinados para o trabalho isométrico de sustentação – suportam a carga. A ilustração mostra que alterações na região do eixo de extensão da articulação do joelho desempenham um papel decisivo.

Na "postura baixa", com forte flexão do joelho, o músculo reto femoral e o músculo vasto intermédio se situam sobre o eixo de extensão, e os músculos vastos medial e lateral se encontram abaixo do eixo de extensão. Consequência: o músculo reto femoral – apoiado somen-

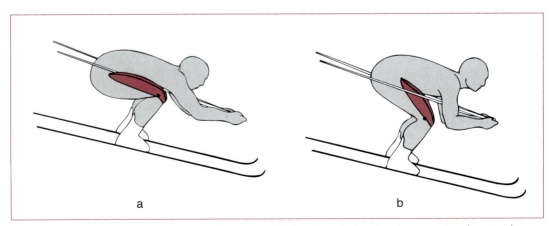

Figura 5.31 Representação esquemática das possibilidades de trabalho das duas porções do músculo quadríceps femoral e sua posição em relação ao eixo de rotação da articulação do joelho na "posição baixa" (a) e na "posição alta" (b).

te pelo músculo vasto intermédio – passa a realizar o trabalho de sustentação atípico para ele, o que leva a uma sobrecarga funcional.

Na "postura alta" com uma flexão menor do joelho, o músculo reto femoral, assim como todos os músculos vastos femorais, encontram-se acima do eixo de extensão; desse modo, todos os componentes, principalmente os músculos vastos femorais (mais apropriados), atuam no trabalho de sustentação.

- **Musculatura do tronco**: o praticante de esqui alpino necessita de uma musculatura dorsal bem desenvolvida (músculo eretor da espinha), por exemplo, para a manutenção da postura de descida agachada aerodinamicamente favorável, assim como da musculatura abdominal (principalmente para os movimentos de equilíbrio e movimentos de rotação do tronco, como no *slalom*).
- **Musculatura do braço**: para o emprego dos bastões ou para correções de quedas, é necessária uma musculatura extensora forte dos braços (tríceps braquial).

Lesões típicas no esqui alpino são a fratura da bota de esqui, a ruptura do ligamento cruzado anterior, condicionada pela bota de esqui, o quadril do esquiador e o polegar do esquiador (Menke, 2000 b, p. 105-7).

A fratura da bota de esqui é uma fratura da perna originada por uma sobrecarga de flexão não fisiológica da perna do esquiador durante uma queda frontal, sem que a fixação anterior da bota de esqui se abra.

A ruptura do ligamento cruzado anterior, condicionada pela bota de esqui, ocorre em quedas para trás sobre os esquis, quando a queda completa é impedida pela fixação das botas de esqui. Com isso, o joelho é flexionado ao máximo, desencadeando uma "gaveta anterior" com subsequente ruptura do ligamento cruzado anterior.

A expressão "quadril do esquiador" se refere, tanto no praticante de esqui alpino como nos esquiadores *cross-country*, às fraturas do colo do fêmur ou do fêmur, geralmente ocasionadas por uma queda lateral sobre o trocanter maior.

O polegar do esquiador se deve a uma ruptura do ligamento colateral ulnar da articulação proximal do polegar, já descrita anteriormente.

Snowboard

Musculatura atuante no desempenho

No *snowboard*, as musculaturas das pernas e do tronco – principalmente as musculaturas abdominais oblíqua externa e interna – estão em primeiro plano para dar início ao impulso. A musculatura do braço tem uma participação limitada nos movimentos de equilíbrio e no levantamento da posição sentada.

Traumatismos típicos são a fratura do *snowboarder* e – semelhante ao esqui alpino ou patins *in-line* – o polegar do esquiador, assim como as fraturas do punho que ocorrem com a queda sobre a mão estendida e as fraturas distais do rádio.

A utilização de *softboots*, em vez de *hardboots* – que protegem a região da articulação do tornozelo de modo semelhante às botas de esqui –, leva frequentemente à fratura do *snowboarder* (uma fratura da articulação talocrural). Típica para esse traumatismo é a fratura da borda externa do tálus, provocada por flexão excessiva da articulação do tornozelo, associada a um deslocamento concomitante do antepé.

Esqui *cross-country*

Musculatura atuante no desempenho

- **Musculatura da perna**: para a força de impulsão da perna de largada, são importantes os músculos extensores do quadril (músculo glúteo máximo, músculos isquiocrurais) e extensores do joelho (músculo quadríceps femoral), assim como os flexores plantares do pé (músculo tríceps sural); para o movimento anterior da perna em movimento, são importantes os flexores do quadril (músculo reto femoral, músculo iliopsoas, músculo tensor da fáscia lata).
- **Músculos do braço**: o trabalho do músculo tríceps braquial é importante para o braço de pressão, assim como os abaixadores do braço, e, para o braço em movimento, é importante principalmente o músculo deltoide.
- **Musculatura do tronco**: as musculaturas dorsal e abdominal são responsáveis pela estabilização do tronco ou para o apoio da extensão das pernas.

Patinação de velocidade no gelo

Musculatura atuante no desempenho

- **Musculatura da perna**: a extensão das pernas se dá por meio dos mesmos músculos da corrida. No entanto, a eles se juntam os adutores do quadril (principalmente durante a patinação na curva) e os abdutores da articulação do quadril (estabilização da perna de apoio). A postura anterior do tronco é assegurada pelos músculos extensores fortemente desenvolvidos (músculo glúteo máximo e músculos isquiocrurais).
- **Musculatura do tronco**: o músculo eretor da espinha é responsável pela manutenção da forte inclinação do tronco para a frente. No entanto, a musculatura abdominal também possui uma função como antagonista da estabilidade da pelve.

Patinação artística no gelo

Na patinação artística no gelo, ocorre uma solicitação de forças dinâmicas fortemente positivas durante os saltos e negativas nas aterrissagens. Por esse motivo, é preciso, por um lado, fortalecer acentuadamente a musculatura de salto ou a musculatura de amortecimento e, por outro lado, a musculatura postural do pé.

Para as duplas de patinadores (casal de patinadores), é necessário o fortalecimento das musculaturas dorsal e abdominal para que possam executar as figuras de levantamento. Esse fortalecimento é comparável ao dos atletas de alto desempenho e envolve o músculo eretor da espinha e os músculos levantadores do braço (músculo deltoide), além da força extensora do braço (músculo tríceps braquial).

Salto de esqui

O saltador de esqui reúne, de forma extrema, um desenvolvimento de força positivo (salto) e negativo (aterrissagem) da musculatura extensora do quadril (músculo glúteo máximo e músculos isquiocrurais) e dos extensores do joelho (músculo quadríceps femoral), assim como dos flexores plantares do pé (músculo tríceps sural).

A estabilização de uma boa posição de voo requer, ainda, musculaturas dorsal e abdominal bem desenvolvidas.

Bobsled

O *bobsled* é composto de uma fase de largada e de uma fase de corrida em direção à chegada, que independe da força corporal (nesse caso, trata-se somente de questões técnicas de direção).

A musculatura empregada na fase de largada corresponde à musculatura de um velocista, se bem que com o uso mais acentuado da musculatura extensora do braço (músculo tríceps braquial) e de forças estabilizadoras do tronco (músculo eretor da espinha e dos músculos abdominais).

Trenó

Para obter um trajeto de aceleração mais longo possível na fase de pré-tensão no momento da largada, o atleta que está sobre o trenó necessita, por um lado, de grande mobilidade da coluna vertebral e, por outro lado, de uma musculatura flexora do quadril forte (músculo reto femoral, músculo iliopsoas, músculo tensor da fáscia lata), que lhe permita grande inclinação para a frente.

Na fase de disparo da largada, a força dos flexores do braço (músculos bíceps braquial, braquial e braquiorradial) ou dos abaixadores do braço e dos retroversores (músculos deltoide, subescapular, redondo maior) é decisiva. Na fase de execução, finalmente, o impulso dado com as palmas da mão ("pinguim") permite um aumento adicional da velocidade de largada. Na fase de tração inicial, os flexores do braço apoiam a ação e, na fase de pressão subsequente, atuam principalmente os extensores do braço (músculo tríceps braquial).

Durante a corrida, em decorrência das exigências aerodinâmicas (com a velocidade, a resistência do ar aumenta ao quadrado) ou dos procedimentos precisos de pilotagem, existe a necessidade de uma musculatura cervical excepcionalmente bem desenvolvida (principalmente do esternocleidomastóideo) e da musculatura abdominal, pois durante toda a corrida a cabeça deve ficar levemente levantada para avaliação da pista.

Além disso, para a estabilização da posição sentada, é indispensável um condicionamento excelente dos adutores do braço (em especial do músculo peitoral maior), dos flexores do braço (músculos bíceps braquial, braquial e braquiorradial), assim como dos adutores do quadril.

Dança esportiva

Musculatura atuante no desempenho

Na dança, a musculatura de força é menos importante quando comparada com as demais modalidades esportivas. Na dança esportiva, são empregadas as musculaturas das pernas, do tronco e dos braços, geralmente com uma carga de resistência de força moderada. A exceção é o *rock'n roll*, que, com seus elementos acrobáticos e levantamentos, muitas vezes requer uma força rápida mais intensa da musculatura do braço, da perna e do tronco – e, com isso, a força máxima do dançarino do sexo masculino. A região do tronco dos dançarinos deve ser suficientemente treinada, para que possam controlar sua postura correta de modo eficaz e, eventualmente, para apoiar seu parceiro (p. ex., durante a execução de posições de suporte estáticas). Para não perder o equilíbrio, o dançarino deve ser capaz de controlar a tensão corporal ou manter a estabilidade corporal, mesmo durante posturas corporais extremas. Além disso, uma grande mobilidade exige muito mais da musculatura abdominal (Huwyler, 1992, p. 150).

Na dança esportiva, as lesões agudas são raras em decorrência dos movimentos estéticos e mais suaves. Somente nas danças com movimentos explosivos e altamente dinâmicos, por exemplo, o *rock'n roll*, podem ocorrer distensões musculares, rupturas de fibras musculares, assim como estiramentos ou rupturas de ligamentos na região do aparelho ligamentar lateral ou até mesmo fraturas.

As lesões de sobrecarga típicas são o calcanhar de dançarino, o quadril de dançarino e a fratura de dançarino. Além disso, um treinamento muito precoce, frequente e intensivo sobre saltos altos pode levar a deformidades do pé, deformidades do hálux (hálux valgo), desequilíbrios musculares (principalmente encurtamento do músculo tríceps sural), assim como sobrecargas do antepé.

Capítulo 6

Treinamento de força anatômico-funcional

Considerações iniciais

> Propostas para um treinamento anatômico-funcional da força de todos os grupos musculares que participam da análise de evoluções de movimentos simples, bem como sugestões de exercícios dinâmicos e estáticos, poderão ser observadas neste capítulo.

A meta deste livro não é fornecer uma coletânea completa de todos os exercícios possíveis para um determinado movimento, e sim fornecer ao não especialista algumas sugestões simples e despretensiosas sobre como trabalhar eventuais fraquezas musculares que, eventualmente, possam afetar a evolução de um movimento. Por esse motivo, oferece-se aqui somente um exercício típico para cada movimento. O leitor pode criar exercícios adicionais ou procurar por eles no livro *Treinamento ideal* (Manole, 2003), escrito pelo mesmo autor.

O que deve ser levado em consideração durante um treinamento de força?

- Para evitar que ocorram dores musculares durante um treinamento de força, deve-se começar com cargas menores e com um número maior de repetições do exercício.
- Como destro ou canhoto, não esqueça os músculos do lado oposto.
- Não fortaleça somente os músculos que serão expostos à carga; exercite também seus antagonistas ou oponentes.
- Você pode treinar os músculos isoladamente ou de modo complexo.
- Não inicie um programa de treinamento de força sem aquecimento prévio.
- O treinamento de força empregado deve sempre corresponder às necessidades da modalidade esportiva. Isso significa treinamento máximo de força sempre que sejam necessárias forças máximas; treinamento de resistência de força (cargas submáximas, com maior número de repetições) quando essa forma de desenvolvimento da força seja necessária etc.
- O treinamento sempre deve ser feito de maneira que a dinâmica do movimento esportivo seja imitada de maneira aproximada e que os ângulos de trabalho sejam aproximadamente os mesmos.
- A força pode ser atingida com treinamento dinâmico (nesse caso, o músculo sofre um encurtamento) e estático (nesse caso, o músculo sofre somente uma tensão máxima), além das formas mistas de treinamento.
- No treinamento dinâmico, para atingir uma força apropriada, o ideal é repetir o exercício oito vezes (escolher o peso de maneira a conseguir chegar a esse número de repetições); no treinamento estático, manter a tensão por 6 a 10 segundos (= 1 "série").
- Em cada treinamento, realizar 2 a 5 séries (de acordo com o estado de treinamento).
- O treinamento estático não é eficaz para o condicionamento circulatório, servindo exclusivamente para aumentar o corte transversal do músculo e, com isso, aumentar a força.
- O treinamento estático, em virtude do procedimento de pressão, não é adequado para pessoas com insuficiência cardíaca ou pressão alta.

Exercícios para sequências de movimentos simples

Movimentos simples do tronco

Flexão do tronco para a frente

Exercício dinâmico: flexão do tronco para a frente, pernas retas.

Exercício estático: durante a hiperextensão, contrair os músculos dorsais (respiração ofegante).

Flexão do tronco para trás

Exercício dinâmico: flexão para trás a partir do decúbito ventral (posição supina), pernas fixas.

Exercício estático: durante a hiperextensão, contrair os músculos dorsais.

Inclinação do tronco para o lado

Exercício dinâmico: flexão do tronco para o lado (pernas abertas e fixas).

Exercício estático: flexão do tronco para o lado com fixação terminal na posição final.

Rotação do tronco para o lado

Exercício dinâmico: rotação alternada do tronco para direita e esquerda, com uma carga adicional (saco de areia, barra ou bastão).

Exercício estático: posicione-se diante da moldura de uma porta com os braços lateralmente estendidos (com as pernas abertas para a fixação da posição em pé). Tente fazer uma rotação contra a resistência (alternando entre o lado esquerdo e o direito).

Movimentos simples do membro superior

Levantamento do braço a partir da posição neutra até a posição de extensão horizontal e até a posição de extensão vertical

Exercício dinâmico: imitação do movimento com halteres; arranque.

Exercício estático: ambos os braços na posição estendida para a frente; a palma de uma mão encontra-se deitada sobre o dorso da outra mão (use diversas alturas de posição de extensão horizontal); agora, as mãos são pressionadas uma contra a outra, a mão de cima pressiona para baixo (isso fortalece os abaixadores do braço) e a mão que está embaixo pressiona para cima = treinamento dos anteversores.

Fixação dos braços na posição levantada verticalmente

Exercício dinâmico: caminhar em parada de mãos.

Exercício estático: ver anterior, somente na posição de extensão vertical do braço.

Abaixamento do braço a partir da posição de extensão vertical do braço

Exercício dinâmico: exercícios de tração de qualquer tipo (corda elástica com contrapeso, cinto elástico de tração), exercícios com halteres curtos: em decúbito dorsal, levar os braços da posição de extensão vertical para a posição de extensão horizontal.

Exercício estático: ver anterior.

Retroversão do braço

Exercício dinâmico: exercícios de tração na posição em pé, exercício com halteres curtos – retornar o braço em decúbito ventral.

Exercício estático: em pé, de costas para a parede, braços em posição neutra, palmas das mãos apontando para a parede – exerça pressão contra a parede.

Abdução do braço

Exercício dinâmico: levar os braços (segurando halteres) da posição neutra para a posição de extensão horizontal.

Exercício estático: com os braços na posição neutra, fique em pé sob o batente de uma porta. Exerça pressão com os braços concomitantemente contra o batente e para fora.

Retroversão a partir da posição de extensão lateral

Exercício dinâmico: a partir do decúbito ventral sobre um banco, levar os halteres curtos da posição de extensão horizontal para a posição de extensão lateral e posterior.

Exercício estático: em pé, de costas para a parede, braços em posição de extensão lateral. Oponha resistência aos dorsos das mãos.

Anteversão a partir da posição de extensão lateral

Exercício dinâmico: a partir do decúbito dorsal, levar os halteres curtos da posição de extensão lateral para a posição de extensão horizontal (para cima).

Exercício estático: braços na posição de extensão lateral, de frente para a parede. Oponha resistência às palmas das mãos.

Adução do braço

Exercício dinâmico: braços na posição de extensão lateral, segurando nas argolas. Saltar para a posição de apoio levando os braços para a posição lateroinferior. Também é possível realizar um trabalho de tração na corda.

Exercício estático: sente-se em uma cadeira, mantendo os braços na posição de extensão para baixo. Pressione as duas palmas das mãos lateralmente contra a cadeira.

Rotação medial do braço

Exercício dinâmico: cotovelos em ângulo de aproximadamente 90°. Em um exercício do tipo queda de braços, pressione os braços contra a resistência fornecida por um parceiro (ambos sentados à mesa, frente a frente). Exercícios de rotação com barra.

Exercício estático: ajoelhe-se frente a uma cadeira, segure a perna da cadeira com uma mão. Oponha resistência ao rodar medialmente (cotovelo flexionado em aproximadamente 90°).

Rotação lateral do braço

Exercício dinâmico: ver exercício anterior, desta vez sem segurar a mão do parceiro, mas pressionando os dorsos das mãos um contra o outro lateralmente.

Exercício estático: ver exercício anterior, porém, sem rotação lateral.

Flexão do braço na articulação do cotovelo

Exercício dinâmico: elevação.

Exercício estático: sente-se em frente a uma mesa, coloque a palma de uma mão debaixo da mesa e a palma da outra mão sobre a mesa. Tente flexionar o braço que está embaixo e estender o braço que está em cima (ver extensores do braço).

Extensão do braço na articulação do cotovelo

Exercício dinâmico: flexões, flexões nas barras fixas, desenvolvimento em decúbito dorsal com halteres.

Exercício estático: ver exercício anterior.

Movimentos alternados na articulação do cotovelo

Exercício dinâmico: movimentos alternados com barra (pronação e supinação alternadas).

Exercício estático: ver exercício para rotação medial do braço, agora com o braço em extensão.

Flexão do punho

Exercício dinâmico: levantamento a partir da flexão.

Exercício estático: junte as palmas das mãos e os dedos (tal como se fosse rezar) e oponha resistência.

Extensão do punho

Exercício dinâmico: levantamento da barra de halteres; enrolar em uma barra um peso adicional preso com um cordão.

Exercício estático: coloque uma mão sobre a outra e pressione o dorso da mão que está embaixo contra a palma da mão que está em cima.

Movimentos simples do membro inferior

Flexão do quadril

Exercício dinâmico: levantar as pernas a partir de uma posição estendida e pendurada na barra fixa; flexões do tronco para a frente (como para o exercício dos músculos abdominais).

Exercício estático: sente-se em uma cadeira cruzando as pernas; pressione a coxa que está embaixo contra a resistência oferecida pela coxa que está em cima. (A extensão da articulação do quadril é treinada na perna superior.)

Extensão do quadril

Exercício dinâmico: saltos na posição agachada, flexões e extensões do joelho; quedas com extensão rápida do quadril.

Exercício estático: ver exercício anterior, perna superior.

Hiperextensão do quadril

Exercício dinâmico: decúbito ventral, braços fixos na posição de extensão vertical; levantamento da coxa.

Exercício estático: fique em pé e de costas contra uma parede, as pernas como se estivessem dando um passo curto: pressione o calcanhar da perna posterior contra a parede.

Abdução da coxa

Exercício dinâmico: decúbito lateral, braços fixos; levantar as pernas do solo.

Exercício estático: fique em pé no centro de um batente de porta, abduza uma das pernas até tocar o batente da porta com a margem externa do pé; agora, oponha resistência (a seguir, mude a perna de apoio).

Adução da coxa

Exercício dinâmico: treinamento com uma corda de tração (a tração vem de fora); todos os saltos laterais ou corridas com mudança de direção.

Exercício estático: sente-se na frente de uma cadeira com as pernas abertas, coloque a cadeira entre seus pés e oponha resistência às pernas.

Rotação medial/lateral da coxa

Exercício dinâmico: de pé em uma perna com peso adicional da região da nuca (saco de areia, barra do aparelho de barra fixa etc.); rotação alternada para esquerda e direita (a rotação lateral é concomitantemente treinada de modo automático); alternar a perna.

Exercício estático: fique em pé com as pernas bem fechadas (os dedos e os calcanhares se tocam) e tente rodar o calcanhar lateralmente ou a margem medial do pé medialmente, oponha resistência.

Extensão na articulação do joelho

Exercício dinâmico: saltos de todos os tipos; levantar a partir de uma flexão dos joelhos.

Exercício estático: sente-se em uma cadeira, cruze os pés na região dos tornozelos; tente fazer a extensão da perna posterior contra a resistência oferecida pela perna anterior (execução em espelho ou invertida).

Flexão da articulação do joelho

Exercício dinâmico: a partir do decúbito ventral, levantar os calcanhares das pernas contra a tração exercida pelo parceiro.

Exercício estático: ver exercício precedente, perna anterior (execução em espelho ou invertida).

Rotação medial/lateral da perna

Exercício dinâmico: saltos com rotação/ agachamento/extensão.

Exercício estático: sente-se em uma cadeira, faça uma flexão do joelho em ângulo reto e coloque os pés juntos (as margens mediais dos pés se tocam); então, pressione alternadamente as margens mediais dos pés em rotação medial e lateral.

Flexão plantar na articulação talocrural

Exercício dinâmico: saltos em extensão.

Exercício estático: sente-se em uma cadeira, cruze as pernas de modo que a planta de um dos pés fique sobre o dorso do outro pé; pressione o dorso do pé contra a planta do pé que se encontra em posição superior. (No pé que está em cima são solicitados os extensores da articulação do tornozelo.)

Extensão dorsal na articulação talocrural

Exercício dinâmico: extensão dorsal contra a tração exercida pelo parceiro (sentado, costas retas, pernas estendidas).

Exercício estático: ver exercício anterior, pé que está em cima.

Pronação e supinação da região anterior do pé na articulação subtalar

Exercício dinâmico: saltos com os pés juntos, inclinação lateral alternada dos joelhos.

Exercício estático: sente-se em uma cadeira, joelhos flexionados, plantas dos pés colocadas uma contra a outra; pressione a margem lateral do pé para fora, oponha resistência ao solo: fortalecimento dos pronadores. Para os supinadores: pressione a planta de um dos pés sobre a margem medial do outro pé e, então, tente levantar a margem medial do outro pé.

Referências bibliográficas

Adler, C.-P., W. Krause, G. Gebert: Knochen & Gelenke. Schattauer Verlag, Stuttgart – New York 1992

Albrecht, W. D.: Verletzungen des oberen Sprunggelenks. Medizin und Sport 3 (1972), 65-71

Ambacher T., O. Paar: Die traumatische Schultergelenksluxation – Pathologisch-anatomische Grundlagen. Gesundheitssport und Sporttherapie 15 (1999), 76-80

Andreeff L, B. Wladimirov: Über die Mikrozirkulation der Achillessehne. In: Sportverletzungen und Sportschäden, S. 73-75. Chapehal, G (Hrsg.). Thieme, StuttgartNew York 1983

Antonio, J., W. J. Gonyea: Skeletal muscle fiber hyperplasia. In: Med. Sci. Sports Exerc. (1993), 12, 1333-1345

Appell H.-J., W. Menke: Allgemeine Grundlagen des gesunden und kranken Bewegungsapparates. In: Lehrbuch der Sportmedizin. Rost (Hrsg.). Deutscher Ärzte Verlag, Köln 2001, 156-201

Arndt, K.-H.: Achillessehnenruptur und Sport. Johann Ambrosius Barth, Leipzig 1976

Bahr R., O. Lian, O. Bahr: A twofold reduction of acute ankle sprains in volleyball after the introduction of an injury prevention program: A prospective cohort study. Scand. J. Med. Sci Sports 7 (1997), 172-177

Bailey M.P., F.J. Maillardet, N. Messenger: Kinematics of cycling in relation to anterior knee pain and patellar tendinitis. J. Sports Sci. 21 (2003), 649-657

Baltaci G., V.B. Tunay: Isokinetic performance at diagonal pattern and shoulder mobility in elite overhead athletes. Scand. J. Med. Science Sports 14 (2004), 4, 231-238

Baumgartl, F.: Das Kniegelenk. Springer, Berlin - Göttingen - Heidelberg 1964

Bayios I.A., E.M. Anastasopoulou, D.S. Sioudris et al.: Relationship between isokinetic strength of internal and external shoulder rotators and ball velocity in team handball. J. Sports Med. Phys. Fitness 41 (2001), 2, 229-235

Becker, W., H. Krahl: Die Tendopathien. Thieme, Stuttgart 1978

Benninghoff A., K. Goerttler: Lehrbuch der Anatomie des Menschen. Neu bearbeitet von *Ferner, H., J. Staubesand*. Urban & Schwarzenberg München – Berlin – Wien 1975

Boschert H.P.: Verletzungsmuster beim Turnen. Deut. Zschr. Sportmed. Jg. 53 (2002), 3, 88

Bradshaw C.: Exercise-related lower leg pain: vascular. Lehrbuch der Sportmedizin. Deutscher Ärzte Verlag, Köln 2001

Brenke, H, D. Jungmichel, L. Dietrich, J. Weber: Zur Prophylaxe und Rehabilitation der Achillodynie aus sportmethodischer Sicht. Medizin und Sport 11 (1979), 337-341

Briner W.W.Jr., L. Kacmar: Common injuries in volleyball. Mechanisms of injury, prevention and rehabilitation. Sports Med. 24 (1997), 65-71

Brukner, P.: Exercise-related lower leg pain: an overview. Med. Scie in Sports Exerc. (2000), S. 34-36

Bruns J., J. Steinhagen: Der Krorpelschaden als präarthrotische Deformität – Biologische Grundlagen. Dt. Z.schr. f. Sportmed. 2 (2000), 42-47

Buckwalter J., E. Hunziker L. Rosenberg, R. Coutts, M. Adams, D. Eyre: Articular carilage. Compostition and structure. In: Injury and repair of the musculoskeletal soft tissues. Woo S., J. Buckwa ter (eds). Am Acad. Orthop Surg. Park Ridge, Illinois, 1988, 405-425

Bull C.: Handbook of Sports Injuries. McGraw-Hill New York u.a 1998

Caraffa A., G. Cerulli, M. Projetti, G. Aisa, A. Rizzo: Prevention of anterior cruciate ligament injuries in soccer: A prospective controlled study of proprioceptive training. Knee Surg. Sports Traumatol. Arthrosc. 4 (1996), 19-21

Carlssöö, S.: Zitiert bei Ljundqust, R.: Subcutaneous partial rupture of the Achilles tendon. Acta orthop. stand. 113, suppl. (1968), lf.

Clark A. L., L. D. Barclay, J. F. Matyas, W. Herzog: In situ chondrocyte deformation with physiological compression of the patellofemoral joint. J. Biochem. 36 (2003), 553-568

Clark A. L., W. Herzog, T. R. Leonard: Contact area and pressure distribution in the feline patellofemoral joint under physiologically meaningful loading conditions. J. Biochem. 35 (2002), 53-60

Coady C. M., J. S. Cox: Injuries of the acromioclavicular joint. In: Textbook of sports medicine. Harries et al. Oxford university press, Oxfort – New York, 1998, 534

Cook J.L., K.M. Khan, P.R. Harcourt et al.: A cross sectional study of 100 athletes with jumper's knee managed conservatively and surgically. The Victorian Insitute of Sport Tendon Study Group. Br. J. Sports Med. 31 (1997), 332-336

Cotta, H.: Der Mensch ist so jung wie seine Gelenke. Piper, München – Zürich 1979

Debrunner, A. M.: Orthopädie. Huber Verlag, Bern – Stuttgart – Wien 1983

Debrunner, A. M.: Lehrbuch der Sportmedizin. Deutscher Ärzte Verlag, Köln 2001

Debrunner, H. U.: Zur Biomechanik des Fußes. Der Orthopäde 3 (1974), 127-132

Denner, A.: Analyse und Training der wirbelsäulenstabilisierenden Muskulatur. Springer Verlag, Berlin – Heidelberg – New York 1998

Dürig, M., D. Henne-Bruns, B. Kremer. Chirurgie. Thieme Verlag, Stuttgart 2001

Elke, R., S. Marugg: Krafteinleitung auf die trabekulären Strukturen des proximalen Femurendes. Orthopäde 21 (1992), 51-56

Erggelet, C., B. Mandelbaum, A. Lahm: Der Knorpelschaden als therapeutische Aufgabe - Klinische Grundlagen. Dt. Z.schr. f. Sportmed. 2 (2000), 48-54

Fleck S.J., S.L. Smith, M.W. Craib et al.: Upper extremity isokinetic torque velocity in team handball. J. Appl. Sport Sci. Res. (1992),120-124

Fossgreen, J.: Die Blutzirkulation in der Achillessehne des Menschen, gemessen mit Xenon-133. Acta rheum. stand. 15 (1969), 67f.

Franke, K.: Knorpelschäden am Kniegelenk durch Fehlbelastung und Trauma. Medizin und Sport 19, 1/2 (1979), 1-6

Franke, K.: Traumatologie des Sports. Thieme, Stuttgart – NewYork 1980

Franke, K.: Erscheinungsbilder ligamentärer Verletzungen der oberen Sprunggelenkregion. Medizin und Sport 1-3 (1983), 43-44

Fredberg U., L. Bolvig: Jumper's knee: review of bibliografiae. Scand. Med. Sci. Sports (1999),9, 66-73

Fukashiro S., T. Abe, A. Shibayama, W.F. Brechue: Comparison of viscoelastic characteristics in triceps surae between black and white athletes. Acta Physiol. Scand. 175 (2003), 183-187

Fürmaier, A.: Beitrag zur Ätiologie der Chondropathia patellae. Orthop. u. Unf. Chir. 46 (1953/54), 178-196

Goertzen M., K. Schoppe, G. Lange et al.: Injuries and damage caused by excess stress in body building and power lifting. Sportverl. Sportschad (1989),3, 32-36

Gradinger R., Ch. Feldmeier, W. Bracker, K Wilhelm: Epicondylitis humeri lateralis. Operationstechnik und Ergebnisse. Münch. med. Wschr. 123, 7 (1981), 259-262

Groh, K: In: Orthopädie und Sport. Rausch, E. (Hrsg.). Vordruckverlag GmbH, Bruchsal 1977

Groh, K, P. Groh: Sportverletzungen und Sportschäden. Luitpold Werk, München 1975

Groher W., W. Noack: Sportliche Belastungsfähigkeit des Haltungs- und Bewegungsapparates. Thieme, Stuttgart - New York 1982

Gruchow K. W., D. Pelletier: An epidemiologic study of tennis elbow. Am j. Sports Med. 7, 4 (1979), 234-238

Haaker R.: Sportverletzungen – was tun? Springer Verlag, Berlin u.a. 1998

Hach, T., P. Renström: Tennisellbogen -Insertionstendopathie des Ellenbogens. Dt. Z.schr. f. Sportmedizin 5 (2001), 154-161

Hackenbroch, M. H., et al. (Hrsg.): Biomechanik der Wirbelsäule. Thieme, Stuttgart 1983

Hackenbroch, M. K, K J. Refior, M. Jäger, W. Plitz: Funktionelle Anatomie und Pathomechanik des Sprunggelenks. Thieme, Stuttgart - New York 1984

Hamacher, P., H. Roesler: Ergebnisse der Berechnung von Größe und Richtung der Hüftgelenksresultierenden im Einzelfall. Orthop. u. Unf Chir. 72 (1972), 94-106

Harries, M. et al. Oxford university press, Oxford – New York, 1998, 679-693

Hartmann, C., M. Fritz: Kräfte und Beschleunigungen am System Schläger-Hand beim Vor- und Rückhandgrundschlag im Tennis. Sportwissenschaft 14, 2 (1984), 187-194

Hasert H., H. Luthmann: Towartspezifische Beschwerden und das Verhindern dieser. In: *A. Thiel, S. Hecker* (eds). Halten wie wir: von der Grundtechnik bis zur Perfektion im Handballtor. Philippka Verlag, Münster (1989), 140-142

Hastadt, K., L. G. Larsson, A. Lindholm: Clearance of Radiosodium after local deposit in the Achilles tendon. Acta chir. scand. 116 (1959), 251f.

Hausmann R.: Kreuzbandriss - Morphologie der Patellasehne zerstört (Zs.fassung). Sportverl. Sportschad. (2005), 19

Heimkes, B., P. Richter, S. Stotz: Wachstumsvorgänge der Wirbelsäule beim Morbus Scheuermann unter biomechanischen Gesichtspunkten. In: Biomechanik der Wirbelsäule, S. 118-123. *Hackenbroch, M. H., H.-J. Refior M. Jäger* (Hrsg.). Thieme, Stuttgart – New York 1983

Heipertz, W.: Sportmedizin. Thieme, Stuttgart 1972

Hellstrom M., B. Jacobsson, L. Sward, L. Peterson: Radiological abnormalities of the thoraco-lumbar spine in athletes. Acta radiological 31 (1990), 127-132

Henatsch, H.-D.: Zerebrale Regulation der Sensomotorik. In: Sensomotorik. *Haase, J.*, et al. (Hrsg.). Urban & Schwarzenberg, München – Berlin – Wien 1976

Herget, G. W.: Die Bandscheibe in Anatomie und Pathologie. In: Versicherungsmedizin 4 (2000) 179-184

Hermans, G. P. H., P. C. J. Vergouwen: Operative Behandlung der Achillodynie. In: Sportverletzungen und Sportschäden, S. 83-89. *Chapchal, G.* (Hrsg.). Thieme, Stuttgart – New York 1983

Hess H.: Der chronische Leistenschmerz. Deut. Z.schr. Sportmed. Jg. 55 (2004),4,108-109

Hille, E., K.-P. Schulitz: Die Druck- und Kontaktverläufe an den kleinen Wirbelgelenken unter verschiedenen Funktionen. In: Biomechanik der Wirbelsäule, S. 25-30. *Hackenbroch, M. H., H.-J. Refior, M. Jäger* (Hrsg.). Thieme, Stuttgart – New York 1983

Hootman J. M., C. A. Macera, C. G. Helmick, S. N. Blair: Influence of physical activity-related joint stress on the risk of self-reported hip/knee osteoarthritis: a new method to quantify physical activity. Prev. Med. 36 (2003), 636-644

Hotz, A., J. Weineck: Optimales Bewegungslernen. perimed Fachbuch-Verlagsgesellschaft GmbH, Erlangen 1983

Hudler J., M. Slavik, Z. Matejovsky: Beschädigung der Achillessehne infolge der lokalen Applikation der Kortikoide. In: Sportverletzungen und Sportschäden, S. 80-83. *Chapchal, P.* (Hrsg.). Thieme, Stuttgart – New York 1983

Hulkko A., S. Orava: Stress fractures in athletes. Int. J. Sports Med. (1987), 8, 221-226

Iwamoto J. T. Takeda: Stress fractures in athletes: review of 196 cases. J. Orthop. Sci. (2003), 8, 273-278

Hurme T., H. Kalimo: Activation of myogenic precursor cells after muscle injury. In: Med. sci. Sports Exerc. (1992), 2, 197-205

Huwyler J.: Der Tänzer und sein Körper: Aspekte des Tanzens aus ärztlicher Sicht. Perimed-Spitta Verlag, Erlangen 1992

Idelberger, K.: Lehrbuch der Orthopädie. Springer Verlag, Berlin 1984

Jacob, H. A. C, Y. Suezawa: Zur Ätiologie der Spondylolyse infolge mechanischer Einwirkung. In: Biomechanik der Wirbelsäule, S. 88-93. *Hackenbroch, M. H., H.-J. Refior M. Jäger* (Hrsg.). Thieme, Stuttgart – New York 1983

Jäger, M., C. J. Wirth (Hrsg.): Praxis der Orthopädie. Thieme Verlag, Stuttgart 1992

Jobe F. W., J.H. Calchon, K. Ruschen et al.: An EMG analysis of the shoulder in throwing and pitching: a preliminary report. Am. J. Sports Med. (1983),11, 3-5

Josza, L., J.B. Bakint, P. Kannus et al.: Distribution of blood groups in patients with tendon rupture: an analysis of 832 cases. J. Bone Joint Surg. Br. 1989, 272-274: Human Tendons – Anatomy, Physiology an Pathology. Human Kinetics, Champaign (Ill.), 1997

Josza, L., P. Kannus: Human Tendons – Anatomy, Physiology and Pathology. Human Kinetics, champaign (Ill.), 1997

Junghans, H., G. Schmorl: Die gesunde und die kranke Wirbelsäule in Röntgenbild und Klinik. Thieme, Stuttgart 1968

Jungmichel, D.: Zur Belastbarkeit des Bindegewebes - einschließlich der therapeutischen Beeinflussung der Verletzungen und Schäden. Medizin und Sport 10 (1979), 302-305

Jurjew A. A.: Liegend – Kniend – Stehend. Wiesbaden 1960

Kahle, W., H. Leonhardt, W. Platzer: dtv-Atlas der Anatomie, Bd. 1: Bewegungsapparat. Thieme, Stuttgart 1975

Kahn, W.: Funktionelle Anatomie des menschlichen Bewegungsapparates. Hofmann, Schorndorf 1979

Kaiser, G.: Die Arthrosis deformans. Orthop. u. Traum. (1976), 417-426

Keskinen, K., E. Eriksson, P. Koni: Die sportspezifische Überlastung am Beispiel des Brustschwimmer-Knies. In: Die Belastungstoleranz des Bewegungsapparates. Cotta, K, H. Krahl, K Steinbrück (Hrsg.). Thieme, Stuttgart - New York 1980

Kjaer M.: Die Sehne unter Belastung, Kongressbericht (Potsdam 24.-27.9.2003). Dt. Z.schr. Sportmed. 54 (2003), 10, 299-300

Knoche, H.: Lehrbuch der Histologie, Springer, Berlin – Heidelberg – New York 1979

Köller, W., S. Mühlhaus, E Hartmann: Das Langzeitverformungsverhalten von menschlichen Zwischenwirbelscheiben - Einfluß der Erholung, der Flüssigkeitsverschiebungen und des Alters. In: Biomechanik der Wirbelsäule, S. 13-18. *Hackenbroch, M. H., H.-J. Refior, M. Jäger* (Hrsg.). Thieme, Stuttgart – New York 1983

Kornexl, E., H Maurer, H. Weichselbaumer: Merkmale des Tennisarms und Möglichkeiten zur Prophylaxe. Leibesüb.-Leibeserzieh. 5 (1984), 137-143

Koszewski, D.: Problemzone Nr. 2: Die Knochenhaut. Leichtathletik konkret 14 (2000), 39-40

Kühnemann, A.-K.: Fersensporn. Neue Apotheken-Illustrierte/Gesundheit (1.4.2002), 4

Kubo K. et al.: Effects of 20 days of bed rest on the vascoelastic properties of tendon structures in lower limb muscles. Br. J. Sports Med. 38 (2004), 324-330

Kujala U.M., J. Kaprio, S. Sarna: Osteoarthritis of weight-bearing joints of lower lims in former elite male athletes. BMJ 308 (1994), 231-234

Kujala U.M., J. Kettunen, H. Paananen et al.: Knee osteoarthritis in former runners, soccer players, weight lifters, and shooters. Arthritis Rheum. 38 (1995), 539-546

Kulund D. N., et al.: Tennis injuries. Prevention and treatment. Am J. Sports Med. 7, 4 (1979), 249-253

Kummer, B.: Welchen Beitrag leisten die Wirbelbogengelenke zur Tragfunktion der Wirbelsäue? In: Biomechanik der Wirbelsäule, S. 19-24. *Hackenbroch, M. H., J. Refior, M. Jäger* (Hrsg.). Thieme, Stuttgart – New York 1983

Lanz, L., von.: Neu bearbeitet von *Lang, J., W. Wachsmuth*: Praktische Anatomie, Bd. 1, Teil 3 und 4. Springer, Berlin – Heidelberg – New York 1972

Leonhardt, H: Innere Organe, dtv-Atlas der Anatomie, Bd. 2. Thieme, Stuttgart 1975

Leutert, H.: Anatomie. Urban & Schwarzenberg, München – Wien – Baltimore 1975

Lippert, H.: Anatomie. Urban & Schwarzenberg, München – Wien – Baltimore 1979

Lohrer, H: Erhöhung der Belastungstoleranz des Stütz- und Bewegungsapparats und Verletzungsprophylaxe im Grundlagen- und Aufbautraining. In: Leistungssport (1991) 5, 12-16

Lundin O., H. Hellstrom, I. Nilsson, L. Sward: Back pain and radiological changes in the thoracolumbar spine of athletes. A long-term follow-up. Scand. J. Med. Sci. Sports 11 (2001), 103-109

Lüring C., H. Bäthis, L. Perlick et al.: Therapie der vorderen Kreuzbandruptur des Kniegelenks. Sportverl. Sportschad. 18 (2004), 119-124

Maibaum S., M. Braun, B. Jagomast, K, Kucera: Therapielexikon der Sportmedizin. Springer Verlag, Berlin-Heidelberg-New York u.a. 2001

Mann, R.: Biomechanik der Sprunggelenkbänder. Medizin und Sport 1-3 (1983), 18-19

Marone, P. J.: Schulterverletzungen im Sport. Deutscher Ärzte Verlag, Köln 1993

Matthias, D.: Fit statt fett. Ausdauertraining-Leistungsphysiologie und Gesundheit. Blackwell Wissenschafts-Verlag Berlin – Wien 1999

Mayo Clinic, Answers from Mayo Specialists: Shin splints and stress fractures. www.mayoclinie.com/home (Nov. 18, 2000)

Menke, W.: Grundwissen Sportorthopädie und Sporttraumatologie. Limpert Wiesbaden 1997

Menke, W.: Spezielle Sportorthopädie/Sporttraumatologie. Limpert Wiebelsheim 2000 a

Menke, W.: Kompendium der Sportverletzungen. Kilian Verlag Marburg 2000 b

Menke, W.: Lehrbuch der Sportmedizin. Deutscher Ärzte Verlag, Köln 2001

Michael J. W.-P., D. P. König, C. Bertram et al.: Isokinetische Messsungen der Handballschulter. Sportverl. Sportschad. 19 (2005), 151-155

Micheli, L. J., C. M. Mintzer: Overuse injuries of the spine. In: Textbook of sports medicine. Harries et al. Oxford university press, Oxford – New York, 1998, 709-720

Miller M. D., R. F. Howard, K. D. Plancher (Hrsg.): Operationsatlas Sportorthopädie – Sporttraumatologie, Elsevier GmbH, München 2004

Moran G.T., G. H. McGlynn: Cross-Training for Sports. Human Kinetics, Champaign (IL) 1997

Morrissey M. C. et al.: Relationship of leg muscle strength and knee function in the early period after anterior cruciate ligament reconstruction. Scand.J. Med. Sci Sports 14 (2004), 360-366

Moller A., M. Astrom, N.E. Westin: increasing incidence of Achilles tendon injuries. Acta Orthop. Scand. 67 (1996), 479-481

Monteleone G .P. Jr.: Stress fractures in the athlete. Orthop. Clin. North Am. (1995), 423-432

Moran, G. T., G. H. Mc Glynn: Cross-Training for Sports. Human Kinetics Champaign (IL) 1997

Morris, H: Lawn tennis elbow. Brit. Med. J. (1883), 557

Mow V., M. Holmes, W. Lai: Fluid transport and mechanical properties of articular cartilage: A review. J. Biomech. (1984), 377-394

Nachemson, A.: Lumbar intradiscal pressure. Acta orthop. stand. 15, suppl. (1959), 3

Nemessuri, M.: Funktionelle Sportanatomie. Sportverlag, Berlin 1963

Niethard, E. U., J. Pfeil: Orthopädie, MLP Duale Reihe. 2. Aufl. Hippokrates Verlag, Stuttgart 1992

Nigg, B. M.: Biomechanische Überlegungen zur Belastung des Bewegungsapparates. In: Die Belastungstoleranz des Bewegungsapparates, S. 44-54, Cotta, H, H. Krahl, K Steinbrück (Hrsg.). Thieme, Stuttgart – New York 1980

Nigg, B. M.: Biomechancs as applied to sports. In: Textbook of sports medicine, Harries M. et al. Oxford universitypress, Oxford – New York, 1998, 153-171

Nilsson, S.: Klinische Beurteilung der akuten Sprunggelenkdistorsion. Schwarzenberg, Mün. Medizin und Sport 1-3 (1983), 32-33

Nirschl, R., J. Sobel: Conservative treatment of tennis elbow. Physician Sports Med. 9, 6 (1981), 43-54

Oakes, B. W.: Tendon/ligament basic science. In: Textbook of sports medicine. Harries M., C. Williams, W. D. Stanish, L. J. Micheli, University press, Oxford – New York, 1998, 584-610

Orava S., J. Karpakka, S. Taimela et al.: Stress fractures of the medial malleolus. J. Bone Joint Surg (Am) 77 (1995), 362-365

Otte, P.: Knie-Arthrose – endlich weiß man, wie sie entsteht. Medical Tribune (Kongreßbericht) 48 (1985), 39-41

Paar, O.: Die Epicondylitis humeri ulnaris beim Sportler. Dt. Z. Sportmed. 32, 10 (1981), 258-262

Panush R. S., L. E. Lane: Exercise and the musculoskeletal system. Baillieres Clin. Rheumatol. 8 (1994), 79-102

Penners, W., et al.: Epicondylitis humeri – Tennisellbogen. Fortschr. Med. 95, 24 (1977), 1587-1592

Peterson, L., P. Renström: Injuries in sports, Martin Dunitz, London 1985

Peterson L., P. Renström: Verletzungen im Sport. Deutscher Ärzte-Verlag, Köln 1987

Petersen W., T. Zantop, D. Rosenbaum, M. Raschke: Rupturen des vorderen Kreuzbandes bei weiblichen Athleten. Teil 2: Präventionsstrategien und Präventionsprogramme. Dt. Z.schr. Sportmed. Jg. 56 (2005), 6, 157-164

Pesch, H.-J.: Der Altersknochen als Paradigma für die Individualität des Alterns. In: Zeitschrift für Gerontologie (1990), 1, 128-129

Pfaff E., H. Hampl: Trainings- und Wettkampfvorbereitung im Tischtennis. Leistungssport (2005), 2, 38-43

Pitzen, P., H. Rässler, Kurzgefaßtes Lehrbuch der Orthopädie. Urban & Schwarzenberg, München – Berlin – Wien 1973

Platzer, W.: Bewegungsapparat. dtv-Atlas der Anatomie, Bd. 1. Thieme, Stuttgart 1975

Povacz, P., H. Resch: Die Instabilität der Schulter. Sportphysiotherapie 6 (1997), 2-5

Priest, J., et al.: The elbow and tennis, part 1. An analysis of players with and without pain. Physician Sports Med. 8, 4 (1980), 81-91

Puddu, G. C., G. Cerullo, A. Selvanetti, F. de Paulis: Stress fractures. In: Textbook of sports medicine, Harries, M. et al., Oxford university press, Oxford – New York 1998, 649-667

Rauber, A., F. Kopsch: Lehrbuch und Atlas der Anatomie des Menschen. Thieme, Stuttgart, 1964

Recker R. R., et al.: Osteoporose vorbeugen – mit 30 Jahren ist es zu spät. Medical Tribune (1993), 15, S. 19

Refior H. J.: Schulterluxation, rezidivierend und habituell. Internet: http://gopher.rz.uniduesseldorf.de/WWW/AWMFA 1/orth-028.htm, 2000

Reinhardt, B.: Die stündliche Bewegungspause. Hippokrates, Stuttgart 1983

Renström, A. F. H.: Gesundheitlicher Nutzen und Risiken durch Sport und körperliche Aktivität - ein orthopädischer Standpunkt. In: The Club of Cologne (Hrsg.), Gesundheit und körperliche Aktivität (Kongressbericht), Verlag Sport und Buch Strauß, Köln 1996, 163-188

Rettig A. C.: Athletic injuries of the wrist and hand. Am. J. Sports Med. 31 (2003), 1038-1148

Rettig A. C., R .O. Ryan, J. A. Stone: Epidemiology of hand injuries in sports. In: *Strickland J.W., A.C. Rettig* (Hrsg.): Hand injuries in athletes. W.B. Saunders, Philadelphia 1992, 37-42

Rieckert, H.: Sport an der Grenze menschlicher Leistungsfähigkeit. Springer, Berlin – Heidelberg – New York 1981

Riede, R.: In: Schenk, R.: Anatomie des oberen Sprunggelenks. Hefte zur Unfallheilkunde 131 (1978), 37-42

Rieder, H., R. Kuchenbecker, G. Rompe: Motorische Entwicklung, Haltungsschwäche und Sozialisationsbedingungen. Hofmann, Schorndorf 1986

Rieger, H., J. Grünert: Handverletzungen beim Sport. Spitta Verlag, Balingen 2003

Rohen, J.: Funktionelle Anatomie des Menschen. Schattauer, Stuttgart - New York 1979

Rohen, J. W., E. Lütjen-Drecoll: Funktionelle Anatomie des Menschen. Schattauer Verlag, Stuttgart – New York 2006

Rohlmann, A., H.-J. Wilke, H. Mellerowicz, F. Graichen, G. Bergmann: Belastungen der Wirbelsäule im Sport. Dt. Z.schr. Sportmed. Jg. 52 (2001), 4, 118-123

Ronge, R.: Frakturen durch Skateboarding, Roller Skating und Scooter Riding. Sportverl. Sportsch. (2005), 105

Roschtschupkin: Beobachtungen über den Zustand des Knochen-Band-Apparates junger Dreispringer. Leichtathletik (1.11.1974), Heft 40, 1414

Rost, R. (Hrsg.): Lehrbuch der Sportmedizin. Deutscher Ärzte Verlag, Köln 2001

Russell, B.: Repair of injured skeletal muscle: a molecular approach. Med. Sci. Sports Exerc. (1992), 2, 189-196

Schänke, M.: Topographie und Funktion des Bewegungssystems. Thieme Verlag, Stuttgart – New York 2000

Scharf, H.-P., D. Diesch, M. Degenhart, W. Puhl: Das Atrophiemuster der Oberschenkelstreckmuskulatur nach Sportverletzungen und seine Konsequenzen für die Rehabilitation. In: Dt. Zeitschrift f. Sportmedizin (1992), 2, 61-67

Scheibe.: Achillessehnenschwäche. Theorie und Praxis der Körperkultur 3 (1973), 259-262

Schiebler T.: Lehrbuch der gesamten Anatomie des Menschen. Springer, Berlin – Heidelberg – New York 1977

Schirmer, M.: Der spinale Notfall. perimed Fachbuch-Verlagsgesellschaft GmbH, Erlangen 1983

Schirmer, M.: Notfall Rückenschmerz – Akuter lumbaler Bandscheibenvorfall. Notfall 12 (2000), 548-552

Schmidt, H.: Orthopädie im Sport. Barth, Leipzig 1972

Schmitt H., H. J. Hansmann, D. R .C. Brocai, M. Loew: Long term changes of the throwing arm of former elite javelin throwers. Int. J. Sports Med. 22 (2001), 275-279

Schmitt H., E. Dubljanin, S. Schneider, M. Schiltenwolf: Radiographic changes in the lumbar spine in former elite athletes. Spine 29 (2004), 2554-2559

Schmitt H., C. Friebe, S. Schneider, D. Sabo: Bone mineral density and degenerative changes of the lumbar spine in former elite athletes. Int. J. Sports Med. 26 (2005), 457-463

Schwerdtner, H. P., E. Fohler: Sportverletzungen. Spitta Verlag, Balingen 1994

Schwope, E: Schwache Füße machen den ganzen Menschen krank. Turnen & Sport 8 (1997), 16-17

Segesser, B.: Sportverletzungen und Sportschäden im Ellbogenbereich. Dt. Z. Sportmed. 3 (1985), 80-83

Segesser, B., B. M. Nigg, F. Morell: Achillodynie und tibiale Insertionstendinosen. Medizin und Sport 3 (1980), 79-83

Seil R., M. Kusma, S. Rupp: Die Sportlerschulter. Dt. Z.schr. Sportmed. Jg. 56 , Teil 1 (2005, 26-27) und Teil 2 (2005,52-53)

Skutek et al.: Cyclic mechanical stretching modulates secretion pattern of growth factors in human tendons fibroblasts. Eur. J. Appl. Physiol. 86 (2001), 48-52

Smillie, L. S.: Kniegelenksverletzungen. Enke, Stuttgart 1985

Sobotta, J., H. Becher: Atlas der Anatomie des Menschen Bd. I. Urban & Schwarzenberg, München – Berlin – Wien 1972

Sommer, H. M.: Muskuläre Ungleichgewichte im Bereich der unteren Extremität als Ursache für Überlastungen des oberen und unteren Sprunggelenks - Ergebnisse einer kinematographischen Sprung-Analyse von Leistungssportlern. In: Funktionelle Anatomie und Pathomechanik des Sprunggelenks, S. 63-67. Hackenbroch, M. H., et al. (Hrsg.). Thieme, Stuttgart – New York 1984

Stanish, L. J. Micheli, University press, Oxford – New York, 1998, 584-610

Stanish, W. D., R. M. Wood: Overuse injuries of the knee. In: Textbook of sports medicine.

Steinbrück, K: Epidemiologie und Ursachen von Sprunggelenksverletzungen beim Sportler. Medizin und Sport 1-3 (1983), 27-28

Steckel H., H. M. Klinger, M. H. Baums, W. Schultz: Beidseitige Stressfraktur des Malleolus medialis. Sportverl. Sportschad 19 (2005), 41-45

Steinbrück K.: Achillessehnenverletzungen. Deut. Zschr. Sportmed. Jg. 53 (2002), 3, 88

Steinbrück, K, H. Cotta: Epidemiologie von Sportverletzungen. Dt. Z. Sportmed. 6 (1983), 173-186

Strizak, A. M., et al.: Hand and forearm strength and its relation to tennis. Am. J. Sports Med. 11, 4 (1983), 234-239

Stürmer, L: Schmerzsyndrom am Ellenbogengelenk von Sportlern. D. Z.schr. f. Sportmed. 4 (1994), 157-158

Sutton A. J., K.R. Muir, S. Mockett, P. Fentem: A case-control study to investigate the relation between low and moderate levels of physical activity and osteoarthritis of the knee using data collected as part of the Allied Dunbar National Fitness Survey. Ann. Rheum. Dis. 60 (2001), 756-764

Tätsch, C., S. P. Ulrich: Wirbelsäule und Hochleistungsturnen. Sportarzt und Sportmedizin 25 (1974), 206-215 u. 230-235

Thacker S. B., J. Gilchrist, D. F. Stroup, C. D Kimsey: The prevention of shin splints in sports: a systematic review of bibliografiae. Med. Sci. Sports Exerc. 34 (2002),1, 32-40

Thelen D.G., E.S. Chumanov, D.M. Hoerth et al.: Hamstring Kinematics during Treadmill Sprinting. Med. Sci. Sports Exerc. 37 (2004),1, 108-114

Thome, U., P. Thämler, E. Puhlvers: Ein neues Verfahren zur Einteilung und Zuordnung morphologischer Phänomene der Talusrolle. In: Funktionelle Anatomie und Pathomechanik des Sprunggelenks. *Hackenbroch, H., H.-J. Refior, M. Jäger, W. Pilz* (Hrsg.). Thieme, Stuttgart -NewYork 1984

Tibesku C. O., H. H. Pässler: Jumper's knee – eine Übersicht. Sportverl. Sportschad. 19 (2005), 63-71

Tiling, T.: Jumper's Knee stoppt Sportler – Mit Schmerz und Leistungsknick (Tagungsbericht). Medical Tribune 42 (2000), 18

Tillmann, B.: Beitrag zur funktionellen Anatomie des Fußes. Orthop. Praxis 7, 13 (1977), 506 f.

Tittel, K.: Die Belastbarkeit der Sprunggelenke aus funktionell-anatomischer Sicht. Medizin und Sport 1-3 (1983), 5-9

Tittel, K.: Funktionelle Anatomie und Biomechanik der Sprunggelenke – Solide Vorkenntnisse wichtig für gezielte Therapie. TW SPORT + MEDIZIN 4 (1997), 172-178

Tittel, K.: Beschreibende und funktionelle Anatomie des Menschen. Fischer Verlag, Stuttgart – New York 1978 und Urban & Fischer Verlag, München-Jena 2000, 13

Tropp H., C. Askling, J. Gillquist: Prevention of ankle sprains. Am. J. Sports Med. 13 (2004), 259-263

Uhlmann, K.: Lehrbuch der Anatomie des Bewegungsapparates. Quelle & Meyer, Wiesbaden 1996

Van Sasse J. C. M., L. K. J. van Romunde, A. Cats et al.: Zoetermeer survey. Comparison of radiological osteoarthritis in a dutch population with that in 10 other populations. Ann. Rheum. Dis. 48 (1989), 271-280

Verhagen E., A. van der Beek, J. Twisk et al.: The effect of a proprioceptive balance board training program fort the prevention of ankle sprains: a prospective controlled trial. Am. J. Sports Med. 32 (2004), 1385-1393

Videman T., S. Sarna, M. Crites Battie et al.: The long-term effect of physical loading and exercise lifestyles on back-related symptoms, disability and spinal pathology among men. Sine 20 (1995), 699-709

Virvidakis, K., E. Georgiou, A. Korkotsidis, K Ntalles, C. Proukakis: Bone mineral cotent of junior competitive weightlifters. Int. J. Sports Med. (1990), 224-226

Voss, H., R. Herrlinger. Taschenbuch der Anatomie. Tischer, Stuttgart 1975

Wallny, T.: Schulterluxation – Wenn sich das Gelenk auskugelt. Internet: http://www.medizinnetz.de/icenter/ schulter.htm, 2000

Weber, J., F. Berthold: Zur Ätiologe der Sprunggelenkfehlbelastungsschäden im Sport. Medizin und Sport 1-3 (1983), 26-27

Weber, K., E. Fahl, W. Hoor: Primäre Sportschäden im Tennis unter besonderer Berücksichtigung des Tennisellbogens. In: Jahrbuch der Deutschen Sporthochschule Köln 1981/1982, S. 329-339. Decker, W. M. Lämmer (Red.). Köln 1982

Weh, L., E. Brassow, R. Kranz: Computertomographische Messung der Belastbarkeit von Wirbelkörpern. In: Biomechanik der Wirbelsäule, S. 13-18. *Hackenbroch, M. H., H.-J. Refior, M. Jäger* (Hrsg.). Thieme, Stuttgart – New York 1983

Weicker, H.: Physiologie des Bindegewebes und der Skelettmuskulatur. In: Leistungsmedizin - Sportmedizin. Hällemann, K. D. (Hrsg.). Thieme, Stuttgart 1976

Weineck, A., J. Weineck: Leistungskurs Sport. Bd. I – Sportbiologische und trainingswissenschaftliche Grundlagen. Editio Zenk, Forchheim 2007[4]

Weineck, A., J. Weineck: Leistungskurs Sport Bd. II – Sportbiologische und trainingswissenschaftliche Grundlagen. Editio Zenk, Forchheim 2007[4]

Weineck, A., J. Weineck, K. Watzinger: Leistungskurs Sport Bd. III – Bewegungswissenschaftliche und gesellschaftspolitische Grundlagen. Editio Zenk, Forchheim 2007[4]

Weineck, J.: Optimales Training. Spitta, Balingen 2007

Weineck, J.: Sportbiologie. Spitta, Balingen 2004

Weiß, W.: Schlägerbespannung – Schuld am Tennisellbogen, Kongreßbericht. Medical Tribune 10 (11.3.) (1983), 25

Williams, P. E., G Goldspink: Longtudinal growth of stiated muscle fibers. J. Cell Sei. 9 (1971), 751-767

Wolff, R.: Apophysenausrisse. Dt. Z.schr. f. Sport-med. 9 (2000), 305-306

Woolrigde, D. E.: Mechanik der Gehirnvorgänge. Oldenburg, Wien – München 1967

Yamada, S., et al.: Fibroblast growth factor ist stored in fiber extracellular matrix and plays a role in regulating muscle hypertrophy. Med. Sci. Sports Exerc. (1989), 5 (supplement), S. 173-180

Ziegler, R.: »Chondropathia patellae« – eine sportmedizinische Crux. TW SPORT + MEDIZIN 3 (1996), 185

Ziegler, R.: Tendinosen- »Kapitulation« des muskulären Obertragungsorgans. TW SPORT + MEDIZIN 4 (1997), 202-204

Ziegler, R.: Bursitiden – Therapiedurchbruch dank effizienter Antiphlogistika. T & E Sport + Medizin 5 (1997), 255

Índice remissivo

A

Abaixamento do braço 271-272, 331-332
Abdução do braço 272-273
Abdutores 185-186, 275-276, 278-279
Acrômio 122, 127-128
Adução do braço 273-274
Adutores 183, 185-186, 276-277
- da coxa
- - curto 184
- - longo 184
- - magno 184
Agonista 68-69, 243-244
Alça muscular 69, 74, 269-270
Anabolizantes 18-19
Anel fibroso 82-83
Ângulo colodiafisário 178
Antagonista 74, 124-126, 185-186, 258-259, 267
Anteversão (braço) 270-273
Ânulo fibroso 82, 84
Aparelho locomotor
- ativo 70, 106
- passivo 65, 81
Apófise 38-40
Aponeurose(s) 14-15, 74
- dorsal 166-167, 244-245
- extensora 171-172
- lombar 108
- plantar 229, 231, 261-263
Aprisionamento do nervo ulnar 161-162
Aquilodinia (inflamação do tendão do calcâneo) 258-261
Arco
- longitudinal do pé 227-229
- reflexo 56-57
- transversal do pé 244-245
- vertebral 90
Arco e flexa 312-313
Arrancamento da apófise da tuberosidade isquiática 40-41

Arremesso
- de disco 292-294
- de peso 294
Articulação(ões)
- acromioclavicular 121
- condilar 67, 162-163
- cubital 142-143
- da cabeça 115
- - aparelho ligamentar 115
- - músculos 116
- de rotação 67, 146, 148-149
- do cotovelo 142-143
- - aparelho muscular 143-144
- - aparelhos ósseo e ligamentar 142-143
- - fraturas da 151-152
- - lesões articulares 153-154
- - lesões decorrentes de sobrecarga 154-155
- - lesões típicas 151-154
- - processos do movimento 274-275
- do joelho 195-196
- - aparelhos ósseo e ligamentar 195-196
- - lesões articulares 208-209
- - lesões decorrentes de sobrecarga 217-218
- - lesões ligamentares 211-212
- - musculatura 201-202
- do ombro 126
- - bolsa sinovial 127-128
- - ligamentos 127-128
- do pé 227
- do polegar 165-166
- - capacidade de oposição 165-166
- - fraturas da 170-171
- do quadril 177
- - aparelhos ósseo e ligamentar 177
- - lesões por sobrecarga
- - musculatura 180, 185-187
- - traumatismos 189-190
- do remador 176
- do tornozelo
- - inferior 231, 238

- - superior 231, 233-234, 239-240
- esferóidea 67
- esternoclavicular 120
- femoral 177
- femoropatelar 196
- - funções 195-197
- femorotibial 195
- intervertebrais 90
- mediocarpal 162-163
- movimento de rotação 142-143, 195-196
- radiocarpal 162-163
- radiulnar 67, 143-144, 152-154
- selar 66-67, 165-166
- subtalar 238
- talocalcaneonavicular 238
- talocrural 234-237
- tipo gínglimo 66, 165-166, 234-235, 238
- umeral 126
- umerorradial 142-143
- umeroulnar 142-143
- vertebrais 97-98
- - estrutura 98
Artrose 23-24, 263-264
- decorrente do esporte 23-24
- e a idade 26-27
- na articulação do joelho 24-26, 224-225
- na articulação do ombro 25-26
- na articulação do quadril 24-26, 190-191, 194-195
- na articulação do tornozelo 263-264
- secundária 26-27
- tratamento 26-27
Artrose da articulação do quadril *ver* Coxartrose
Artrose do joelho *ver* Gonartrose
Atlas, 81, 91, 112, 115-116
Atletismo 285
Atrofia muscular 37-38, 169-170, 203-204
Autocontrole mecânico 72
Áxis 81, 91, 115-116

B
Bainha tendínea 77
Barra(s)

- assimétricas 305
- fixa 305
Basquete 321
Bobsled 327
Boliche 321-322
Bolsa (bolsa sinovial) 75, 193-194
Boxe 307
Braço do tenista *ver* Cotovelo de tenista

C
Cabeça articular 67
Caiaque 315
Caixa torácica 100
Calcâneo 62, 227-228, 252-254
Calcanhar de dançarino 261-262
Calo ósseo 30
Canalículos
- de Haver 31-32
- de Volkmann 31-32
Capacidade de oposição (polegar) 164-165
Cápsula articular 66
Carpo 164-165, 167, 169
Cartilagem
- fibrosa 21, 27
- elástica 21, 27
- hialina 21-24, 27
- - lesões por carga excessiva: artrose 23-24
- semelhanças 27
Cavalo com alças 304
Cavidade articular 66
Célula(s) 2
- alada 14-15
- do estroma 4
- do tecido conjuntivo 11-15
- estrutura 2
- nervosa (neurônio) 54
- ósseas 18-19, 30-32
- satélite 50-51
- tendínea 14-15, 18-21
Cerebelo 58
Cicatrização 7, 13-14
Ciclismo 317
Cifoescoliose 119
Cifose 62, 92, 94, 113, 118-119

- do esgrimista 118-119, 310
- do ginasta 118-119
- do nadador 118-119
- do tenista 118-119
- juvenil (síndrome de Scheuermann) 93
- torácica 92
- - associada a acentuação da lordose lombar 94

Cíngulo do membro inferior 68-69, 100
- estrutura 100

Cíngulo do membro superior 68-69, 120
- articulações 120
- músculos 122
- traumatismos e lesões decorrentes de sobrecarga 134-137

Círculo vicioso 204
Cisto de Baker (aumento de tamanho da bolsa sinovial) 218
Citologia 2
Citoplasma 2
Classificação de posturas segundo Staffel 93
Clavícula 116, 120
Cóccix 29-30, 81, 186-187
Coluna vertebral
- com acentuação da lordose e cifose fisiológica 94
- com hiperextensão 92
- região cervical 92, 98, 115, 117
- região lombar 90, 98
- região torácica 98
- retificada 94

Condrócito 21, 23-24
Condroclastos 32, 34
Condronecrose 26-27
Condropatia
- patelar 22-23, 197-198, 220-221
- radial 159-160

Contração abdominal 107-109
Contração muscular 47, 49
- diagnóstico 53
- tratamento 53

Contraturas de Volkmann 152
Contusão 77

- articular 67
- muscular 53

Corpo vertebral 68-69, 115
- aparelho ligamentar 117-118
- deformidades 92
- estrutura óssea 81
- funções 99
- mobilidade 96, 115
- traumatismos e lesões 25-26, 117-118

Corrida 287
Corte transversal
- anatômico 71
- fisiológico 71

Cortical 30-31, 35
Cortisona 18-19
Costas do jogador de golfe 118-119, 321-322
Cotovelo
- de golfista 160-161, 321-322
- de tenista 154-155, 157, 321-322
- - causas 154-155
- - diagnóstico 155-156
- - tratamento 156, 158-159
- do arremessador 20, 149-150, 154-155, 159-160, 321
- do esgrimista 159-160
- do jogador de boliche 159-160
- do praticante de judô 160-161

Coxa
- valga 24, 2178-179
- vara 41-42, 178-179

Coxartrose (artrose da articulação do quadril) 24-26
Crescimento ósseo 32, 34-35
- em comprimento 33, 34
- em espessura 35

Crista 74
- ilíaca anteroinferior 40-41
- ilíaca anterossuperior 39-40
- óssea 36

Crucifixo (ginástica artística) 302

D

Dança esportiva 328
Deambulação 285

- musculatura determinante do rendimento 286
Dedo(s)
- articulações 165-166
- de beisebol (ou dedo em martelo) 171-172
- de basquete 171-172
- do jogador de boliche 171-172, 176
- do praticante de judô 170-171
- em gatilho 77, 173-175
- em martelo 171-172
- fraturas 170-171
- lesões 167, 169-171
- - por carga excessiva 173-174
- luxação articular 172-173
- músculos 166-167
Deficiência de movimentação e osteoporose 42-43
Deformidade de Haglund 262-263
Degeneração do disco intervertebral 25-26, 84, 96
Dendrito 54
Dente do áxis 115
Derme 6
Descolamento epifisário 37-39
Desenvolvimento ósseo 31-32
Deslizamento apofisário 38-40
- diagnóstico 40
- localização 38-40
- tratamento 40
Deslizamento da apófise da crista ilíaca 39-40
Diáfise 28-29, 32, 34
Diafragma 100, 104-105
Diartrose 21, 65
- classificação 66
- estrutura 66
Dilatação cardíaca 50-52
Disco(s) 66
- intercalares 44-45, 50-52
- intervertebral 82
- Z 47-49
Displasia do quadril 24, 178
Disposição de fibras musculares 70-71
Distensão 67

Distorção (estiramento ligamentar) 68, 170-173, 251-253, 254-255
- ligamento externo do pé 255-256
Doença
- de Scheuermann (cifose juvenil) 93
- do mestre esgrimista 176
Dor inguinal crônica 291-194, 319-320
Dores musculares 49, 282, 330

E
Edema da bolsa sinovial (cisto de Baker) 218
Eixo de rotação 72-73, 164-167, 184-185, 324-325
Eixos das pernas 179-180, 224-226, 231-232
Elevação (braços) 270-272, 294-295
Enartrose 67
Encurtamento
- dos adutores (teste) 185-186
- muscular 47, 49, 202-203
Endoneuro 56-57
Epicondilite ulnar do úmero 159-160
Epicôndilo lateral 149-150, 159-161, 164-165
Epicondilopatia radial (cotovelo de tenista) 155
Epiderme 6
Epífise 28-29, 32, 34
Epineuro 56-57
Epitélio
- glandular 4, 7-8
- sensorial 9-10
- superficial 4-6
Erros de posicionamento dos eixos 24
Escápula 120
Escoliose 92, 94-95
Esgrima 308-310
Espinha
- da escápula 122, 124-125, 130-131
- ilíaca anteroinferior 181-182, 189-190, 201-202, 204-205
Espondilólise (defeito no arco vertebral) 117
Espondilolistese 118
- diagnóstico 118-119
- tratamento 118-119

Esporão do calcâneo 261-262
Esquadro 303
Esquema RGCE 52-53, 257-258
Esqui
- alpino 324-325
- *cross-country* 326
Esterno 120
Estiramento muscular 50-52, 117-118
Estribo 245
Estruturas de inserção tendínea 74
Estudo dos músculos 71
Exercícios de alongamento
- músculo iliopsoas 183
- músculo reto femoral 203-204
- músculos isquiocrurais 207-208
- músculo tríceps sural 240-241
Extensão do tronco 267-268

F
Fagocitose 10-11
Fáscia 77
- toracolombar 106, 111, 126-128
Fenda epifisária (fenda de crescimento) 33, 34, 37-40
Fibra(s) 11-12
- de colágeno 11-13
- de contração lenta 44-45, 47, 49, 202-203, 240-241
- de contração rápida 44-47, 49, 202-203, 239
- de reticulina 12-13
- de Sharpey 29-30
- diminuição com o envelhecimento 43
- elásticas 12-13
- nervosa 55-56
Fibrilas de colágeno 12-13
Fíbula 223-224
Filamentos musculares 47, 49
- actina 47-49
- intermediários 47, 49
- miosina 47, 49-51
- nebulina 47-49
- terciários 49
- titina 49

Flexão do tronco 267
- lateral 268
Forame intervertebral 86
Força de lançamento 320
Formação de um derrame 150-161, 203-204, 217-218
Formas
- musculares 70
- ósseas 65
Fratura(s)
- com ruptura do tendão, ósseas 189-190
- - diagnóstico 190-191
- - tratamento 190-191
- da articulação selar do polegar (fratura de Bennett) 171
- da clavícula 135
- da diáfise dos ossos da perna 210-211
- da diáfise femoral 190-191
- da patela 210-211
- de cisalhamento 151-152
- do dançarino 263-264
- do úmero 134-135
- diagnóstico 134-135, 167, 169
- distal do rádio 152-154
- distais do fêmur 210
- do colo femoral 190-191
- do osso navicular 167, 169
- do rádio distal 152-153
- do tornozelo 255
- em galho verde 37-39
- epifisária 38-40
- metacarpais 169-170
- metafisária 37-39
- óssea 35-36
- - crianças 37-38
- - fratura do colo do fêmur 190-191
- - tempo de duração do processo de consolidação 35-36
- por estresse 40-43, 223-224, 263-264
- - causas 41-42
- - diagnóstico 42-43
- - pé 262-263
- - tratamento 42-43

- tibiais 209-210
Fuso muscular 49
Futebol 318-319
- lesões específicas de mulheres 319-320
- traumatismos e lesões decorrentes de carga excessiva 318-319

G
Gânglio(s) 54
- basais 58-59
Ginástica artística 301
- com argolas 301
- de solo 304
- na barra fixa 301
- nas barras paralelas 303
Gínglimo (articulação de rotação) 142-143
Glândulas 7-8
- endócrinas 9-10
- exócrinas 7-8
- sudoríparas 7-8
Golfe 322
Gonartrose (artrose do joelho) 26
Gordura
- abdominal 10-11
- de armazenamento 10-11

H
Handebol 320
- traumatismos e lesões decorrentes de sobrecarga 321
Hematoma 53
Hiperlordose 62, 117-118, 181
Hiperplasia 4, 50-51
- muscular 50-51
Hipertrofia 4, 50-51, 241-242
- cardíaca 50-52
- muscular 50-51
Hipismo 317
Hóquei 320

I
Inflamação da bainha do tendão 77, 173-174
- dedo 173-174
- diagnóstico 77

- tratamento 77
Inflamação da bolsa sinovial
- articulação do joelho 217-218
- causas 76
- localização 75
- olécrano 161-162
- sintomas 76
- tratamento 76
Periostite 29-30, 222-224
- fatores desencadeantes 29-30
- prevenção 29-30
- tratamento 29-30
Inflamação do tendão do calcâneo 258
- diagnóstico 259-260
- fatores que influenciam 258-259
- tratamento 260-261
Inibição
- ligamentar 67
- muscular 67
- óssea 67
Inserção 71
- do tendão 16-18
Instabilidade do ombro 136-137

J
Joelho
- de ciclista 221-222, 317
- do corredor 219-220
- do saltador 20, 218-219
- valgo 24, 41-42, 179, 224-226
- varo 24, 42-43, 179, 220-221, 224-226
Jogging 287
Judô 308

K
Kippe de apoio 301

L
Lábio glenoidal 66, 126, 141-142, 177
Lamela(s)
- especiais 31
- gerais 31
- intermediárias 31
- óssea 30-32

Lançamento
- de dardo 292-293
- de martelo 295
- musculatura determinante da capacidade 287-288
Lesão acromioclavicular 121-122
- diagnóstico 122
- tratamento 122
Lesões articulares 67
- fundamentos terapêuticos 68
- luxação do ombro 135-136
Lesões da cartilagem articular 217
Lesões SLAP 140-141
Levantamento de peso 306
Ligamento(s)
- amarelo 12-13, 99
- anular 67
- calcaneonavicular 229, 234-235, 238
- colaterais 199-200
- - ruptura 213-214 (articulação do joelho)
- cruzados 198-199
- - função dos receptores 199-200
- - ruptura 211-213
- deltoide 233-234
- fibulocalcâneo 233-234, 255-258
- fibulotalar 255-258
- - anterior 231-232, 255-258
- - posterior 233-234, 256-257
- iliofemoral 67, 177-178, 267-268, 311
- inguinal 107
- interespinais 99
- intertransversais 99
- isquiofemoral 177
- lateral (pé) 233-234, 255-256
- longitudinal anterior 83, 99
- longitudinal posterior 83, 99
- medial (pé) 233-234
- patelar 20, 196-197, 200-201
- plantar 229
- pubofemoral 177
- tibiofemoral anterior e posterior 231-234
- transverso do carpo 165-166
- transverso 115

Linha 62
- alba 106-109
Líquido sinovial 23-24
Lombalgia 84
Lordose 62, 92, 113, 188, 231-232
- cervical 92
- lombar 92
Luta livre 307-309
Luxação
- articulação do cotovelo 153-154
- articulação do ombro 136-137
- articulações dos dedos 172-173
- patelar 214-215
Luxação do ombro 135-136
- habitual 136-137
- - diagnóstico 137-138
- - tratamento 137-138

M
Manguito rotador 111-112, 119, 121-123
- ruptura 136
Mão 164-165
- aparelho ósseo e aparelho ligamentar 164-165
- fraturas da 167, 169
- lesões de sobrecarga 173-174
- musculatura 162-163, 166-167
- traumatismos 167, 169
Mecânica muscular 71
Medula
- espinal 57-58
- óssea 28-32
Membrana
- celular 2
- interóssea 223-224, 231-232, 244-245, 256-257
Menisco 197-198
- funções 198-199
Mesencéfalo 57-58
Mesênquima 9-10, 32, 34
Metacarpal 164-165
Microfibrila 12-13, 48
Miofibrila 43-45, 47, 49
Miosina 47, 49-51

Miosite ossificante 53
Mitocôndria 2-3, 50-52
Musculatura
- dorsal 80, 106, 111
- - função 114
- estriada transversal 44-47
- glútea 181, 188
- lisa 44
- para rotação do tronco 269-270
- respiratória auxiliar 101
Músculo(s)
- abdutores (perna) 185-186, 189-190
- - intercostais externos e internos 102-103, 269-270
- - interósseos dorsais e palmares 167
- - isquiocrurais 40-41, 50-52, 188-190, 204-210, 279-281
- - levantadores das costelas 103, 269-270
- - lumbricais 167
- - rotadores longos e curtos 111
- - subcostais 103
- adaptação da musculatura esquelética à carga 50-51
- adutor
- - curto 184, 192-193, 278-279
- - longo 184, 192-193, 278-279
- - magno 184-185, 192-193, 278-279
- ancôneo 274-275
- bíceps
- - braquial 70, 133-134, 144-146, 149-151
- - femoral 205-206, 209-210
- bipenados 70
- braquial 70, 145-146
- braquiorradial 146, 148
- cardíaco 50-52
- com maior tendência ao encurtamento 203-204
- coracobraquial 133-134
- da coxa 205-206
- da perna
- - da face anterior 244-245
- - da face lateral 245-246
- - da face posterior 239
- - traumatismos 251-253

- deltoide 71-73, 129-131, 321-322
- do abdome 106, 110
- - função 114
- - testes 110
- - traumatismos 38-40, 110
- do antebraço 168
- do pescoço 117, 327
- eretor da espinha (tronco) 109, 113-114
- escaleno 103, 117
- espinal 111
- - infraespinal 130-131
- - supraespinal 130-131
- esplênio da cabeça e do pescoço 111, 112
- esqueléticos 44-46
- - adaptação à carga 50-51
- esternocleidomastóideo 103, 116, 126
- extensor
- - comum dos dedos 166-167
- - da coxa
- - do punho 163-164
- - longo do hálux 21, 27-28, 244-245
- - longo dos dedos 244-245
- - longo dos dedos do pé 70, 244-245
- - ulnar e radial do carpo 163-165
- fibras paralelas 70
- fibular curto e longo 77, 245-246, 257-258
- flexor do quadril 181, 208-209, 267
- flexor dos dedos 375-276, 307-309
- - fraturas 170-171
- - profundo 70, 166-167
- - superficial 166-167
- flexor longo do hálux 243-244
- flexor longo dos dedos 243
- - do pé 243
- flexor profundo e superficial dos dedos 70, 166-167
- flexor radial do carpo 162-163, 164-165
- flexor ulnar do carpo 162-163
- flexores do punho 162-163
- gastrocnêmio 188, 239-241, 251-252
- - inferior 44-45, 239
- gêmeos inferior e superior 188
- glúteo
- - máximo 182, 186-188

- - médio 38-40, 185-186, 278-279
- - mínimo 186-187
- grácil 184, 191-192, 204-205
- ilíaco 181
- iliocostal 103, 113
- iliopsoas 40-41, 181, 267
- infraespinal 130-131, 135-136
- intercostais 103
- - internos 102-103, 269-270
- - externos 102-103, 269-270
- interespinais 111, 114
- interósseos dorsais e palmares 167
- isquiocrurais 188
- latíssimo do dorso 126-128
- levantador da escápula 124-126
- levantadores das costelas 103
- longuíssimo 112-113
- multífido 111
- oblíquo externo do abdome 107, 267
- oblíquo interno do abdome 108, 267
- obturadores externo e interno 188
- pectíneo 184
- peitoral
- - maior 103, 128-130
- - menor 103, 126, 141-142
- piriforme 188
- poplíteo 207-208
- posturais 281-282
- pronador quadrado 149-150
- pronador redondo 146, 148-149, 159-160
- próprios do dorso 111
- psoas 106, 181
- quadrado
- - do lombo 109
- - femoral 188
- quadríceps femoral 40-41, 49, 70, 72, 189-190, 201-203, 208-209, 212-213, 278-279, 324-325
- rápidos 71
- redondo
- - maior 126-128, 131-133
- - menor 131-132, 135-136
- respiratórios 101
- reto do abdome 70, 106-107, 191-193, 267

- reto femoral 50-52, 183, 189-190, 201-203, 208-209, 324-325
- romboide
- - maior 122, 124-126, 141-142
- - menor 122, 124-125, 141-142
- rotadores curtos e longos 111
- sartório 70, 183, 204-205, 267
- semiespinal 111
- semimembranáceo 206-207
- semitendíneo 204-206, 212-213
- serrátil
- - anterior 103, 124-126, 141-142
- - posterior
- - - inferior 104
- - - superior 104
- sóleo 44-45, 239-240
- subcostais 103
- subescapular 131-133, 135-136
- supinador 149-151
- supraespinal 25-26, 130-131, 135-136
- tensor da fáscia lata 182, 203-204, 267
- teste para comprovar um encurtamento 114, 203-204, 240-241
- tibial
- - anterior 223-224, 239, 244-245
- - posterior 243-244
- transverso
- - do abdome 108
- - espinal 111
- - torácico 103
- trapézio 117, 122, 124-128, 141-142
- tríceps
- - braquial 133-134, 146, 148
- - sural 70, 239, 240-241, 244-246, 251-253, 280-281
- unipenados 70
- vasto
- - intermédio
- - lateral
- - medial

N
Nado
- borboleta 298-300

- *crawl* 297-298
- costas 298-300
- peito 296-297
- - joelho do nadador de peito 296-297
Natação 296-297
Neurito 54
Neuróglia 56-57
Nomenclatura anatômica 62-63
Núcleo
- celular 2
- gelatinoso 82-83
- pulposo (núcleo gelatinoso) 82-83
Número de sarcômeros 50-51
- redução provocada por imobilização 50-51

O
Ombro
- do nadador 140-141
- do arremessador 140-142
- - causas 159-160
- - tratamento 160-161
- do esportista 140-141
- do jogador de golfe 142, 321-322
- lesões por sobrecarga 136-137
- traumatismos 134-135
Órgão 2, 10-11
Origem 72
- da artrose 23-24
- - secundária 26-27
Ossificação 31-32, 34
- encondral 32, 34
- pericondral 32, 34
Osso(s)
- adaptação à carga 35, 65
- capitato 165
- carpais 164-165
- coccígeo (cóccix) 81
- cuboide 227-228
- cuneiforme 227-228
- do cavaleiro 191-192
- escafoide 164-165
- esponjoso 27-28, 30-31, 262-263
- falta de movimento 43

- função 65
- hamato 165
- ílio 100
- ísquio 100
- lamelares 28-29, 30-31
- lesões decorrentes de sobrecarga 35-36
- navicular 227-228
- piramidal 164-165
- pisiforme 164-165
- púbico 100
- sacro 81, 85, 94-95, 100
- semilunar 164-165
- sesamoide 77, 195-196
- trabecular 35
- trapézio 164-165
- trapezoide 164-165
- traumatismos 35-36
- tubular 28-29, 35
- - estrutura 28-29
Osteíte púbica 192
Osteoblastos 32, 34, 262-263
Osteócito 18-19, 27-28, 30-31
Osteoclastos 32, 34, 262-263
Osteocondrose intervertebral 84
Osteófitos 25-26
Ósteons 31
Osteonecrose púbica 192
Osteoporose 37-38, 96, 152-153
- falta de movimento como causa 43
Osteotomia 27

P
Parada de mãos 303
Paratendão 241-242, 257-258
Parênquima 4, 9-10
Pata de ganso 184, 205-206
Patela 196
Patinação
- artística no gelo 326
- de velocidade no gelo 326
Pé 318-139
- estrutura 227
- fraturas ósseas 254-255

- funções 229-230
- lesões 251-252
- - decorrentes de carga excessiva 257-258
- - ligamentares 255-256
- mecânica articular 234-235
- musculatura 239
- plano 234-235, 247-248
- - valgo 229
- transverso plano 229, 234-235, 248-249
- valgo 248-249
Pele 6
- funções 7
Perineuro 56-57
Periósteo 29-30, 35, 37-39, 62
- funções 29-30
Peritendíneo 16-17
- externo 16-17
- interno 16-17
Placa de crescimento 24-26, 32, 34, 38-40, 189-190
Polegar 165-167
- do esquiador 172-173, 325
- fraturas 170-171
- lesões articulares 170-171
Polo aquático 300
Ponte 57-58
Ponto(s)
- de apoio de uma alavanca 74, 245-246
- fixo/móvel 72
- fracos 246-247
Posicionamento ósseo (articulação do quadril) 177
Prancha dorsal 302
Processo(s) 74
- articulares (arco vertebral) 76
- de contração 47, 49
- espinal (do corpo vertebral) 91, 111
- mastoide 112
- transverso 90
Prolapso
- do disco intervertebral 85, 89
- - tratamento 86
Pronação 146, 148-149, 334

Proteínas 49
Protoplasma (corpo celular) 2
Protrusão (protuberância) 83, 85
Punho 162-163
- sequências de movimentos 274-276
Punho do remador 175

Q
Quadril de dançarino 194
Quadril do jogador de boliche 194
Quadril do praticante de *jogging* 194
Quantidade de água em diversos tecidos 10-11

R
Rádio 142-143
Remo 314
Respiração
- abdominal 101, 104
- torácica 101-103
Retículo
- endoplasmático 2-3
- sarcoplasmático 2, 44-45, 47-49
Retificação da coluna vertebral 94
Retináculo 74-75, 165-166, 175-176, 245-246
Retroversão do braço 272-273
Ribossomos 3, 44-45
Rotação
- da escápula 122, 124-126
- do tronco 268-269
- final 198-201
- lateral 149-150
- - do braço 273-274
- medial do braço 273-274
Ruptura
- de fibra muscular 44-45, 50-52, 191-192, 209-210, 279-281, 318-319, 328
- - diagnóstico 52-53
- - tratamento 52-53
- de sindesmose 233-234
- do ligamento externo 255-256
- - diagnóstico 256-257
- - lesão 255-256

- - tratamento 257-258
- dos tendões do quadríceps 215
- do tendão extensor do dedo 171-172
- dos tendões patelares 215
- do tendão do calcâneo 19-21, 252-255, 258-259
- - fatores de risco 254-255
- - mecanismos que a originam 252-254
- - sintomas 252-254
- - tratamento 254-255
- muscular 50-52

S
Salto(s)
- com vara 290-292
- de esqui 326
- em altura 290
- em distância 288
- ornamentais 299-300
- sobre o cavalo 304-305
- triplo 288-290
Sarcolema 2
Sarcômero 48-51
Sarcoplasma 2, 44-45, 47, 49
Sinapse 54
Sinartroses 65
Sincondrose 65, 100
Sindesmose 62, 65, 231-235
Síndrome
- compartimental 20, 77, 221-222, 224-225
- - aguda 77, 223-224
- - crônica 77, 223-223
- - lateral 223-224
- - medial 222-223
- das regiões torácica e lombar da coluna vertebral 118-119
- de Osgood-Schlatter 218
- do impacto 136, 138-140
- do ligamento iliotibial 220
- do nervo ulnar 161-162
- do pronador redondo 161-162
- do supinador 160-161
- do túnel do carpo 175-176

Sinergistas 74, 130-131
Sínfise 100
Sinostose 65
Sinóvia (lubrificante articular) 66
Sinovial 26-27, 203-204
Síntese proteica 3
Sistema nervoso central 57-58
Snowboard 325
Subcutâneo 6-7
Substância(s)
- compacta 28-31
- esponjosa 30-32, 35-36
- fundamental 11-12, 21, 27-28
- intercelulares 11-12, 21
- óssea 29-31
Superfície articular 66
Supinação 146, 148-151, 334
Sustentáculo do tálus 227, 234, 244

T
Tecido 4
- adiposo 10-11
- - função 10-11
- braditrófico 23-24, 217-220
- cartilaginoso 21
- - adaptação da cartilagem hialina à carga 22-23
- - alisamento articular 26-27
- - transplante de cartilagem 27
- conjuntivo 9-10
- - classificação 9-10
- - denso 13-14
- - frouxo 13-14
- - gelatinoso 9-10
- - mesênquima 9-10, 31-34
- - reticular 9-11
- - tipos 13-14
- - verdadeiro 9-12
- de sustentação 9-10, 14-15
- epitelial 4
- muscular 43
- - estriado transversal 43, 44-45
- - liso 43-45

- nervoso 54
- ósseo 27-28, 33
- tendíneo 14-15
Telencéfalo 57-58
Tendão
- adaptação à carga 18
- de deslizamento 14-15
- de tensão 151-152, 182, 188, 210-211, 224-225
- de tração 14-15
- do calcâneo 241-242, 250, 252-255
- estrutura 14-15
- fixação ao músculo 16-17
- inserção óssea 16-17
- lesões decorrentes de carga excessiva 19-21
- patelar 196-197
- traumatismos 19-21, 189-190
Tendinite de inserção (*ver também* tendinite) 19-21, 159-161, 193-194
Tendinopatia 19-21, 155-156, 158-159, 257-258
- de inserção 19-21, 154-155, 190-191, 257-258
- - tratamento 19-21
- dos adutores 190-191
- fatores desencadeantes 19-21
- localização 20
- tratamento 19-21
Tendovaginite (inflamação da bainha tendínea) 77, 173-174
Tênis 321-322
- de mesa 323
Teste da gaveta
- anterior 211-212
- posterior 212-213
Teste de Janda 181
- músculo iliopsoas 183
- músculo reto femoral 203-204

- músculo tríceps sural 240-241
- músculos adutores 185-186
- músculos isquiocrurais 207-208
Testosterona 27, 263-264
Tíbia 75, 196-197, 211-212, 221-222
Tibialgia 20, 222-223
Tiro esportivo 311
- com carabina (em pé) 311
Tônus muscular 47, 49
Tórax (caixa torácica) 100, 120
Tornozelo do jogador de futebol 264
Trajeto das linhas de sustentação (articulação do quadril) 180
Tratamento de rupturas meniscais 216-217
Trato iliotibial 182, 193-194, 224-225, 286
Traumatismos 251-253, 255-256
- de supinação 255-256
- do menisco 215-216, 319-320
- musculares 50-52
Trenó 327
Tríade infeliz 200-201, 213-214
Trocanter 74
Tronco 80
- cerebral 58
Tubérculo 74, 146, 148
Tuberosidade 35-36, 74
- do calcâneo 20, 231-323

U
Ulna 142-143
Úmero 142-143

V
Vela 315
Vôlei 321-322

Z
Zona orbicular 177